AF466258

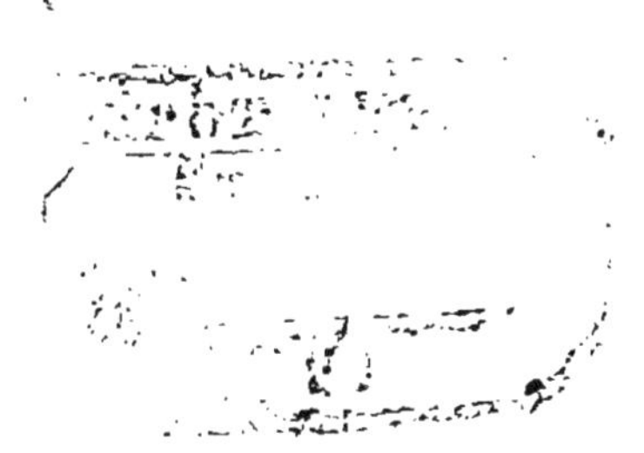

ENSEIGNEMENT

COMPLET ET MÉTHODIQUE

DE L'HYGIÈNE

NOTA. — Cet ouvrage se trouve aussi chez l'auteur, rue de Seine, 21, près de l'Institut. (*Affranchir.*)

ENSEIGNEMENT

COMPLET ET MÉTHODIQUE

DE L'HYGIÈNE

A L'USAGE

DES INSTITUTEURS ET DE TOUTES LES PERSONNES
QUI SE CONSACRENT A L'ENSEIGNEMENT

DES ÉLÈVES DES ÉCOLES NORMALES PRIMAIRES, LYCÉES, COLLÉGES,
PENSIONNATS, ÉCOLES PRIMAIRES SUPÉRIEURES

DES CHEFS DE FAMILLE ET DE GRANDS
ÉTABLISSEMENTS, ETC., ETC.

PAR

GUY-RAOUL

L'hygiène ne devient tout à fait utile
qu'en devenant vulgaire.

PARIS

LAROUSSE ET BOYER, LIBRAIRES-ÉDITEURS

49, RUE SAINT-ANDRÉ-DES-ARTS, 49

1861

INTRODUCTION.

I. — On donne des leçons sur toutes les parties des connaissances humaines, il y a des écoles et des académies pour les lettres et pour les arts; le plus important de tous les arts, et celui qu'on étudie le moins, c'est l'art de vivre; la science la plus utile, celle dont le but serait de trouver les moyens de nous procurer le bonheur, la science pratique de la vie, l'*hygiène*, en un mot, est la seule pour laquelle nous n'ayons point érigé de chaire dans les écoles, ni proposé de prix.

« Il est si nécessaire, — dit le docteur Tessereau, — de répandre le plus possible les règles de l'hygiène, que nous sommes étonné que dans un siècle où l'on s'occupe beaucoup de l'éducation à donner à la jeunesse, on n'ait pas encore songé à établir un grand nombre de chaires d'hygiène dans les colléges, afin d'habituer de bonne heure les enfants et les jeunes gens à éviter les causes si diverses et si multipliées des maladies, et à connaître ce qui peut empêcher leur plus grand développement. Que de jeunes gens, en effet, s'ils étaient pénétrés des notions les plus simples, des règles les plus naturelles de l'hygiène, ne périraient point victimes de leur ignorance! Le pays a pourtant un grand intérêt à ce que les jeunes gens ne contractent pas de bonne heure ces maladies qui les empêcheront de remplir leurs devoirs envers la patrie, soit en les enlevant par une mort prématurée, soit en les laissant infirmes.

« Je le répète, une chaire d'hygiène devrait être créée dans toutes les grandes institutions et surtout dans les écoles où le peuple envoie ses enfants; car c'est à ces enfants, lorsqu'ils seront des hommes, que les travaux manuels, ces travaux si utiles au pays, seront confiés. Il faut donc qu'ils deviennent des hommes forts et robustes, et pour le pays et pour eux-mêmes. »

« L'autorité, — ajoute M. Vernois, dans son excellent traité d'hygiène, — a un devoir à accomplir: c'est celui de vulgariser, par tous les moyens dont elle dispose, les connaissances élémentaires que j'ai cherché à retracer. Cours publics et gratuits, dans les grands établissements de l'État, sur l'hygiène civile et populaire; leçons appropriées à chaque âge, dans toutes les écoles; publication et colportage de manuels écrits en termes clairs et précis, sur toutes les matières qui regardent la pratique de l'hygiène: telle est sa mission, et telle est le besoin de notre époque. »

II. — Pour rendre facile, — aux intelligences qui voudraient s'y appliquer, — l'étude de la science hygiénique, il fallait un livre vraiment élémentaire et classique sur ce sujet, — et un mode d'enseignement qui put servir, à la fois, — à la jeunesse des écoles, — aux gens du monde qui veulent avoir des notions sur une science qu'il n'est permis à personne d'ignorer, — et aux hommes qui, chargés d'instruire les autres, ont besoin de concentrer leurs connaissances et de les amoindrir, pour ainsi dire, au niveau de leurs élèves.

Mais l'hygiène, si riche en ouvrages généraux et en monographies spéciales, n'a pas de résumés clairs, simples, et pouvant être compris par tout le monde; ses traités sont tous trop profonds, trop techniques; ils supposent des notions que ne possèdent pas les commençants.

« Tous les traités d'hygiène que j'ai parcourus, — dit avec raison le docteur Massé, — tous les livres spécialement écrits sur cette matière, s'adressent à des gens faits déjà à l'étude de l'organisation humaine, à des médecins. Tous nos hygiénistes supposent des connaissances acquises : connaissance de la science physique, connaissance de l'anatomie, connaissance de la physiologie, connaissance même de la médecine proprement dite. Il en résulte que leurs écrits, remplis de termes techniques, de détails trop scientifiques, d'explications vraiment savantes, sont incompréhensibles pour toute personne qui n'a point étudié la médecine. Mais un cours d'hygiène populaire, s'adressant à des gens qui n'ont aucune des notions présupposées par les hygiénistes, doit sortir, à mon avis, de la route habituelle. »

Quelques petits traités d'hygiène, destinés par leurs auteurs à être introduits dans les écoles, n'ont pas atteint ce but, — les uns, parce qu'ils sont trop incomplets et pas assez méthodiques; — d'autres, « parce qu'ils contiennent sur certains sujets des indications et des développements qui, même avec la plus scrupuleuse décence d'expression, ne sauraient être présentés aux élèves. »

En effet, la plus grande délicatesse, la réserve la plus sévère, sont commandées dans un ouvrage destiné à de jeunes intelligences. Il faut avant tout obéir aux nécessités de position, — et laisser du reste libre champ aux explications que les professeurs pourront juger convenable.

« Il est des questions délicates, — poursuit le docteur Massé, — que je veux laisser de côté: c'est la condition, à mon avis, d'un cours public, qui s'adresse non-seulement aux gens du monde, mais à tous les âges, à toutes les intelligences. Je veux que mon cours ait toute la simplicité, toute la retenue d'un entretien de famille; j'y serai prudent jusqu'à la naïveté, discret jusqu'au scrupule.

« J'aime cent fois mieux encourir le reproche d'être incomplet, même pour tout ce qui a rapport à l'hygiène privée, que de motiver par mes enseignements de méchantes plaisanteries, de mauvaises paroles ou la moindre mauvaise pensée. »

III. — Indiquer aux hommes les moyens de bien agir envers eux-mêmes et envers les autres, de conserver leur santé, de vivre heureux et longtemps, tel est le but de ce petit livre, que l'on pourrait appeler le *Guide de la vie.* On y trouvera des règles de conduite pour toutes les actions, des principes d'hygiène, des préceptes de morale, enfin tout ce qu'il est utile et même nécessaire à chacun de savoir.

Ce petit livre ne prétend point aux honneurs de l'invention; — il n'est pas non plus destiné aux savants; — il est surtout un livre d'enseignement; il s'adresse bien moins à ceux qui savent qu'à ceux qui veulent apprendre. — L'auteur a voulu seulement exposer avec clarté et précision, — et réunir sous un petit volume, — les notions les plus simples et les plus utiles, les *lois usuelles de l'hygiène physique, intellectuelle et morale de l'homme.* — C'est le résumé complet, — sous une forme concise et pratique, — de l'état actuel de la science positive duquel on a écarté avec soin les choses douteuses, les doctrines incertaines, les idées encore obscures, les opinions qui ne sont pas suffisamment démontrées.

Pour mettre cet ouvrage au niveau de la science contemporaine, la personne qui le publie a dû puiser aux bonnes sources, et faire de nombreux emprunts aux meilleurs traités d'hygiène moderne. — Elle en fait hommage aux auteurs qui ont contribué à ce livre, et à qui seuls elle en rapporte tout le mérite.

IV. — Combien aussi d'ouvriers intelligents, de

pères de famille, — d'habitants de la campagne, — d'enfants avides d'instruction, et le plus heureusement organisés pour l'étude, restent dans l'ignorance parce qu'ils n'ont pu se procurer, — faute d'argent, — ou faute de les connaître, — les livres où ils auraient trouvé les premiers éléments d'instruction. — Nous osons donc ici demander aux hommes de bonne intention, aux hommes d'intelligence et de cœur, entre les mains desquels tombera ce petit livre, de vouloir bien s'associer à notre œuvre toute de prudence et de charité, en en répandant autour d'eux un certain nombre d'exemplaires (1).

(1) Une partie du prix de ce livre sera appliquée à la *vulgarisation de l'hygiène civile et populaire :* en encourageant la fondation de cours publics et gratuits dans les petites villes et surtout à la campagne, — et en mettant gratuitement à la disposition des fondateurs une *petite bibliothèque* composée des meilleurs ouvrages qui ont été écrits sur toutes les matières qui regardent la pratique de l'hygiène.

BIBLIOGRAPHIE.

Voici en particulier les sources où nous avons dû puiser, — et où l'on trouvera des détails plus largement développés.

Les ouvrages de MM.

TOURTELLE et HALLÉ, *Éléments d'Hygiène*, avec des additions et des notes, par Bricheteau, 2 vol. in-8. *Paris*, 1822. — Cet ouvrage est, sans contredit, un de ceux qui ont eu le plus de succès en France.

ROSTAN, *Cours Élémentaire d'Hygiène*, 2 vol. in-8. *Paris*, 1828.

VIREY, *Hygiène Philosophique*, 2 vol. in-8. *Paris*, 1831.

THOUVENEL, *Éléments d'Hygiène*, 2 v. in-8. *Paris*, 1840.

MOTARD, *Essai d'Hygiène Générale*, 2 v. in-8. *Paris*, 1841.

LONDE, *Nouveaux Éléments d'Hygiène*, 3e édit., 2 vol. in-8, *Paris*, 1847. — « La 3e édition offre, dit M. Lévy, avec une grande richesse de faits et de matériaux, l'empreinte d'un jugement aussi libéral qu'élevé. M. Londe appartient à cette race d'esprits qui ne s'arrêtent point quand la science marche. »

FLEURY, *Cours d'Hygiène*, 9 livraisons in-8. *Paris*, 1852. — Ouvrage où l'état de la science est présenté avec un grand soin. Livre plein de clarté et de vues judicieuses.

SIMON (Max.), *Hygiène du Corps et de l'Ame*, in-12 de 130 pages. *Paris*, 1853.

TARDIEU, *Dictionnaire d'Hygiène Publique*, 3 vol. grand in-8. *Paris*, 1852-1854. — C'est un ouvrage excellent où l'on trouve la solidité du fond unie à l'élégance de la forme.

BECQUEREL, *Traité Élémentaire d'Hygiène Privée et Publique*, 2e édit., in-18. *Paris*, 1854. — Cet ouvrage est aujourd'hui le plus classique de tous ceux qui existent sur le même sujet.

TESSEREAU, *Cours d'Hygiène*, in-18. *Paris*, 1854. — Ouvrage couronné par l'Académie Impériale de médecine.

LÉVY (Michel), *Traité d'Hygiène Publique et Privée*. 3e édit., 2 vol. in-8. *Paris*, 1857. — Cet ouvrage a été rangé au nombre des meilleurs livres et des productions les plus utiles que notre époque ait vus naître. C'est un ouvrage aussi remarquable par la nouveauté des pensées et l'exactitude des descriptions que par l'élégance et la pureté du style.

FONTERET, *Hygiène Physique et Morale de l'ouvrier dans les grandes villes en général, et dans la ville de Lyon en particulier*, in-18. *Paris*, 1858. — Ouvrage qui a obtenu le premier prix au concours ouvert par la Société de médecine de Lyon.

MOQUIN-TANDON, *Éléments de Zoologie Médicale*, in-12. *Paris*, 1859.

VERNOIS, *Traité pratique d'Hygiène industrielle et administrative*, 2 vol. in-8. *Paris*, 1860. — Cet ouvrage, qui place son auteur au premier rang des hygiénistes, est particulièrement consacré à l'exposition et à la vulgarisation de notions pratiques d'hygiène professionnelle. — Il sera lu avec intérêt par les gens du monde. — Les administrateurs, les manufacturiers et les chefs d'établissements industriels, y trouveront des notions spéciales, et des renseignements toujours utiles.

ENSEIGNEMENT

COMPLET ET MÉTHODIQUE

DE L'HYGIÈNE.

CHAPITRE PRÉLIMINAIRE.

DE L'HYGIÈNE.

> Ignorer ces choses simples, c'est vivre comme un poisson dans sa coquille..., c'est végéter comme un tronc d'arbre... ; c'est habiter son corps en sourd et en aveugle.
>
> PLUTARQUE. — (*Passim.*)

SOMMAIRE :

I. — Définition, but et utilité de cette science.
II. — Sa division.
III. — Méthode à suivre pour l'étudier.
IV. — L'hygiène est aussi ancienne que le monde. — Son histoire.
V. — Indispensable à chacun, elle doit devenir la science de tous. — Sa nécessité absolue pour certaines professions.
VI. — Conclusion.

I. — QU'EST-CE QUE L'HYGIÈNE.

Il n'est pas facile, dans l'état actuel des choses, de répondre d'une manière satisfaisante à cette question, et vous ne trouverez pas aisément deux auteurs qui soient d'accord sur ce point. (*Fleury.*)

Le mot hygiène nous est venu d'un ancien mot grec (*ugiéïa*), qui signifie santé, — c'est-à-dire cet état de bien-être que nous éprouvons lorsque nos organes exécutent leurs fonctions avec liberté, activité et harmonie.

L'hygiène a été définie :

L'art de conserver à chacun sa santé, de la perfectionner, et de prévenir les maladies.

Ou encore :

La science qui enseigne à l'homme quels sont ses vrais besoins et comment il doit les satisfaire pour conserver sa santé.

M. Londe appelle l'hygiène : « La science qui a pour objet de diriger les organes dans l'exercice de leurs fonctions. »

Enfin, « l'hygiène, ou l'hygiotechnie, — dit Fleury, — est un art qui se propose, au moyen des modificateurs cosmiques (1) et individuels (2), de maintenir, de placer ou de rétablir l'homme sain ou malade, isolé ou réuni en société, dans les conditions les plus favorables au développement régulier de son organisation physique, intellectuelle ou morale. »

Réduite à ce qu'elle a de plus exact, de plus clair, et de plus utile, l'hygiène est le code de la santé, — *c'est la science expérimentale et usuelle de la vie,* — car elle seule nous apprend à en jouir de manière à la ménager et à la conserver.

C'est par l'hygiène que l'homme conserve sa santé, perfectionne ses facultés, apprend à user et à jouir de tout ce qui l'entoure, à éviter les dangers attachés à l'abus et à l'excès.

La matière de l'hygiène se compose de tout ce qui environne et entoure l'homme, de ce qui entre dans son corps, de ce qui en sort, et enfin de tout ce qui règle, modère ou excite l'activité de son physique et de son moral,

(1) C'est-à-dire qui appartiennent au monde extérieur.

(2) Qui appartiennent à l'être vivant lui-même.

dans les différents âges, les différentes constitutions, les différentes conditions de la vie et les diverses professions.

En d'autres termes, l'hygiène comprend la connaissance des choses utiles et nuisibles à l'homme; des choses soit placées hors de nous, soit émanées de nous-mêmes, qui, lorsque nous en faisons un usage convenable et selon nos besoins, entretiennent la vie et la santé, et qui, au contraire, la détruisent lorsque nous en faisons abus.

Ces définitions suffisent pour en faire comprendre l'utilité.

Pour tous, en effet, la santé est la pierre angulaire qui soutient et consolide l'édifice du bonheur. Elle double le prix de tous les biens de ce monde; et ce qui vaut mieux, elle rend le travail facile et léger. (*Fonteret.*)

C'est donc surtout pour celui qui vit de son travail que la santé est le bien le plus précieux.

Pour le travailleur, la santé, c'est l'aisance, la joie, le bonheur; la maladie, c'est la misère avec ses horribles conséquences. (*Tessereau.*)

Malheureusement, la santé est un de ces biens dont nous ne sentons le prix que lorsque nous l'avons perdu.

Ce qui a fait dire avec raison que « la santé est, de tous les trésors, le plus précieux et le plus mal gardé. »

II.

L'hygiène apprend à régler la vie de l'homme considéré soit comme individu, soit comme espèce, de manière à assurer l'exercice régulier de toutes ses fonctions et le développement complet de toutes ses facultés.

L'hygiène se divise en hygiène publique et en hygiène privée.

L'hygiène publique s'occupe de la santé générale ou

santé collective, — elle est du ressort de l'autorité dont il est nécessaire d'exécuter sagement les prescriptions.

« L'hygiène publique, — dit Tessereau, — cette vaste science qui s'occupe de la santé générale des masses, dirige les grands travaux d'assainissement des campagnes et des villes en même temps que celle des manufactures.

C'est à cette science que l'on doit :

Dans les campagnes : le desséchement et la canalisation des marais, afin de faire disparaître les maladies qui règnent dans les contrées marécageuses ;

L'obligation de déposer dans les rivières, et non plus dans les mares, le chanvre pour l'opération du rouissage, parce que dans ce travail, il y a un dégagement de miasmes nuisibles à la santé, et que le courant d'air qui règne toujours sur les rivières et le mouvement continuel des eaux emportent ces miasmes, et les dispersent au loin, etc.

Dans les villes : l'enlèvement journalier des boues et immondices, l'élargissement des rues, de nouveaux percements qui, tout en faisant circuler l'air plus abondamment, ont l'avantage de remplacer des maisons malsaines par des maisons construites dans de meilleures conditions hygiéniques ; la suppression des égouts découverts, etc. (1). »

L'hygiène publique, — dit M. Lévy, — n'est que l'ex-

(1) Des grandes mesures, telles que : assainissement des rues, des marchés, cimetières, inspection des logements, des denrées alimentaires, surveillance des industries insalubres et récompenses données aux procédés salubres, fondations d'hôpitaux, d'hospices, de crèches, de salles d'asiles, de bains, de lavoirs, de cités ouvrières, de colonies agricoles, de sociétés de secours mutuels, mesures générales contre les épidémies, etc., etc., regardent le gouvernement et les administrations ; elles sont du domaine de *l'hygiène publique*. Cependant, il serait bon que chacun en sut quelque

tention de l'hygiène individuelle, elle n'en diffère que par l'échelle de ses applications, l'une parle à l'individu, l'autre s'adresse à la société. L'hygiène privée s'enferme dans l'organisme, interroge chacune de ses parties placées sous l'atteinte des modificateurs; l'hygiène sociale embrasse une classe d'hommes, une population, une nation, l'humanité entière. Elle ne s'accommode point des approximations dont l'autre est souvent réduite à se contenter; en étudiant toutes les influences matérielles, intellectuelles ou morales qui travaillent le corps social; elle se propose de les diriger, non-seulement dans l'intérêt de la conservation commune, mais encore dans le but d'améliorer notre espèce dans toutes ses conditions d'existence.

L'hygiène privée s'occupe de la santé individuelle, elle tombe dans le domaine de chacun de nous et sera plus particulièrement traitée dans ce livre.

Elle a pour sujet l'homme en santé; pour objet toutes les influences intérieures ou extérieures à l'action desquelles l'homme est exposé, et enfin l'usage que l'on peut faire de ces influences, dans un but de conservation.

III.

Mais pour que l'hygiène puisse être étudiée avec facilité, avec fruit, — même par l'homme du monde qui veut

chose, car, les particuliers peuvent provoquer l'action des autorités, seconder cette action, et bien plus, en réunissant leurs efforts vers un but d'utilité commune, arriver par eux-mêmes à de grands résultats.

En outre, on devrait faire entrer dans l'hygiène publique l'*enseignement de l'hygiène*, qui, en éclairant les particuliers, permettrait au gouvernement de s'appuyer sur l'opinion dans beaucoup de mesures impraticables sans le secours de cette opinion.

résoudre une question relative à l'emploi de quelque modificateur, — il faut apporter de l'ordre dans l'exposition de cette science.

Ceci posé, voici le plan que nous suivrons dans notre enseignement,

Nous baserons l'étude de l'hygiène sur la connaissance des principales fonctions de la vie. Ainsi, — par exemple, — nous dirons à nos lecteurs :

« Vous respirez? — Pourquoi respirez-vous? — Que respirez-vous? » De là découlera tout naturellement l'étude de la fonction de la respiration, et comme conséquence, l'étude hygiénique de l'air atmosphérique.

Nous passerons en revue, — de cette manière, — les principales fonctions. Nous examinerons un à un l'hygiène spéciale de chaque organe, après en avoir étudié la structure et la vie, nous indiquerons toutes les précautions à prendre pour conserver cet organe dans un état de santé parfaite. — Telle sera notre méthode.

M. Londe est le premier qui ait ainsi classé, suivant l'ordre physiologique, — qui n'est que l'ordre naturel, — les immenses matériaux dont se compose la science de l'hygiène. Cette marche permet, comme on le voit de suite, de parcourir sans répétition, sans confusion, tous les organes, tous les appareils, toutes les fonctions, pour déduire, à l'occasion de chacun d'eux, toutes les règles hygiéniques qui les concernent.

En effet, « il ne s'agit que d'interroger les exigences physiologiques de chaque organe, de chaque appareil, d'apprécier les influences qui en favorisent le jeu normal, les causes qui l'exagèrent, l'entravent ou le pervertissent. Les applications hygiéniques découlent de cet examen successif... La clarté et la simplicité sont les avantages de ce plan; le retour des mêmes subdivisions dans l'examen hygiénique de chaque fonction facilite le travail de la mémoire; de plus, le lecteur est sans cesse ramené à la considération des phénomènes qui se passent dans les organes, et des conditions matérielles dont ces phénomènes dépendent. » (*M. Lévy.*)

L'hygiène est une science composée. Elle résulte de l'application de plusieurs sciences à un but unique. Elle « s'embranche avec toutes les sciences médicales et naturelles; elle est tributaire de l'anatomie, de la physiologie, de la météorologie, de la physique, etc., mais elle étudie, sous un point de vue particulier, les données qu'elle leur emprunte. » (*M. Levy.*) — Pour répandre plus de lumières sur notre sujet, nous serons donc obligé de faire un peu de science; mais nous en ferons le moins possible et nous chercherons à la rendre simple et claire.

L'hygiène a aussi de nombreux rapports avec la philosophie pratique et la morale.

En effet, l'homme est double, esprit et matière, corps et âme, et tout en lui porte l'indélébile empreinte de cette double nature.

L'hygiène n'aurait donc pas fini son œuvre, si elle restreignait ses soins à la culture du corps; car, telle est l'alliance intime du corps et de l'âme, que le bien-être ou le mal-être de l'un se communique irrésistiblement à l'autre.

A l'hygiène donc sa mission tout entière! Et si, dans ses enseignements, elle aborde le champ des prescriptions morales, la double nature de l'homme lui en fait un devoir. Il ne lui est pas permis de négliger la meilleure et la plus noble moitié de notre être, puisqu'à cette culture, comme à celle de l'autre moitié, est attaché un même prix, le maintien et la conservation de notre santé, but suprême de ses conseils et de ses efforts. (*Fonteret.*)

IV. — ORIGINE DE L'HYGIÈNE. — SON HISTOIRE.

L'homme est environné de dangers; sa frêle existence est sans cesse menacée de mille fléaux destructeurs; son organisation est sujette à éprouver à chaque instant des altérations qui l'exposent à une multitude de maux. Les premières vues durent donc se diriger naturellement vers les moyens de s'en préserver : de là l'origine de l'hygiène. — Cette science est donc aussi ancienne que le monde.

Mieux que nous qui sommes si fiers des progrès de notre siècle, les peuples de l'antiquité avaient compris la haute portée de l'hygiène et sa merveilleuse influence.

Grâce au génie de législateurs fameux, chez eux les préceptes de cette science étaient vulgaires, et avaient force de loi. Quelquefois même ils prenaient rang parmi les prescriptions religieuses, et devenaient aussi obligatoires que la prière. (*Fonteret.*)

Les Chaldéens, et surtout les Égyptiens, dont l'usage était d'associer toutes les sciences utiles et toutes les institutions publiques aux mystères religieux, sont les premiers qui aient lié l'hygiène à la législation.

C'est des Égyptiens, que les Hébreux et les Grecs ont reçu la plupart de ces usages.

Moïse les a imités plus particulièrement, en donnant aux lois du régime un caractère mystique et religieux.

Toute son hygiène se réduit à trois objets principaux : — La prohibition de certains aliments, — les lotions ordonnées pour les impuretés légales, — et la séquestration des maladies réputées contagieuses, spécialement la lèpre.

Les anciens Grecs attachaient tant d'importance à la science de l'hygiène, qu'ils l'ont placée au rang d'une divinité à laquelle ils ont accordé les honneurs suprêmes, bâti des temples, élevé des autels et des statues, etc.

Les Romains qui, sous le rapport des grandes choses, méritent d'être placés à la tête des anciennes nations les plus civilisées, ont encore surpassé les Grecs dans le culte qu'ils ont rendu à la déesse qui préside à la santé. Ils regardaient comme un devoir sacré d'écouter ses oracles, d'obéir à tous ses préceptes; rien n'était négligé par eux pour jouir du premier des biens physiques de ce monde, et sans lequel les autres sont comme s'ils n'existaient pas.

Les travaux énormes auxquels ils se livraient pour avoir des eaux salubres, pour donner à l'air de leurs villes toute la pureté possible; la propreté qu'ils savaient faire régner autour d'eux et sur eux, dans leurs habitations et sur leurs places, comme dans leurs rues; leurs thermes, espèces de palais consacrés aux bains publics, et tous ces monuments élevés à la gymnastique, etc., sont autant de preuves irréfragables, que, chez ce peuple, l'hygiène était connue et pratiquée dans ce qu'elle a de plus essentiel pour l'homme privé et social.

Plus tard, cette science est tombée dans une sorte d'oubli et plusieurs siècles semblent l'avoir négligée.

Il faut, en effet, remonter jusqu'à la fin du XVIIe siècle, et au commencement du XVIIIe pour trouver quelques travaux importants sur cette matière. — Les progrès de l'hygiène datent surtout des mémorables leçons d'Hallé, qui donna l'impulsion. Depuis cette époque, l'élan ne s'est pas ralenti : d'incessantes recherches, de nombreux et excellents ouvrages sont venus successivement élever le niveau de cette science.

V.

Si la plupart des maladies de l'homme tiennent à l'influence des modificateurs naturels de l'économie, c'est-à-dire de tous les corps de la nature qui servent à l'entretien de la vie, comme l'*air*, les *aliments*, la *lumière*, la *chaleur*, etc., il est clair que la science qui indique la mesure dans laquelle on doit user de ces modifications est indispensable pour conserver la santé. (*Londe.*)

Il n'est point d'étude plus importante ; elle convient à toutes les conditions de la vie ; elle n'est pas seulement une nécessité pour tous, mais encore un devoir.

Tout homme est, — en effet, — responsable à certains égards de sa santé et de sa vie, vis-à-vis de lui-même et de la société dont il est membre, et responsable aussi, dans certaines limites, de la santé et de la vie des êtres dont il est le guide et le protecteur naturel.

Mais la connaissance des principes de cette science, — indispensable pour tous, — est pour beaucoup de professions d'une nécessité plus rigoureuse encore, particulièrement :

Pour tous les magistrats, qui sont dans l'obligation d'établir ou de faire exécuter des règles de police médicale, de prescrire des mesures contre les maladies contagieuses, etc.; d'ordonner enfin tout ce qui est exigé pour la salubrité publique ;

Pour tous les instituteurs, maîtres de pensions, qui ont à fixer un régime à leurs élèves, et à les soumettre au joug d'une discipline raisonnée, à les familiariser avec des exercices et des études dont le but doit être de développer les facultés utiles, et de réprimer les mauvaises. — « L'état physique est l'expression de l'état moral. » (*Feuchtersleben.*)

Il n'est personne, en effet, qui ne sache que l'organisme et la pensée sont solidaires, que l'esprit gagne à la santé du corps et à l'énergie de ses fonctions; qui ne sait que toute dégradation physique s'accompagne tôt ou tard d'une déchéance intellectuelle et morale? — « L'état normal de l'esprit, — dit M. Gauthey, — ne saurait exister qu'avec l'état normal du corps et les progrès de l'enfant sous le rapport de l'intelligence et de la sensibilité, dépendent en partie de l'état de ses organes corporels (1). » — Dès lors, évidemment, le rôle de l'instituteur est de s'attacher à seconder, — par un ensemble d'exercices ou de précautions, et sous certaines conditions, le développement naturel des organes, à conserver et améliorer la santé des élèves qui sont sous ses soins. Il doit, en un mot, s'occuper de la santé du corps comme condition essentielle du développement des facultés de l'âme. « Il est donc indispensable que les éducateurs possèdent quelques notions d'anatomie, de physiologie et d'hygiène populaire (2). » (*Gauthey.*)

Pour tous les architectes, ingénieurs, etc., chargés de faire construire soit ces édifices destinés à des réunions nombreuses, comme églises, écoles, théâtres, fabriques, casernes, etc., où l'air se corrompt si facilement, soit nos maisons particulières, où un séjour prolongé tend à produire d'une façon plus dangereuse, le même résultat. — Cette science leur apprendrait combien il importe que tous ces divers bâtiments soient placés, distribués, cons-

(1) L. F. Gauthey, *de l'Éducation*, Paris, 1856. — 2 vol. in-8.

(2) Faisons donc des vœux pour que l'hygiène soit enseignée dans les écoles normales qui sont, en effet, les pépinières qui fournissent à nos communes rurales les instituteurs, ces hommes si indispensables qui, au point de vue de l'hygiène, comme sous tous les rapports, pourraient facilement régénérer les populations dont l'instruction leur est confiée.

truits de manière à pouvoir être suffisamment éclairés, chauffés, lavés, aérés, mis à l'abri de l'humidité et de toute émanation méphitique, de façon qu'on y trouve réuni tout ce qui les doit rendre commodes, solides, agréables et par dessus tout salubres.

Enfin, pour les classes laborieuses. — De tous les moyens par lesquels la société peut concourir à l'amélioration des classes laborieuses, un des plus efficaces, peut-être, c'est de répandre parmi elles des vérités relatives à l'hygiène, c'est-à-dire à l'art de conserver et d'améliorer la santé. Comment en serait-il autrement? Au point de vue purement matériel de la condition de l'homme, quel bien y a-t-il sans celui-là ? Si pour l'homme riche même, ce bien l'emporte sur tous les autres, combien n'est-il pas plus précieux encore pour ceux qui demandent au travail le pain de chaque jour? Ici, la santé, c'est le trésor auquel on puise tous les jours, c'est le pain qui nourrit, c'est la boisson qui désaltère, c'est le feu qui réchauffe, c'est le vêtement, c'est la maison qui réunit la famille et où se développent les plus doux sentiments, c'est tout l'homme. (*Max. Simon.*) — Sans doute, l'hygiène la mieux observée ne fera pas disparaître à jamais toutes les maladies qui incombent à l'ouvrier dans sa rude carrière.

Mais, bien comprise, l'hygiène permettra à l'ouvrier de lutter avec avantage pour sa conservation, en lui signalant une foule de causes faciles à écarter de sa route, et qui tendent à engendrer la plupart des maladies.

Faible, il s'étudiera à se garantir de ce qui lui est particulièrement hostile, en même temps qu'il fera un usage mieux entendu des choses nécessaires à l'existence, et il se *fortifiera*.

Fort, il apprendra qu'à dépenser sans mesure et sans

frein, on use toujours trop tôt et infailliblement même une nature d'élite, et il se *conservera*.

Et, quant aux ouvriers de quelques industries compromettantes, qu'ils se rassurent ! Les conseils de l'hygiène, en fixant leur attention sur des influences dont ils ne soupçonnaient pas la valeur, ne pourront manquer de concourir au maintien de leur santé. (*Fonteret.*)

VI. — CONCLUSION.

« Quel plus beau sujet de travaux et de méditation, — dirons-nous en terminant ce chapitre préliminaire, — que cette science si vaste, si nécessaire! Science toujours ancienne et toujours nouvelle, science non-seulement médicale, mais aussi politique, morale, sociale, philosophique, science qui est certainement la première de toutes, si l'on mesure son importauce à l'étendue de ses recherches, à l'utilité de ses services! Elle pénètre sous les toits du pauvre et dans les palais; elle visite les ateliers, les prisons, les hospices. C'est elle qui, modifiant par la culture le monde moral comme le monde physique, relève de sa ruine la dignité humaine avilie par l'inégalité des conditions sociales, et répand dans toutes les classes l'intelligence du droit et de la justice. C'est d'elle enfin que dérive toute civilisation, c'est-à-dire toute amélioration des destinées du genre humain sur la terre. Je n'imagine pas une étude quelconque qui puisse placer plus haut le médecin dans l'estime et la reconnaissance de ses semblables. » (*Royer-Collard.*)

CHAPITRE II.

DE L'HOMME.

Considéré quant à son organisation, l'homme est très-rapproché des mammifères ; considéré quant à son intelligence, il en est très-éloigné. Il faut l'envisager sous l'un et l'autre point de vue, c'est-à-dire *complet*, si l'on veut arriver à la connaissance de ses vrais rapports zoologiques, et au classement qui lui convient. Pascal disait avec originalité : « *L'homme n'est ni un ange, ni une bête, il tient de tous les deux.* » MOQUIN-TANDON.

SOMMAIRE :

I. — L'homme est le premier des êtres animés. Il est composé d'un corps et d'une âme. — Influence réciproque de l'esprit sur le corps, et du corps sur l'esprit. — Il doit donc exister une hygiène intellectuelle et morale.

II. — Des races humaines. — Unité de l'espèce humaine.

III. — Des âges : 1° enfance ; 2° adolescence et âge viril ; 3° vieillesse.

IV. — Des sexes.

V. — Mort. — Durée de la vie humaine.

VI. — Constitution. — Tempérament : 1° sanguin ; 2° lymphatique ; 3° nerveux ; 4° bilieux ; 5° tempéraments composés.

VII — De l'hérédité.

VIII. — Des habitudes, sources, influence des habitudes. — Les bonnes habitudes doivent être respectées, les habitudes vicieuses combattues. — Règles hygiéniques.

IX. — Organes des sens. — Leur nombre et leurs fonctions. — Leur hygiène : 1° toucher ; 2° goût ; 3° odorat. — Du tabac. — De son action et de ses inconvénients. — Son usage immodéré mène à l'ivrognerie. — 4° Vue. — Imperfections de ce sens ; myopie, presbytie, strabisme, ophthalmie. — Éducation de la vue. — Hygiène de la vue. — 5° Ouïe ; — 6° Des sens internes. — De la faim. — Soif.

X. — De la voix. — Son hygiène. — Des instruments à vent.

I

L'homme est le premier des êtres animés. — Il se distingue surtout des êtres les mieux organisés par son intelligence (1), par sa perfectibilité, par la connaissance de Dieu, par l'idée de l'infini, par l'amour du beau, et par le sentiment de la morale (2).

Aussi, dans son système de la nature, le grand Linné, après avoir donné à l'homme le nom de *sapiens*, n'a pas voulu formuler pour notre espèce des caractères différentiels tirés du nombre, de la proportion ou de la forme des organes, comme il en donne à tous les êtres vivants. Il a dédaigné avec juste raison, et les mains, et les pieds, et les mamelles; il s'est borné à écrire après le nom générique de *homo* (et à répéter après son nom spécifique) ces mots très-significatifs et très-profonds : *Nosce te ipsum, connais-toi toi-même.*

Les organes des sens sont très-développés. Le toucher jouit d'une grande finesse; ce qui résulte principalement de la forme de la main, de la nature de sa peau, de sa mollesse, de sa mobilité, et des différentes positions que peut affecter le pouce (3). Le goût présente de la délicatesse. L'odorat perçoit avec la plus grande facilité les odeurs bonnes ou mauvaises. L'oreille distingue merveilleusement les intonations les plus diverses, et la vue,

(1) « L'homme surpasse en dignité tous les êtres matériels, par le rayon de la divinité qui l'anime et qui l'éclaire. » (*Daubenton.*)

(2) « En luy, se trouve religion, justice, prudence, piété, modestie, clémence, vaillance, hardiesse, foy et telles vertus bien aultres et différentes qui ne sont trouvées aux animaux. » (*A. Paré.*)

(3) Chez les *singes*, la paire d'extrémités la mieux conformée pour la préhension est la *postérieure* et non l'antérieure (ou supérieure), comme chez l'homme.

dont l'activité ne dépasse pas une faible distance, se montre néanmoins très-nette et très-certaine. Elle s'exerce en avant, et non des deux côtés ; ce qui produit plus d'attention dans son exercice et plus d'unité dans son action.

L'homme seul est cosmopolite; seul il connaît l'usage du feu, et seul il a des vêtements. Il apprécie les effets, et recherche les causes. Il observe le réel, conçoit le vraisemblable, et doute du surnaturel. (*Bourdon.*) Il aime les distractions et le superflu ; il espère et se répent; il rit et il pleure ; il possède l'admirable faculté d'exprimer les notions abstraites au moyen des sons. C'est d'elle que dépendent la mémoire et le raisonnement. (*Cuvier.*) La différence que la raison seule met entre l'homme et les animaux est si grande (1), que le Hottentot le plus stupide suffit pour conduire le plus parfait des mammifères, le singe le plus malin ou l'éléphant le plus exercé : il les commande, les force à l'obéissance et les plie à ses usages. (*Adanson.*)

L'homme a été justement proclamé le souverain des animaux et le roi de la nature (2). Il n'a de maîtres que ses passions ou ses semblables ; il ne doit son pouvoir ni à la force de son corps, ni à la perfection de ses organes, mais aux facultés de son âme, et aux combinaisons de son esprit (3).

Il a mesuré la course des astres et calculé leur retour. Il a inventé des signes pour donner un corps à ses idées,

(1) « Encore qu'il vienne nud sur la terre... Il est pour son grand profit et avantage, armé d'entendement et vestu de raison. » (*A. Paré*)

(2) « L'homme est plus excellent et parfait que toutes les bêtes ensemble. » (*A. Paré.*)

(3) « *Robur et vires in sapientia.* » (*Eustachi.*)

pour les transmettre et pour les conserver (1). Enfin, la multiplicité de ses industries est en rapport avec la variété de ses jouissances et avec l'étendue de sa domination (2).

Ainsi que l'a fait remarquer un écrivain, M. de Laurentie, dans son *Introduction à la Philosophie*, tous les philosophes anciens et modernes ont étudié l'organisation humaine avec enthousiasme et émotion. Cicéron retrouvait tous les secrets de son éloquence pour décrire les formes et la beauté de cet être miraculeux. Fénelon a des expressions qui partent d'une âme chrétienne, pour montrer, dans la perfection de nos organes, la perfection bien autrement infinie de notre créateur; Bossuet a surpassé toute philosophie et toute éloquence en traitant ce grand sujet, dans son beau travail sur la *connaissance de Dieu et de soi-même*.

« Le corps de l'homme, — dit Max. Simon, — est un admirable composé d'organes liés entre eux, non-seulement par la continuité des parties, mais encore, et surtout, par la solidarité des fonctions qu'ils accomplissent. Depuis la naissance jusqu'à un certain âge, ces organes croissent et se développent, et cela par une force innée et par les influences mêmes qui entretiendront la vie pendant toute sa durée. Ces influences, dont dépend la vie physique, c'est l'ensemble des conditions au milieu desquelles nous vivons, et dont les principales sont l'air, la lumière, les aliments, etc., que nous fournit la nature, ou que façonne l'industrie humaine.

« On se nourrit d'air, comme on se nourrit de pain,

(1) « Il a rédigé par escrit les mémoires et spéculations des philosophes, tellement que, par ce moyen, nous pouvons maintenant parler et discourir avec Platon, Aristote et aultres anciens auteurs. » (*A. Paré.*)

(2) *Extrait de la Zoologie Médicale* de M Moquin-Tandon.

c'est-à-dire que le corps, par l'action intime des organes, s'approprie l'un comme l'autre, et le convertit en sa propre substance.

« L'anatomie fait connaître les instruments de cette appropriation dans ses détails; la physiologie s'efforce d'expliquer le mode de cette transformation, et les autres fonctions de l'organisme, et l'hygiène apprend comment l'homme doit faire usage des choses nécessaires à la vie, pour en assurer le développement régulier.

« L'instinct de l'homme, sur ce dernier point, devrait, ce semble, rendre inutiles les enseignements de la science. Il en serait ainsi, si l'homme était un pur mécanisme, ou qu'il n'y eut en lui, comme dans les animaux, que des organes avec des appétits réglés par un instinct infaillible. Mais si l'homme a un corps comme ces derniers, et s'il est soumis comme eux à des besoins purement matériels, auxquels correspondent, dans la nature, les choses propres à les satisfaire, il y a de plus en lui une force distincte de la matière, c'est la pensée, c'est le sentiment du bien et du mal, c'est l'âme. C'est cette force qui se pose en face de sa nature matérielle, et qui, quand elle est mal dirigée, le conduit à tous les abus de la vie, et le place au-dessous de l'animal même, dont les instincts infaillibles le préservent au moins de ce péril. »

Cette double nature de l'homme appelle nécessairement une double influence, pour le développement complet de son être. — De là, l'*hygiène physique*, et l'*hygiène intellectuelle et morale;* — l'une montre à l'intelligence le bien, — l'autre s'efforce d'y incliner l'âme. En résumé, « l'homme est un être placé entre deux ordres de choses ou deux mondes. Par son corps, il touche la terre; par son âme, il plane au-dessus des scènes mouvantes de la terre, et s'élève jusqu'au monde divin. L'union de ces deux principes constitue notre nature. Dieu n'a pas voulu les opposer l'un à l'autre, mais établir entre eux l'harmonie. Considérer exclusivement l'un ou l'autre, c'est détruire l'homme. » (*Gauthey.*)

L'hygiène doit donc tendre à les mettre en équilibre.

« L'âme ne doit pas être cultivée aux dépens du corps. — Le corps ne doit pas être développé au préjudice de l'âme qu'il renferme.

« La santé du corps ne sera pas sacrifiée au travail de l'esprit, — et l'esprit tirera une partie de son pouvoir de la vigueur que le corps aura acquise. (*Gauthey.*)

L'hygiène considère l'homme en santé sous les rapports des races, de l'âge, du sexe, de la durée de la vie, du tempérament, de la constitution, de l'hérédité, des habitudes et des professions.

II. — DES RACES HUMAINES.

1° *De l'unité de l'espèce humaine.* — L'homme habite tous les climats de la terre, à l'exception des pôles. La masse générale des individus des diverses contrées présente quelques différences dans la forme de la tête, dans les caractères du visage, dans la stature du corps, dans les proportions des membres, dans la nature des cheveux, dans l'abondance de la barbe, et dans la couleur de la peau. Cependant il n'existe qu'*une seule espèce* d'homme, et les peuples de tous les pays et de tous les temps proviennent d'une souche commune.

Certains naturalistes ont voulu distinguer dans l'homme plusieurs espèces séparées.

On s'accorde assez généralement aujourd'hui à regarder l'espèce humaine comme unique, tous les individus qui la constituent pouvant se mêler indirectement.

2° *Des races humaines.* — Tout en admettant l'unité de l'espèce humaine, on ne peut s'empêcher de reconnaître, entre les diverses nations qui peuplent notre globe, des différences nombreuses plus ou moins tranchées, des conformations héréditaires plus ou moins permanentes. On est convenu de désigner ces modifications particulières sous le nom de *races*, et d'admettre ainsi la variété dans l'unité. Ces races, tantôt se propagent et se conservent par génération, tantôt se combinent et se transforment par croisement.

L'idée de ces modifications est très-ancienne. Moïse et plus tard Ephore de Cumes, ont divisé les hommes, l'un en trois races, d'après les trois fils de Noé; l'autre en quatre, d'après les *quatre points cardinaux.*

Linné reconnaît dans son *homo sapiens,* quatre variétés répondant aux quatre parties du monde admises de son temps.

Blumenbach propose cinq races. — Duméril en fait six. — Bory de Saint-Vincent, qui distingue quinze espèces d'hommes, reconnaît aussi des races et des sous-races.

Plusieurs naturalistes modernes admettent avec Cuvier, et nous admettons avec eux, trois races principales ; 1° La *blanche* ou *caucasique;* 2° la *jaune* ou *mongolique ;* 3° la *noire* ou *éthiopique.*

La race *caucasique* occupe toute l'Europe, la partie septentrionale de l'Afrique et l'Asie Occidentale jusqu'au Gange. Elle semble descendue des montagnes du Caucase, ce qui lui a donné son nom.

Elle a la tête ovale, le front développé, les yeux horizontaux, les pommettes à peine saillantes, les mâchoires peu avancées, les cheveux longs et lisses et la peau d'un blanc rosé. Cette race est la plus intelligente.

La race *mongolique* se trouve dans la Sibérie Orientale, le Kamtschatka, l'Amérique russe, la Chine, le Japon, les îles Marianes et les Philippines. Elle paraît originaire des monts Altaï. Elle a la face aplatie, le front bas, oblique et carré, les yeux étroits et obliques, les pommettes saillantes, les cheveux droits et noirs, la barbe grêle et la peau olivâtre.

La race *éthiopique* habite l'Afrique au midi de l'Atlas. C'est son abondance dans l'Éthiopie qui lui a valu son nom.

Elle offre le crâne comprimé, le nez écrasé, les mâchoires saillantes, les lèvres épaisses, les cheveux laineux et crépus, et la peau plus ou moins noire. Cette race est la moins intelligente.

Il existe des nuances intermédiaires entre les trois races qui viennent d'être signalées, des sous-races qui se font distinguer par des caractères plus ou moins tranchés; ce qui a conduit plusieurs antropologistes à porter à onze le nombre total des variétés ou sous-variétés de l'espèce humaine. Aux races *caucasique*, *mongolique*, *éthiopique*, on a ajouté les races *alléghanienne*, *américaine*, *hyperboréenne*, *malaie*, *australienne*, *mélanienne*, *hottentote* et *cafre*. Ces dernières sont empruntées aux ouvrages les plus récents et les plus importants publiés sur cette partie de la science. Leurs traits distinctifs répondent assez exactement à leur distribution géographique.

Voici les caractères abrégés des races et des sous-races humaines, tels que M. Is. Geoffroy Saint-Hilaire les a présentés dans son dernier cours à la faculté des sciences de Paris. Ils sont disposés en tableau synoptique très-peu différent du tableau admis par ce savant naturaliste.

TABLEAU :

Cheveux	Nez	Peau				
lisses. Nez	saillant. Peau	blanche ou basanée. Barbe abondante.			1	CAUCASIQUE.
		cuivrée. Barbe rare.			2	*Alléghanienne.*
	déprimé. Peau	cuivrée.			3	*Américaine.*
		basanée (taille petite).			4	*Hyperboréenne.*
		jaunâtre. Yeux	à axes peu obliques.		5	*Malaie.*
			à axes très-obliques.		6	MONGOLIQUE.
	très-déprimé. (Peau noirâtre). Membres inférieurs très-grêles.				7	*Australienne.*
crépus. Nez	très-déprimé. Peau	noire membres inférieurs	très-grêles.		8	*Mélanienne.*
			assez développés.		9	ÉTHIOPIQUE.
		basanée.			10	*Hottentote.*
	saillant. (Peau bronzée).				11	*Cafre.*

En résumé, on peut dire : L'homme est le terme supérieur et définitif de la création. Il occupe le sommet de la pyramide organique. Dans le règne qu'il constitue (hominal), il n'y a qu'un genre (homo), et dans ce genre qu'une espèce (sapiens). Cette espèce présente trois variétés, ou races principales (Caucasique, Mongolique, Ethiopique), et huit sous-variétés ou races secondaires, (*alléghanienne*, *américaine*, *hyperboréenne*, *malaie*, *australienne*, *mélanienne*, *hottentote*, *cafre*) (1).

III. — DES AGES.

Les âges sont les diverses phases ou périodes de la vie humaine. — Ces périodes ont été partagées d'une manière arbitraire. — Nous renvoyons aux ouvrages de physiologie pour la controverse des fixations d'âges.

Les Romains partageaient la vie en cinq âges : la *puéritie* (enfance) qui finit à quinze ans ; l'*adolescence* qui finit à trente ; la *jeunesse*, qui finit à quarante-cinq ; la *maturité*, qui finit à soixante ; la *vieillesse*, qui finit avec la vie.

La division la plus pratique des âges nous paraît être celle de Daubenton ; elle comprenait : 1° l'enfance, étendue depuis la naissance jusqu'à l'âge de puberté ; 2° l'adolescence, qui se prolonge jusqu'à l'âge de 20 à 25 ans ; 3° la jeunesse, de 25 jusqu'à 30, 35 ans ; 4° l'âge viril, qui dure jusqu'à 40 à 45 ans ; 5° l'âge de retour, de 45 à 60, 65 ans ; 6° enfin, l'âge de la vieillesse ou la caducité.

La division la plus simple est celle de M. Longet : 1° enfance et jeunesse ; 2° adolescence et maturité ; 3° vieillesse et décrépitude.

(1) *Extrait de la Zoologie Médicale* de M. Moquin-Tandon.

Mais les âges ne se limitent pas en réalité d'une façon aussi tranchée que ces divisions pourraient le faire supposer ; leurs gradations se confondent.

« L'échelle de l'existence humaine ne présente en définitive que deux degrés qui résument dans leur généralité les phénomènes de l'organisation. Celle-ci ne passe en effet que par ces deux phases : accroissement et déclin ; dès qu'elle cesse de gagner, elle commence à perdre ; le travail de formation terminée, la destruction débute et marche.

« L'évolution de l'organisme ne se fait point dans tous les individus suivant des vitesses égales ; l'enchaînement des actes par lesquels elle s'opère est invariable, mais la rapidité de leur succession est subordonnée à une foule de circonstances, les unes inhérentes à l'être lui-même, les autres existant au dehors de lui, et telles que le climat, l'alimentation, le genre de vie, les passions, etc., Il y a des vieillards de trente ans ; il y a des septuagénaires florissants par la vigueur de la constitution et la légitimité de leurs appétits... La détermination des âges n'a donc rien d'absolu.

« A chaque période de la vie correspond une forme de santé, une manière d'être générale : il est essentiel d'en tenir compte dans l'indication des règles hygiéniques. » (*M. Lévy.*)

Chaque révolution d'âge peut fournir la matière d'un code spécial de préservation, chaque âge a défrayé des volumes ; circonscrit dans une limite étroite, nous nous bornerons ici à quelques indications spéciales qui n'auraient pas trouvé place ailleurs.

§ 1. — *Enfance.*

L'enfance embrasse deux périodes bien distinctes : la première comprend tout le temps qui s'écoule entre le moment de la naissance et l'éruption des secondes dents, à l'âge de sept ans ; la seconde s'étend jusqu'à l'âge de 14 ans.

De la chaleur, un air pur, une bonne alimentation, voilà ce qu'avant tout exige la santé si frêle d'un enfant qui vient de naître.

Pour prémunir l'enfant contre le froid, voici les précautions qu'il convient de prendre : un lit convenable, et un emmaillotement suffisant pour s'opposer à l'action du froid, sans cependant que le lit et les étoffes dans lesquelles on place l'enfant, soient trop épais et empêchent le renouvellement de l'air.

Dans tous les cas, ces vêtements plus ou moins chauds selon la saison, devront être assez larges pour permettre à l'enfant tous les mouvements qu'il voudra exécuter. — Les mains et les bras seront laissés libres pour qu'il puisse les agiter à son aise. — La bouche surtout sera entièrement libre pour que la respiration puisse s'effectuer aisément.

L'usage du maillot sera repoussé ; une compression aussi forte, nuit au développement des membres, au mouvement de la poitrine, si nécessaire à la respiration. « Ils crient du mal que vous leur faites, disait un philosophe fameux du siècle dernier, en parlant du maillot, ainsi garottés, vous crieriez plus fort qu'eux. » Ces paroles vives qui s'appliquaient à la torture du maillot d'autrefois, conservent encore aujourd'hui une partie de leur vérité, quand on considère la manière vicieuse dont quelques mères ou nourrices enveloppent de leurs langes les jeunes enfants. — Ces langes, vêtements du premier âge, sont le plus souvent trop serrés.

En résumé, « une simple couche, une brassière et une robe longue forment le vêtement le plus convenable pour les enfants nouveau-nés. » (*Fleury.*)

L'enfant sera placé dans un appartement bien chauffé (15 degrés centigrades), et d'une capacité convenable, afin que l'air y soit pur.

La chaleur suffisante de l'air ambiant, son renouvellement facile, — sans courants d'air, — sont des soins hygiéniques importants à observer.

La mère ne devra jamais coucher son enfant près d'elle dans son lit; — pendant son sommeil elle pourrait l'étouffer. — Que d'accidents n'a-t-on pas eu à déplorer déjà pour cette cause!

Faut-il provoquer artificiellement le sommeil chez les jeunes enfants? — Cette question a de l'importance, car les opinions sont partagées à cet égard.

On peut avoir recours à plusieurs moyens pour endormir les enfants.

Le plus simple consiste à les bercer et les secouer doucement et uniformément. Cela n'est cependant pas nécessaire, car ces petits êtres dorment fort bien tout seuls; mais les gardiens ont toujours le désir de les voir dormir, afin d'êtres libres du soin de les surveiller. Quand un enfant crie et ne dort pas dans les circonstances ordinaires, c'est qu'il souffre, et il faut chercher avec soin quelle en peut être la cause: c'est un vêtement qui le serre, une position incommode, une épingle qui le blesse, des coliques, et mille autres incommodités qui chassent le sommeil; l'action de bercer, de balancer, de secouer en chantant les jeunes enfants, ne vaudra jamais une surveillance attentive et la recherche des causes de la souffrance. (*Becquerel.*)

Mais l'enfant, pas plus que l'homme ne vit d'air seulement, il faut le nourrir : chacun sait combien cette nourriture des premiers jours doit être légère, pour être profitable, et ce n'est qu'avec une grande prudence qu'il faut passer de cette alimentation à une alimentation plus substantielle, plus forte.

L'allaitement doit être continué plus ou moins longtemps, suivant certaines indications qui ne peuvent être appréciées que par un médecin. Généralement, on ne sèvre un enfant que vers un an. On ne le fera jamais brusquement, on devra ajouter progressivement au lait maternel quelques substances alimentaires (fécules, légers potages), de telle sorte que le sevrage ait lieu petit à petit.

Cet âge de la vie sera d'autant plus surveillé que c'est à cette période qu'a lieu l'éruption dentaire qui est souvent fort orageuse. — Elle expose les enfants aux convulsions, aux maladies des yeux, des oreilles, de la tête ou du tube digestif.

On devra donc les entourer des soins les plus attentifs, leur éviter les impressions trop vives de froid et de chaud, d'humidité et de lumière. — Les fatigues intellectuelles, les tensions d'esprit, les émotions vives seront soigneusement évitées aux jeunes sujets.

Maintenant l'enfant a heureusement traversé la période toujours orageuse de la première enfance; il a grandi, et les soins que réclame sa santé sont désormais les soins qui conviennent à tous. — Mais il est un soin, relativement à la santé des enfants, qui, par son importance, domine tous les autres, c'est celui qui consiste à être économe de leurs forces naissantes, à leur interdire tout travail qui, par les conditions au milieu desquelles il s'exerce, ou par sa nature, ou sa continuité, devient un obstacle au développement régulier de l'organisation.

Ce serait le moment de parler des externats et des pensionnats ou maisons d'éducation avec internes. — Nous n'en dirons ici qu'un mot.

Et d'abord, avant de songer à envoyer les enfants à l'école, il faut fortifier leur jeune constitution. — A peine peuvent-ils parler, que déjà on voudrait qu'ils sussent écrire.

L'étude des langues et des sciences abstraites ne devrait jamais commencer qu'un peu tard, et quand l'enfant a déjà acquis de la vigueur. On ne doit pas former l'esprit aux dépens du corps, et l'intention de la nature est que celui-ci se fortifie avant que l'esprit s'exerce. L'application prématurée énerve l'un et l'autre. (*Tourtelle.*)

L'instruction des enfants, — dit M. Lévy, — commence trop tôt, on n'attend pas que leurs organes soient affermis, leur santé constituée; on en fait des êtres mal équilibrés; leur cerveau s'irrite par l'exercice inopportun ou forcé de la pensée, leurs organes deviennent pour l'esprit des instruments imparfaits ou trop faibles. La conception et la génération intellectuelles exigent la maturité de la substance cérébrale et la consolidation des rapports du système nerveux avec le système musculaire et les autres organes... L'habitude d'apprendre aux enfants plusieurs langues à la fois retarde le développement de la parole, et compromet la lucidité de leur cerveau. Quant au principe qui doit présider à leur direction hygiénique morale, c'est celui de l'autorité, exercée par une volonté douce, mais constante, régulière, inflexible même, car rien ne jette plus d'incertitude dans leur tenue, plus de caprices dans leur volonté, plus de troubles dans leurs idées, que les oscillations et les faiblesses de leurs guides.

En résumé, les externats sont convenables pour les enfants depuis l'âge de 6 à 7 ans, jusqu'à 10 à 12 ans.

Vers 10 à 12 ans, les jeunes enfants peuvent entrer avec fruit dans les pensionnats et colléges ; à cet âge, leur constitution est devenue plus forte, ils peuvent résister plus facilement à la maladie ; leur intelligence plus robuste s'applique avec plus de fruit en même temps qu'avec moins de danger au rude labeur des études scientifiques.

§ 2. — *Adolescence et âge viril.*

On est adolescent à 14 ans. — L'âge viril commence à 21 ans, suivant la physiologie et les lois civiles. — L'âge mûr suit immédiatement l'âge viril ; il commence à 40 ans et finit à 60.

Adolescence, — jeunesse. — Dans cette période de bonheur et d'illusions, l'accroissement du corps s'achève dans son ensemble comme dans ses parties isolées. — Le corps est dans toute sa beauté, toute sa force et toute sa pétulance. — Toutes les fonctions s'exécutent avec énergie ; elles sont dans leur plus grande force. — La circulation surtout est douée d'une activité très-grande. Aussi, à cet âge, presque tous les sujets tiennent du tempérament sanguin, et presque toutes les maladies sont inflammatoires.

L'adolescence est la période de la vie qui expose le plus aux maladies du poumon et du cœur, déterminées ordinairement par la croissance, alors fort active, secondée souvent par le concours d'un travail prématuré et d'une alimentation insuffisante.

Dans le premier tiers de la vie, les mouvements vitaux

se portent et se concentrent vers la tête, dans le deuxième tiers vers la poitrine, enfin l'activité organique s'établit graduellement vers l'abdomen dans le stade de décroissance et de sénilité. (*M. Lévy.*)

Que les jeunes gens se défient surtout des liqueurs fortes, de l'humidité et du passage brusque du chaud au froid.

Age viril. — Dans l'âge viril, les forces physiques et la puissance intellectuelle prennent un développement dont l'énergie va croissant jusqu'à l'âge de 40 à 45 ans: c'est l'époque des travaux sérieux.

Les prescriptions de l'hygiène, — qui seront développées dans ce livre, s'appliquant surtout aux périodes de l'âge viril et de l'âge mûr, nous ne nous y arrêterons pas davantage.

§ 3. — *Vieillesse.*

La *première* vieillesse commence à 60 ans; la vieillesse *avancée* (*époque des infirmités*), — suivie de la décrépitude (*transition de la vie à la mort*), — commence à 70 ans. — Mais l'homme qui a eu le malheur d'abuser de son tempérament et des jouissances de la vie, dans le cours des âges précédents, — qui s'abandonne à la mollesse, — vieillit de bonne heure et arrive promptement à la décrépitude.

Cette période de la vie se rapproche de plus en plus de l'enfance et réclame les mêmes soins hygiéniques. En effet, l'enfant à cause de la faiblesse de ses organes, — le vieillard, par suite de l'usure de ces mêmes organes, ne peuvent résister facilement aux influences extérieures.

L'hygiène convient essentiellement au vieillard. — Elle seule peut ajouter quelques gouttes d'huile à sa lampe épuisée. — S'il la consulte, elle lui dira :

1° Recherchez un air sec et pur ; évitez les passages subits du chaud au froid, les climats et les lieux humides.

2° Ayez soin de vous vêtir de laine ; de favoriser par des frictions et des bains la transpiration insensible ; ne vous comprimez point par des liens ou des vêtements trop serrés.

3° Soyez sobres ; n'usez que d'aliments légers et en petite quantité ; d'eau pure, de vin peu capiteux ; réglez convenablement vos repas.

4° Faites en sorte que les fonctions naturelles du corps s'exécutent avec régularité ; redoutez la constipation, la rétention prolongée des urines.

5° Enfin, régularisez vos habitudes, votre sommeil, vos occupations, vos goûts ; modérez vos passions, faites un exercice approprié à vos forces physiques.

Voilà en abrégé le texte fondamental de l'hygiène, — texte consacré dès la plus haute antiquité, — qu'on trouve élucidé clairement dans les livres de Moïse, de Confucius, des brahmes, des législateurs de la Grèce, — et que les législateurs modernes n'ont fait que développer.

IV. — DES SEXES.

La différence des sexes n'existe pas seulement dans la dissemblance d'un appareil d'organes particulier ; mais chaque sexe a encore des attributions distinctes dans toute son économie. — Qui ne connaît la mobilité nerveuse et la sensibilité plus grande de la femme !

Combien n'a-t-on pas disputé sur le degré de ses facultés morales et intellectuelles ! Que de fois on a essayé de les mettre en parallèle avec celles de l'homme ! — On a dit là-dessus beaucoup de jolies et de bonnes choses, et on en dira beaucoup encore avant que cette immense question soit bien terminée.

La voix et la force musculaire présentent dans les deux sexes des différences trop connues pour nous permettre d'y insister. — Les fonctions organiques ne sont guère moins délicates chez la femme que les fonctions cérébrales. — Chez elle la circulation est un peu plus active. — La digestion se fait plus vite. La nutrition a aussi son cachet spécial, dans la formation de tissus beaucoup plus délicats. — La respiration est plus rapide.

Au nombre des différences que présentent les deux sexes, il faut ajouter celles qui sont dues à l'empire des habitudes, à l'éducation physique et morale.

Le sexe paraît même agir sur le degré de longévité. — En général, la femme vit plus longtemps. — Du moins, un plus grand nombre de femmes paraissent atteindre la vieillesse la plus avancée, — ce qui peut aussi tenir à plusieurs circonstances qu'il ne nous est pas possible d'examiner ici.

La différence des sexes entraîne l'application de règles hygiéniques distinctes. — L'hygiène démontre que la faiblesse, la susceptibilité nerveuse de la femme doivent être une raison suffisante pour la faire respecter, secourir par l'homme généralement doué de plus de force physique et d'une plus grande énergie morale. — Si la femme est le symbole de la tendresse maternelle, l'homme doit être celui de la bienveillance et de la protection.

« L'homme est le protecteur naturel des femmes. Combien il est méprisable celui qui, au contraire, se fait leur tyran, celui qui les afflige, celui qui ne leur prodigue pas tous les égards, tous les soins!

« La sensibilité de leur âme les rend compatissantes pour toutes les misères; vous les voyez assidues au chevet des malades, et là où est une femme, le pauvre ne souffre point. Celui qui abuse de leur sensibilité pour leur préparer le remords et le déshonneur est un lâche.

« Qui de vous ne se sent ému en pensant à sa mère, à ses sœurs? Pensez à elles dans vos rapports avec les autres femmes, et demandez-vous ce qu'il vous semblerait d'un chagrin qui leur serait causé, d'un outrage qui leur serait fait. (*Mme Amable Tastu.*)

Nous n'examinerons point ici, — on le comprend, — quelles sont les règles de l'hygiène plus spécialement applicables aux femmes. Ce sujet, au reste, serait immense si nous voulions le poursuivre dans tous ses détails, — il nous entraînerait hors des limites prescrites à ce livre.

V. — MORT. — DURÉE DE LA VIE.

Lorsque le corps est parvenu au terme de son accroissement en hauteur, il commence à épaissir, il s'engraisse. Les différents vaisseaux s'obstruent graduellement, les solides se roidissent; et, après une vie plus ou moins longue, plus ou moins agitée et plus ou moins douloureuse, arrivent la vieillesse, la caducité, la décrépitude et la mort. (*Cuvier.*)

La *mort* est la cessation définitive de toutes les fonctions dont l'ensemble constitue la vie des êtres organisés.

Rarement la mort a lieu par les seuls progrès de l'âge et par une sorte d'épuisement de la force vitale, qui a pour conséquence l'affaiblissement progressif des organes. — La plupart du temps, elle est due, — aux divers âges, — à des maladies accidentelles intercurrentes, qui viennent en hâter le moment.

Après la mort, les lois physiques et chimiques, jusqu'alors maîtrisées par les lois vitales, dominent ces dernières à leur tour, et les éléments constitutifs de l'animal ne tardent pas à se séparer.

Durée de la vie. — Les hommes qui dépassent la vie moyenne parviennent ordinairement jusqu'à 70 ans. — Les individus qui arrivent à un siècle, ceux surtout qui vivent au delà, sont excessivement rares.

Borner à 70 ans la carrière humaine, c'est trop peu ; à 100 ans, c'est trop. — Des calculs basés sur les dernières statistiques prouvent que la durée moyenne de la vie s'élève maintenant en France à 37 ans.

La durée de la vie varie suivant les climats. — Dans les climats froids, — d'après les tableaux que M. Villermé a dressés, — la mortalité est relativement moins élevée que dans les pays du midi. — C'est également dans les pays froids que se rencontrent les cas les plus nombreux de longévité ; des milliers d'exemples l'attestent.

La mortalité dans le jeune âge est considérable. — En général, les habitants de la campagne vivent plus vieux que ceux des villes, — et les femmes atteignent généralement un âge plus avancé que les hommes.

VI. — CONSTITUTION. — TEMPÉRAMENT.

Nous naissons avec une organisation particulière à chacun de nous ; — c'est cet état primitif que l'on nomme *constitution* ; — elle est forte ou faible, selon que nos organes fonctionnent ou non, avec activité, énergie.

Cette constitution se manifeste à l'extérieur par certains signes que l'on a désignés par le nom de *tempérament*.

La *constitution* est donc le fond de notre nature, — tandis que le *tempérament* en est la forme.

Le tempérament est la manière d'être de chaque individu déterminée par la prédominance d'un système d'organes sur tous les autres. Ainsi, par exemple, si le système sanguin ou circulatoire, par son développement inné ou acquis, prévaut sur tous les autres systèmes, le tempérament sera sanguin, et ainsi des autres.

Les tempéraments sont divisés en quatre types principaux: le sanguin, le lymphatique, le nerveux, le bilieux.

1° — Le sanguin est caractérisé par une peau douce, une face colorée, des cheveux châtains, un embonpoint modéré, le cou un peu court, une force musculaire développée. — La respiration est large, facile, la circulation animée et régulière, le pouls plein sans être dur. — Les passions sont violentes, l'intelligence et l'imagination vives. Aussi l'homme sanguin saisit facilement tout ce qu'on lui enseigne; mais un peu de légèreté l'empêche peut-être d'approfondir assez longtemps pour devenir dans aucun genre un homme supérieur. — Ce tempérament donne au caractère une allure franche et aisée, un enjouement qui plaît et une bonté affectueuse qui le font généralement aimer et estimer.

Il est le plus favorable à l'équilibre des fonctions et celui qui est le plus capable de rendre la vie douce et agréable. — C'est le tempérament de la plupart des Français et des habitants bien nourris des pays tempérés.

Parmi les hommes célèbres qui présentaient ce tempérament, on cite : Marc-Antoine, Platon, Henri IV, le duc de Richelieu, le maréchal de Saxe, Mirabeau.

Ce que l'on a appelé tempérament athlétique, — caractérisé par un surcroit de développement des muscles, — n'est autre chose qu'une des nuances du tempérament sanguin.

Les maladies de ce tempérament sont presque toutes aiguës et de nature inflammatoire.

Règles hygiéniques. — La nourriture des personnes sanguines doit être végéto-animale, saine, mais peu abondante.

Les boissons devront être plutôt rafraîchissantes qu'excitantes. — Les personnes sanguines se priveront des liqueurs alcooliques, du café noir.

Elles fuiront les grandes chaleurs et les appartements peu aérés.

Elles feront beaucoup d'exercice.

Elles éviteront avec soin de se faire saigner sans une nécessité absolue, sous peine de se voir forcées d'en contracter souvent l'habitude.

2° — Les signes du tempérament lymphatique sont: des cheveux blonds ou rouges fins, des yeux bleus, la rondeur des formes, une peau blanche et fine, des poils rares, les chairs sont molles, pâles, les lèvres épaisses, surtout la supérieure, les joues sont plaquées de rouge, la bouche est grande, le nez et les oreilles ont souvent un volume exagéré, les mains et les pieds sont volumineux.

Chez les individus présentant le tempérament lymphatique, la force vitale est moins active, moins énergique, moins puissante, en un mot, que chez ceux qui sont doués des autres tempéraments.

Les hommes de ce tempérament sont lents, faibles, irrésolus, sans vigueur morale, sans puissance intellectuelle; les moindres travaux du corps et de l'esprit les fatiguent.

Les individus présentant le tempérament lymphatique ne possèdent qu'un faible degré de résistance à l'action des agents physiques et des causes morbifiques de diverse nature.

Il en résulte que les maladies ont plus de prise et sévissent de préférence sur eux. — Ces mêmes individus ont une prédisposition singulière aux affections scrofuleuses (humeurs froides) et tuberculeuses (phthisie pulmonaire), qui ont été considérées comme une conséquence de leur organisation.

Règles hygiéniques. — Les principes suivants ne doivent jamais être perdus de vue toutes les fois qu'on désire combattre un tempérament lymphatique, ainsi que les affections diverses auxquelles il prédispose :

Respiration d'un air pur suffisamment renouvelé. — S'il se peut, séjour à la campagne dans un lieu sec et élevé ; habitation saine, aérée, sèche.

Exercice régulier, suffisant et en rapport avec les forces ; — travaux manuels en plein air, au grand soleil.

Les substances animales (viandes, œufs, poisson) formeront la base de la nourriture, — ce point est essentiel ; — l'usage modéré d'un vin généreux, de café et d'autres toniques, — après le repas, quelques cuillerées de vin amer de gentiane ou de quinquina, — les frictions sèches, — les vêtements de laine, — les bains fortifiants, — sont tout à fait convenables.

3° — Le tempérament nerveux est dû à l'excessive mobilité des deux ordres de nerfs qui entretiennent la vie. — La complexion est maigre et sèche, la figure pâle est mobile et expressive, l'œil est vif, le front haut, les mouvements brusques et saccadés, les impressions vives et fortes. — Ce tempérament est remarquable par des alternatives d'énergie et de faiblesse dans le caractère. — Le développement de l'intelligence est remarquable, mais elle manque souvent de ténacité.

Ce tempérament se remarque chez un grand nombre de femmes du monde et d'enfants, au sein des grandes villes, — et chez les hommes nés faibles et élevés mollement.

Les hommes de ce tempérament sont bizarres, enclins à la mélancolie, à l'hypocondrie et à tous les genres d'affections nerveuses.

Parmi les hommes célèbres à divers titres que l'histoire présente comme ayant eu ce tempérament, on peut citer : Tibère, Louis XI, Pascal, J.-J. Rousseau, Zimmermann, Robespierre, etc.

Règles hygiéniques. — Les individus nerveux devront fuir les émotions de tout genre, — user d'une alimentation ni trop faible ni trop forte, — par exemple un mélange d'aliments féculents et sucrés, de végétaux, de chairs tendres. — Ils devront faire un usage fréquent de bains, — habiter la campagne et se livrer à des exercices physiques fréquemment répétés sans fatigue. — Les travaux des champs leur conviennent.

4° — Le tempérament bilieux est dû au développement ou plutôt à l'énergie et à l'irritabilité du système digestif, particulièrement du foie.

Il se reconnaît à la teinte brune un peu jaunâtre de la peau ; les yeux sont noirs, les cheveux de la même couleur sont roides, quelquefois frisés ou crépus. — La physionomie est ferme et intelligente, les muscles vigoureux et saillants, le foie développé. — Les passions sont intenses et durables, le caractère décidé, persévérant, opiniâtre. — C'est parmi les hommes de ce tempérament que se trouvent les ambitieux, les grands criminels et les grands génies.

On cite comme ayant présenté les attributs de ce tempérament : Alexandre le Grand, Jules César, Brutus, Mahomet, Sixte-Quint, Cromwell, Pierre le Grand, Napoléon Ier, etc.

Les bilieux succombent ordinairement à des affections chroniques du foie, du tube digestif et de ses dépendances, et à des hydropisies consécutives à ces maladies.

Règles hygiéniques. — Les individus à tempérament bilieux suivront les mêmes règles hygiéniques que les personnes sanguines.

Un air frais, — des bains, — des rafraîchissants, — une grande sobriété habituelle, — des fruits, des légumes, des végétaux enfin, plutôt que des viandes, — doivent avant tout leur être conseillés.

Ils s'observeront constamment pour ne pas être subjugués par des passions violentes ; — ils devront varier et multiplier leurs occupations.

Ils devront éviter la constipation, et fuir avec soin tout ce qui échauffe le physique, exalte l'imagination, provoque à la haine.

5° — Tempéraments composés. — Il est rare que chaque tempérament se présente isolément chez un individu. Le plus souvent ils sont combinés entre eux, — les types se confondent et présentent des nuances infinies. C'est ainsi que l'on rencontre le tempérament sanguin-lymphatique, le sanguin-bilieux, le sanguin-nerveux, etc. — Voici les associations de tempéraments les plus fréquentes :

Tempérament nervoso-sanguin. — Il existe plutôt chez l'homme. On cite comme doués de ce tempérament certaines populations des montagnes, les Dauphinois, les Basques. — C'est un tempérament sanguin primitif qui a été modifié par l'air libre des montagnes.

Tempérament nervoso-lymphatique. — C'est celui qu'on a le plus souvent occasion de rencontrer chez les femmes.

Tempérament sanguin-lymphatique. — Il existe surtout chez l'homme, et caractérise même certaines populations ; tels sont les Alsaciens, les Normands, les habitants du Nord, les Belges.

Ces tempéraments ne sont pas tous également favorables à la santé. — Le meilleur est le sanguin, le plus mauvais est le lymphatique. — Le tempérament le plus parfait serait surtout celui qui se rapprocherait le plus du tempérament composé, — type de la perfection, — que les anciens avaient désigné sous le nom de *tempérament tempéré* ou *parfait*, parce qu'ils le supposaient le résultat de la combinaison de tous les autres, dans des proportions exactes qui se balancent heureusement.

Les tempéraments peuvent être modifiés et améliorés par l'observation des règles de l'hygiène, par l'influence du régime, du genre de vie, des habitudes, — surtout du climat.

Nul doute que l'air et la nourriture modifient beaucoup notre constitution à la longue ; qu'en respirant un air sec et chaud et en usant souvent des substances animales, on acquiert beaucoup de sang, des muscles robustes, *un tempérament sanguin;* — qu'en respirant, au contraire, un air humide et en se nourrissant de laitage et de végétaux, on acquiert peu de chair musculaire, beaucoup d'humeurs, — *un tempérament lymphatique.*

VII. — DE L'HÉRÉDITÉ.

Le mot *hérédité* désigne la loi fondamentale de la nature par laquelle les parents transmettent à leurs enfants leurs ressemblances physiques et même morales, — à moins que l'éducation ne vienne modifier le caractère.

— C'est ainsi que dans les enfants on retrouve les traits du visage de leurs parents, leur stature, leur force musculaire, et jusqu'à un certain point la durée de leur vie; c'est ainsi qu'on constate chez eux la même prédisposition aux mêmes maladies : nous disons prédisposition, car on n'hérite pas d'une maladie, mais de l'aptitude à contracter cette maladie, — et cela est si vrai que si on soustrait les enfants aux influences qui ont déterminé chez les parents certaines affections organiques, — par exemple, la phthisie pulmonaire, — ces enfants n'en sont point atteints.

Cette dernière remarque est digne d'attention, car un enfant vient-il au monde faible et débile, avec un tempérament lymphatique qu'il a hérité de ses parents, l'hygiène viendra modifier cette constitution, — et d'un être lymphatique en fera un individu sanguin ou tout au moins plus robuste.

VIII. — DES HABITUDES.

On appelle *habitude* la disposition à faire certains actes lorsqu'on les a souvent répétés. Ce que nous avons déjà fait, nous sommes portés à le faire encore. C'est comme un pli formé que l'on n'efface pas aisément. (*Gauthey.*)

J'appelle *habitude* ce penchant presque insurmontable qui nous porte à réitérer certains actes, certains mouvements, analogues ou contraires aux besoins de notre économie. — On peut la considérer comme une sorte d'éducation qui nous est donnée par le temps, les lieux, les objets qui nous environnent, et qui varie comme les causes sans nombre dont nous éprouvons l'influence. (*Alibert.*)

L'habitude est une de ces dispositions naturelles qui tiennent à l'essence des êtres vivants : elle enveloppe tout le système sensible. — La plupart des sensations et des actions des hommes ont plus ou moins de tendance à devenir habituelles.

Si nous parcourons en détail le jeu merveilleux de la machine animée, nous voyons que l'*habitude* en règle, en dirige, en modifie les phénomènes les plus importants. Elle tient, pour ainsi parler, toutes les rênes de l'organisme animal. (*Alibert.*)

Le pouvoir de l'habitude peut aller jusqu'à nous faire trouver supportables des choses qui paraissent être en opposition avec notre organisation, et cela, sans dommages notables pour notre santé ; c'est ce qui a fait dire qu'elle devenait souvent une seconde nature.

L'habitude a la puissance de modifier les tempéraments, les caractères, les effets de l'âge et des saisons. — Il n'est pas de fonction soit qu'elle appartienne à la vie physique, intellectuelle ou morale, qui ne puisse être soumise plus ou moins aux influences de l'habitude. — Il est vrai de dire que cette *reine impérieuse*, — comme l'appelait un ancien, — nous façonne à tout, nous rend possible et facile tout ce que notre économie peut permettre.

Les mouvements d'une machine deviennent plus faciles, si elle fonctionne d'une manière continue ; de même le travail de nos organes est favorisé par la répétition. Mais, tandis que les rouages s'usent par le frottement, nos organes se fortifient et se développent par l'exercice, à moins qu'on ne le pousse jusqu'à la fatigue, qui entrave, si elle est momentanée, qui détruit, si elle se prolonge. (*Gauthey.*)

Le propre de l'habitude est donc de donner plus d'aisance aux divers actes de la vie, et d'anéantir l'espèce de résistance que les organes opposent à la volonté... Il suit de là qu'il est manifestement utile à la conservation de notre être de ne pas brusquer certaines habitudes; quand elles sont aisées à satisfaire, elles rendent la vie plus douce et plus facile... *Il me semble,* — disait un disciple d'Epicure, — *que, sur le duvet de mes habitudes, je n'ai presque pas besoin de me donner la peine de vivre.* (*Alibert.*)

Dans l'enfance, une habitude se contracte facilement et se perd plus facilement encore; c'est le contraire dans la vieillesse. — Les adultes doués de la constitution sanguine sont, — sous ce rapport, — à peu près comme les enfants. Il n'en est pas de même des bilieux, leurs habitudes sont tenaces.

Les habitudes aident ou s'opposent à notre perfectionnement, suivant qu'elles sont bonnes ou mauvaises. Les bonnes habitudes étendent la puissance de nos facultés et assurent nos progrès, parce que la spontanéité avec laquelle se produit une idée habituelle ou s'exécute une opération habituelle, nous permet d'appliquer toute notre activité physique, morale ou intellectuelle, à des acquisitions nouvelles. Les mauvaises habitudes sont un obstacle à notre perfectionnement, parce que la volonté n'ayant pas de part dans leur action, il est difficile de s'en défendre et de rectifier les erreurs qui les constituent. (*Marcel.*)

Les bonnes habitudes doivent être respectées, les mauvaises combattues. — Parmi les bonnes, il faut compter celles qui sont en concordance avec les dispositions de notre organisation, avec notre tempérament, le milieu que nous habitons et les divers besoins qui en dépendent. Telles sont, — par exemple, — en première ligne, les habitudes d'ordre et de sobriété; — en seconde ligne, celles qui nous poussent alternativement du travail au repos et du repos au travail; celles qui nous assujettissent à des heures fixes pour nos repas, pour notre sommeil, nos études, nos distractions.

Parmi les mauvaises habitudes qu'il faut combattre et détruire à tout prix, — parce qu'elles compromettent tout à la fois notre physique et notre moral, — nous placerons:

Toutes celles qui troublent notre repos et nuisent à notre sécurité, en nous mettant en guerre avec nos semblables; telles sont les habitudes d'intolérance, d'emportement, de malveillance, de jalousie, de haine, etc.;

Celles qui nous tyrannisent et nous rendent leurs vils esclaves, comme font celles du jeu et de l'avarice;

Celles qui nous dégradent et nous font perdre tous nos titres à la confiance et à l'estime d'autrui; telles sont les habitudes du mensonge, de l'hypocrisie, etc.;

Celles qui nous avilissent et nous hébètent, comme l'ivrognerie, la gourmandise.

Toutes celles, enfin, qui épuisent nos forces et ruinent notre santé, comme font les habitudes qui nous entraînent aux jouissances trop vives et trop tumultueuses.

Par quels moyens peut-on détruire ou corriger une mauvaise habitude? — Question bien importante sous le rapport physique et moral, car elle comprend presque tout l'art d'élever les enfants et celui de corriger les hommes.

Ce n'est qu'avec précaution et par degrés insensibles qu'il faut tenter de faire disparaître la plupart des habitudes.

Puisqu'on ne peut en acquérir une qu'en répétant souvent les actes qui la constituent, — il s'ensuit que pour la perdre, il est nécessaire de penser souvent à ne plus faire ces mêmes actes, de s'habituer à cesser de les répéter, et, — s'il est possible, — d'en faire de tout opposés.

Avant tout, il faut placer le sujet qu'on veut corriger d'une pernicieuse habitude dans des circonstances tout à fait différentes de celles où il se trouvait lorsqu'il l'a contractée, l'isoler de tout ce qui peut en réveiller le souvenir, l'éloigner par conséquent des compagnies et des objets qui pourraient l'entraîner à y revenir.

Enfin, l'occuper constamment de travaux de son goût, qui soient de nature à captiver son attention, et à la détourner de ce qu'il doit oublier,

Il n'est qu'un temps pour former les habitudes, comme il n'est qu'un temps pour les corriger. Ce temps est celui de l'enfance, ainsi que l'a dit Plutarque. Ce penchant irrésistible que nous avons pour l'imitation, dans cette époque intéressante de la vie, confirme assez cette vérité. Alors d'ailleurs les organes du corps sont souples et flexibles ; l'esprit obéit sans peine aux ordres de la raison; la nature se prête aisément à toutes les impulsions qu'on lui donne ; et il est facile, — par conséquent, — de les conduire et de les diriger vers le but le plus utile et le plus désirable. — C'est donc lorsqu'il est jeune encore, que l'homme doit créer, nourrir et fortifier ces habitudes heureuses qui sont le charme et le soutien de son existence dans un âge plus avancé ; car, comme l'a dit un de nos écrivains les plus éloquents; « c'est quand on est jeune qu'il faut étudier la sagesse, pour la pratiquer quand on est vieux. »

En résumé, « à peine l'homme est-il né que des habitudes se contractent; elles vont se multipliant de jour en jour ; mais de jour en jour, des objets nouveaux viennent les modifier, les plier, les étendre, réveiller et entretenir l'activité intérieure. Continuons son ouvrage sur le même plan! Veillons à l'origine de nos habitudes pour n'en contracter que de salutaires et pour ne les former que d'une manière réfléchie! Veillons encore sur elles quand elles sont acquises, pour ne pas les laisser dégénérer! Mais tournons aussi nos regards sur l'avenir, et ne cessons point d'être jeunes pour la vérité et la vertu! » (*De Gérando.*)

IX. — ORGANES DES SENS. — LEUR HYGIÈNE.

L'homme est fait pour posséder le monde physique, puisqu'il sait en jouir en le contemplant: nul être d'ailleurs n'a plus étendu que lui l'empire des sens extérieurs.

L'intelligence humaine est un miroir où viennent se peindre, par une inconcevable magie, les merveilles innombrables dont se compose l'univers; le brillant organe de la vue, celui de l'ouïe, de l'odorat, etc., sont, en quelque sorte, les avenues de cette âme immortelle, qui est à chaque instant modifiée par la présence des corps qui l'environnent. (*Alibert.*)

« Les sens, — dit M. Gauthey, — sont comme les sentinelles avancées de l'intelligence. Aucune force n'entre en activité que par suite d'une excitation intérieure ou extérieure. A cette excitation doit correspondre, dans le siége même de la force, une certaine réceptivité ou une capacité pour recevoir l'excitation. C'est ce que nous trouvons dans les appareils organiques destinés à nous mettre en rapport avec le monde qui nous entoure. Il faut un excitant pour les mettre en jeu, et, d'un autre côté, il faut qu'ils soient capables d'être modifiés par l'agent qui les stimule. C'est là le sens proprement dit. Le rayon de lumière est l'excitant destiné à l'œil; les poussières odorantes sont l'excitant de l'appareil nasal. A ces excitants correspond, dans le siége même de la force, la faculté de recevoir l'impression qui doit être produite.

« Dans l'action des sens il faut donc distinguer trois phénomènes :

« 1° *L'excitation* venant du monde extérieur ; 2° *la transmission* de l'impression au cerveau par le moyen des nerfs ; 3° *la perception* ou appréhension de l'objet qui produit l'impression (1).

« Par le moyen des sens, l'esprit est comme enraciné dans le corps, étant lié étroitement à ces organes qui sont les instruments de la faculté de sentir. Mais ce n'est pas l'œil, comme miroir merveilleusement organisé, *qui voit ;* c'est seulement par le moyen de l'œil, *que nous*

(1) Les nerfs sont des organes ayant la forme de cordons blancs et minces qui servent de conducteurs au sentiment et au mouvement. Les nerfs sont composés de filaments particuliers qui, aussitôt après leur sortie des organes centraux, se réunissent en certain nombre pour produire des faisceaux qu'on nomme *racines des nerfs*. Ces racines, en se joignant, forment des troncs qui, vers la périphérie, se divisent en branches, lesquelles deviennent de plus en plus grêles, et finissent par se perdre, du moins en apparence, dans la substance des organes. — Les centres nerveux forment une association annulaire autour du cou, — ou bien un corps volumineux enfermé dans la tête. — L'association annulaire autour du cou constitue le *collier œsophagien*. Ce système nerveux est appelé *ganglionnaire*. — L'aggrégation volumineuse dans la tête donne naissance à l'*encéphale*. L'encéphale est composé du *cerveau*, du *cervelet*, de la *protubérance cérébrale* (ou *mésocéphale*) et de la *moelle allongée*. Cette dernière est regardée comme la continuation de l'axe nerveux nommé *moelle épinière*. Ce système nerveux est appelé *cérébro-spinal*.

L'impression reçue par les organes des sens se propage, par les *nerfs*, jusqu'aux masses centrales. Quand l'animal a éprouvé une *sensation*, elle détermine souvent une *volonté*, et celle-ci est encore transmise par les nerfs, soit aux organes des sens, soit à ceux du *mouvement*.

Les *organes du mouvement* sont les *membres*.

voyons; et il n'y a pas deux êtres qui agissent; il n'y en a qu'un, savoir l'esprit, dans lequel réside le véritable *moi* humain et auquel les sens sont attachés comme des serviteurs pour lui transmettre les matériaux de la pensée. Si l'un des organes des sens est faussé ou émoussé, le canal par lequel l'esprit reçoit les éléments fournis par le monde visible étant fermé, son travail est suspendu ou ne peut plus se faire avec la même sûreté; il est donc de la plus grande importance de conserver les sens en bon état et de leur donner toute la puissance qu'ils peuvent acquérir.

« Les qualités principales que doivent avoir nos sens sont la *véracité*, la *force* et la *finesse*. Nos sens ont de la *véracité*, lorsque leur témoignage est en harmonie avec la nature des choses, avec ce qui est. Nous nous assurons de cet accord en vérifiant le témoignage d'un sens par celui d'un autre sens; et en comparant le jugement qu'il nous fait porter avec celui que portent les autres hommes sur le même objet. Tel individu se trompera sur la couleur d'une étoffe et jugera *bleue* une étoffe qui en réalité est *rose*. C'est par le jugement des personnes qui l'entourent, qu'il sera tiré de son erreur.

« La *force* et la *finesse* des sens dépendent surtout de la manière dont ils ont été exercés. Ces deux qualités doivent se tempérer mutuellement. La force ne doit pas exclure la delicatesse qui saisit toutes les nuances, et la délicatesse ne doit pas s'acquérir aux dépens de l'énergie dont il importe que chacun de nos sens soit doué. »

On divise les sens en deux classes: les sens externes et les sens internes.

Nous ne discuterons pas la possibilité d'admettre un plus ou moins grand nombre de sens externes; nous nous en tiendrons aux cinq qui ont été constamment reconnus dès la plus haute antiquité : ce sont le toucher, le goût, l'odorat, la vue et l'ouïe.

On les divise en deux ordres : ceux qui reçoivent immédiatement les impressions des objets, tels sont les organes du toucher, du goût, de l'odorat.

Ceux qui ne les reçoivent que médiatement, tels sont les yeux et les oreilles qui ne reçoivent les impressions que par l'intermédiaire de l'air atmosphérique.

§ 1. — *Le toucher.*

Le sens par lequel nous sommes avertis qu'un corps touche le nôtre, se nomme *tact*. Le tact accompagné d'intention, le tact volontaire, perfectionné, par le moyen duquel nous déterminons avec exactitude la forme et le genre de surface des corps, se nomme *toucher*. C'est un tact plus parfait et plus complet. (*Gauthey.*)

Le *toucher* est le sens le plus général. — La peau qui enveloppe toute la surface du corps, est le siége de ce sens.

Quelques organes ont pour la sensibilité tactile une condition particulière plus exquise et plus spéciale.

La *main* est l'organe principal de ce sens. — La main de l'homme est un admirable instrument de toucher ; la finesse de la peau, l'excessive mobilité des doigts, le grand nombre de filets nerveux qui viennent aboutir à leur extrémité supérieure et intérieure ; la possibilité d'opposer le pouce à tous les autres doigts, permettent à l'homme d'étudier les formes les plus minutieuses des corps, d'apprécier leur température basse ou élevée, leur résistance ou leur mollesse, et de redresser ainsi les illusions des autres sens.

Après la main, le visage, et surtout la lèvre et les pieds,

sont les organes du toucher les plus parfaits. — On peut aussi y ajouter la langue qui, par sa forme, sa mobilité, peut donner quelques notions sur la forme et quelques autres propriétés d'un corps situé dans la bouche.

Le sens du toucher est le plus essentiel de tous. Il s'applique à tout et semble participer à la nature de tous les autres sens. — Il peut, par l'exercice, acquérir un degré de perfection et de finesse remarquable, — comme on le voit chez les aveugles.

Hygiène du toucher. — L'intégrité de la peau est indispensable pour que le toucher conserve sa finesse. — Lorsque la peau est devenue dure et calleuse par suite d'un travail violent des mains, le toucher perd beaucoup de sa délicatesse. — On devra donc soigner ses mains, sans toutefois risquer de les rendre délicates outre mesure. — Les lavages d'eau fraîche avec du savon, — en maintenant la propreté, — donneront à la main la fermeté et la finesse nécessaires.

On évitera toutes les influences qui pourraient intéresser les divers tissus qui composent la main. — Les coupures, les déchirures, les contusions, les panaris, etc., nuisent plus ou moins à la peau des mains, — à la facilité de leurs mouvements, — et ne permettent pas l'exercice régulier du toucher.

On devra également éviter de manier les corps durs et anguleux, — les substances acides, irritantes, corrosives; si l'on est forcé de toucher à ces substances, il faudra préserver les mains au moyen d'un gant, — ou au moins les oindre préalablement d'huile d'amandes, d'olives, ou de tout autre corps gras.

Le passage subit du froid au chaud, ou du chaud au froid, altère aussi le tissu cutané, le durcit, le noircit, le crevasse.

§ 2. — *Le goût.*

Le goût est un toucher plus délicat. — C'est le sens par lequel nous percevons les saveurs et dont la langue est l'organe principal. Le *goût* est la faculté que nous avons d'apprécier les qualités sapides d'un corps; la *gustation* est l'exercice de cette faculté, et la *dégustation* son exercice attentif et réfléchi. — La langue est l'organe spécial du goût, et c'est surtout par sa pointe, par ses bords et par sa base, que cet organe perçoit les qualités sapides des corps; sa partie moyenne paraît n'avoir aucune part à la gustation, non plus que les lèvres, la partie interne des joues et la voûte palatine. Une bien petite portion seulement du voile du palais est sensible aux saveurs, mais le *palais* n'en joue pas moins un rôle important dans l'exercice du sens du goût; la saveur d'une substance semble doublée par sa pression contre la voûte palatine, parce qu'alors les sucs exprimés de cette substance, ou ses principes sapides, dissous dans le fluide salivaire, se répandent de toutes parts sur la circonférence de la langue, et sont portés par un commencement de déglutition sur le point sensible du voile du palais.

Placé à l'entrée, et sous la dépendance de l'appareil digestif, ce sens est destiné à apprécier la qualité des aliments et à indiquer à l'homme ceux qu'il doit prendre et ceux qu'il doit repousser.

Nous sommes guidés, — dans la recherche des substances alimentaires qui nous conviennent par les sens de l'odorat et du goût. Ils sont des espèces de sentinelles avancées au service de l'estomac qui se réveillent sympathiquement et sont mises en action par le sentiment instinctif de la faim, dont cet organe est le siége principal. —

La faculté d'odorer les aliments, de les reconnaître en les flairant, et celle de les apprécier en les goûtant, est d'autant plus grande que le besoin d'en prendre est plus vif, plus développé, et que la faim, qui est l'expression, le cri de ce besoin, est elle-même plus impérieuse.

Le sens du goût peut acquérir une délicatesse extrême par un exercice gradué et varié.

Le sens de la gustation se pervertit par l'abus des liqueurs alcooliques, des mets trop excitants.

Le goût, — dit avec raison un hygiéniste, — est un des sens auxquels la nature a attaché les plus grandes jouissances; mais plus les voluptés qui en naissent sont douces, plus il est facile d'en abuser. L'homme qui est esclave des sens épuise la coupe du plaisir, et celui-ci se transforme en douleur; bientôt, blasé à force de jouir, il ne trouve plus de moyens pour exciter son palais que dans les *stimulus* les plus violents; il accélère ainsi le terme de ses jours, en avalant les poisons lents de la cuisine d'Apicius. L'homme qui veut jouir longtemps et conserver le sens du goût, doit peu jouir, ne jamais excéder le besoin, et se contenter des aliments les plus simples et qui ont subi le moins d'apprêts. (*Tourtelle.*)

§ 3. — *L'odorat.*

L'odorat est le sens par lequel on perçoit l'impression des odeurs. — L'organe olfactif est une cavité pourvue d'un grand nombre d'anfractuosités, revêtues d'une membrane dite *pituitaire*. Cette membrane communique avec l'extérieur par des orifices appelés *narines*, lesquels sont protégés par une saillie cartilagineuse qui constitue le *nez*. Les fosses nasales offrent aussi des ouvertures postérieures qui les mettent en rapport avee la cavité du pharynx, et qu'on désigne sous le nom d'*arrière-narines*. Les parties (*molécules*, *particules*) odorantes des corps, entraînées par l'air, — sont introduites par le mouvement d'inspiration dans les fosses nasales, — font impression sur la membrane muqueuse qui les tapisse, et sur les nerfs répandus dans cette membrane; cette impression est transmise au cerveau par les nerfs *olfactifs*, et dès lors la perception des odeurs est accomplie.

L'odorat est un *sens de découverte*. Destiné essentiellement avec le sens du goût, — à nous avertir de ce qui est propre ou impropre à notre nourriture, il goûte les objets à distance.

L'odorat est appelé par Rousseau, *sens de l'imagination*, et, en effet, il agit fortement sur cette faculté. — Les impressions que recueille ce sens retentissent dans tout le système sensible, élèvent l'esprit, exaltent, modifient les affections morales et intellectuelles.

Ce sens acquiert par la culture un assez haut degré de perfection, comme le prouvent les parfumeurs et les chimistes. — Les nègres ont, dit-on, l'odorat si subtil, qu'ils distinguent de loin si l'homme qui les approche est un nègre ou un blanc. — Il en est du sens de l'odorat comme de celui du goût; en général, il se perfectionne avec l'âge, à moins que des habitudes destructives ne l'aient émoussé: comme cela n'a lieu que trop souvent par l'usage qu'on a contracté d'introduire à chaque instant dans le nez des substances irritantes.

L'hygiène du sens de l'odorat se réduit à quelques règles bien simples.

Il faut d'abord faire l'éducation de ce sens, par un exercice varié et soutenu des principales odeurs qu'il importe de connaître sous le rapport de notre santé.

Il faut ensuite maintenir dans un grand état de propreté l'organe dans lequel il réside. — La saleté dans laquelle on laisse beaucoup d'enfants sous ce rapport, est malsaine pour eux et dégoûtante pour les autres.

La mauvaise habitude de se moucher avec des tissus de laine ou de soie, peut irriter la peau qui recouvre les ailes du nez. — Les mouchoirs de fil ou de coton n'ont pas cet inconvénient.

Le chaud, le froid, les odeurs et les poudres irritantes altèrent la membrane muqueuse nasale et émoussent le sens de l'odorat. On devra donc :

Éviter l'action du froid humide, et tout ce qui peut donner le coryza (rhume de cerveau);

Ne point faire usage d'odeurs trop fortes. — Les odeurs, dans le plus grand nombre des cas, agissent sur le cerveau de manière à l'exciter légèrement. Les plus suaves ne sont pas innocentes; elles causent souvent des maux de tête, des vomissements, des spasmes, des attaques de nerfs, des évanouissements, — quelquefois la mort. — L'empoisonnement par l'odorat est plus fréquent qu'on ne pense.

Du tabac. — Il est surtout une substance qui s'attaque incessamment à la membrane olfactive : c'est le tabac.

« Le tabac est employé de trois manières : on le prise, on le fume, on le chique... Aspiré dans les fosses nasales, le tabac irrite la membrane pituitaire, détermine l'éternuement, et augmente la sécrétion du mucus... L'habitude de priser, en émoussant la susceptibilité de la muqueuse nasale, supprime cet effet du tabac; néanmoins elle répète sur la membrane des stimulations qui, pour être moins perçues, n'agissent pas moins sur sa structure et finissent par l'épaissir et l'indurer. L'espèce de titillation que les priseurs recherchent ne s'obtient d'ailleurs qu'en augmentant les doses de tabac; leur nez, leur lèvre supérieure, soumis à des frottements sans fin, s'hypertrophient; des mucosités noirâtres qui découlent de leurs narines, l'odeur de leur haleine et de leurs habits, font souvent de leur personne un objet de dégoût, surtout quand la vieillesse et la malpropreté aggravent ces inconvénients. L'odorat se détériore, s'affaiblit par l'épuisement de l'excitabilité de la pituitaire et s'exerce difficilement à travers la couche de crasse noirâtre qui la tapisse. Dans quelques cas, l'habitude de priser a paru amortir la disposition aux migraines, aux maux d'yeux, aux douleurs de dents, au coryza, à la somnolence.

« L'un des symptômes les plus ordinaires de l'abus de la pipe, consiste dans une douleur sourde et gravative dans la région des sinus frontaux. La déperdition de la salive est peu considérable chez les bons fumeurs ; mais chez d'autres, elle peut aller jusqu'à rendre les digestions imparfaites et à compromettre la nutrition ; la déglutition des fluides buccaux imprégnés des principes du tabac irrite, enflamme l'estomac... L'abus du tabac fumé affecte directement le larynx, la trachée et les poumons; la voix devient plus rauque, baisse de ton ; il survient un peu de toux... L'action du cœur est déprimée, et chez quelques fumeurs à outrance, ses battements sont plus faibles et un peu irréguliers ; la rapidité de l'action cérébrale et le libre cours des idées semblent ralentis, et c'est cet affaissement nerveux qui vaut au tabac l'épithète de *calmant,* de *consolant.* Les fumeurs acharnés ont le teint d'une pâleur livide, les lèvres d'un bleu perle, les mains tremblantes, les muscles sans vigueur, le caractère sans énergie ni décision.

« Les dents noircissent par l'habitude de fumer, et comme les fumeurs ingèrent ordinairement des liquides froids, il en résulte pour les dents une vicissitude soudaine de température; les incisives latérales droites et supérieures s'usent à la longue par le frottement des pipes, surtout des pipes de terre (1); celles dont le tuyau est court entretiennent par la proximité de leur fourneau une chaleur nuisible sur les dents dont l'émail se fend, sur les gencives qui s'engorgent (2), et déterminent ainsi l'ébranlement et la chute des dents. Les longs tuyaux..... ne nécessitent point une plus grande force d'aspiration que les tuyaux ordinaires et privent la fumée d'une partie de son calorique et de sa mordacité... Le cigare n'a que les inconvénients communs au tabac fumé ; sa substitution aux pipes est un progrès désirable, puisqu'il n'exerce point sur les dents un frottement assez dur pour les user.

« Le tabac mâché mêle aux liquides sécrétés par la bouche des principes âcres qui agissent chimiquement sur les dents, et qui irritent les gencives en même temps que les glandes salivaires ; à la longue, néanmoins, ces organes s'émoussent à la stimulation, et la salivation elle-même rentre dans les limites ordinaires; mais le goût s'affaiblit ; les cryptes muqueuses buccales et les glandes salivaires répondent moins à l'excitation physiologique des aliments soumis à la mastication et ne versent plus avec la même abondance les fluides nécessaires à leur

(1) Pour éviter cet inconvénient, le fumeur prévoyant garnit d'un bout d'ambre ou de corne, de quelques tours de fil même, l'extrémité du tuyau qui se place dans la bouche ; et ses incisives se conservent pour de plus éminents services.

(2) M. Samuel Wrigt confirme les observations de Laycock, et il note que sous l'influence de la fumée de tabac, la muqueuse buccale se vascularise, se tuméfie, s'irrite et devient hémorrhagique. Ainsi s'explique en partie, — ajoute M. Lévy, — le grand nombre de stomatites saignantes que nous traitons chez les militaires.

imprégnation; une partie des liquides de la bouche, déglutie, vient d'abord irriter, puis amortir la muqueuse gastrique; l'appétit diminue, l'haleine contracte l'odeur du tabac, et tôt ou tard, la perturbation fonctionnelle de l'extrémité supérieure du canal alimentaire réagit sur les autres portions, et par suite sur l'acte de la nutrition... La salive mélangée avec le jus de la chique, ne peut être avalée sans danger... (1). Fumé, prisé, le tabac s'adresse à l'odorat; chiqué, c'est le goût, ou plutôt la tactilité de toute la muqueuse buccale qu'il met en jeu jusqu'à ce qu'il l'émousse.

« Si on pèse, sans prévention, les avantages et les inconvénients du tabac, on trouvera qu'on a peut-être exagéré les uns et les autres. Quand on l'accuse d'abrutir, on confond ses effets avec ceux de l'ivrognerie et de la crapule; sans doute dans l'atmosphère des estaminets et des tabagies où les Flamands passent plusieurs heures, livrés à l'absorption des molécules de nicotiane, qui agissent sur leur système nerveux, la bière houblonnée ajoute au narcotisme léger qu'ils se procurent chaque jour dans ces lieux; et cette double influence se renouvelant tous les jours, finit par épaissir leur intelligence, engourdit leur sensibilité, etc.; mais l'usage du cigare, de la pipe ou de la chique en plein air est exempt de ces conséquences, si on ne les pousse point à l'excès. A la vérité, l'introduction du tabac dans les habitudes des

(1) M. Barbier a vu un individu qui, ayant avalé par mégarde sa chique, en fut très-malade pendant trois jours. — M. Fonssagrives rapporte qu'en 1842, pendant la campagne de la *Malouine*, un matelot nègre, ayant avalé en dormant une chique énorme, se réveilla avec des vomissements, des nausées accompagnées d'agitations, de cris, de mouvements convulsifs de la face et des membres; accidents que dissipèrent une saignée et des potions éthérées.

peuples est un fait bizarre; tandis que la civilisation avance si lentement, une herbe fétide a conquis le monde en moins de deux siècles : cette extension si rapide, qui continue encore en France, puisque la branche du revenu public qu'elle alimente ne cesse de s'accroître, prouve qu'elle intéresse le fond de la nature humaine. Ne satisfait-elle qu'une mode, un caprice, une habitude invétérée, cette substance que l'ouvrier, le prolétaire se procurent au prix d'autres privations, avec les deniers qu'ils gagnent à la sueur de son front? ou inclinera-t-on à croire qu'elle exerce une influence utile sur l'économie et ses fonctions? Le tabac, dit avec raison M. Forget, répond à cet impérieux besoin de sensation dont l'homme est tourmenté, et qu'il cherche à satisfaire en nourrissant des appétits grossiers, au défaut des impressions plus délicates qu'il rencontre au sein d'une société dont il est actuellement privé. Le sauvage de l'Amérique, le soldat au bivac, le marin en pleine mer, le mol habitant des régions tropicales qui craint de penser sous le poids accablant des chaleurs du climat, l'oisif de nos villes, le Turc plongé dans la double inertie du fatalisme et du despotisme, usent du tabac comme nos élégants du bal et des spectacles, le poète du café, le savant de lectures : tout vient se résoudre dans le grand mobile de l'animalité, la sensation.

« Parmi les fumeurs, les uns savourent l'impression immédiate et en jouissent instantanément comme de l'air qu'ils respirent; les autres réfléchissent leurs sensations, y puisent un bien-être qui les porte à l'espérance ou aux réminiscences de bonheur; l'action périodique de sucer le cigare et d'en aspirer la vapeur par bouffées berce l'esprit. Ainsi, le tabac s'élève au rang de modificateur moral, et dès lors il faut l'apprécier, non plus avec les seules données de la chimie et de la physiologie, mais au point de vue des réactions morales qui jouent un rôle considérable dans l'hygiène humaine. Des malheureux qui n'ont pas mangé depuis longtemps demandent l'aumône pour acheter du tabac;... si cette plante a des inconvénients, elle a donc aussi des douceurs, elle est pour beaucoup de gens le remède de cette maladie de la civilisation qui s'appelle l'ennui. Les illusions mêmes et les erreurs qu'ils y rattachent méritent d'être respectées par le médecin; tel attribue au tabac la facilité de son travail intellectuel; tel autre ne digère qu'en fumant un cigare. Souriez! mais passez outre. Le goût du tabac est le dernier appétit qui abandonne dans l'état de maladie ceux qui en usent habituellement sous une forme ou sous une autre; le retour de ce goût est d'une augure favorable pour la convalescence. Ce qu'il faut blâmer et proscrire, c'est l'abus, c'est l'usage prématuré du tabac; car, après tout, cette substance n'a rien d'hygiénique par elle-même; au contraire, elle est toxique; elle ne peut exercer qu'une influence nuisible sur l'adolescent, sur le jeune apprenti des ateliers, sur les collégiens qui recherchent le cigare et la pipe comme un insigne de virilité et d'émancipation; elle fausse leurs besoins, elle peut compromettre leur développement. Ce qui est détestable et abrutissant, c'est l'habitude de fumer presque sans interruption, comme elle existe en Orient... (1). C'est dans les tavernes des pays flamands, que l'on peut apprécier les effets stupéfiants, la dégradation intellectuelle et morale qui résulte

(1) En Orient, la fumerie est un obstacle à l'activité régulière des hommes, à la civilisation et surtout à l'expédition des affaires publiques, à l'organisation sérieuse du gouvernement. La pipe est le prolégomène de tous les actes officiels, de toutes les conversations, de tous les rapports sociaux. L'oriental saisit sa pipe au réveil, et ne la quitte plus jusqu'au coucher; un

de l'abus combiné de la bière et du tabac... : là, les inertes jouissances de l'estaminet remplacent la famille et amènent l'abandon des foyers domestiques. Les excès du tabac énervent l'intelligence, la plongent dans le vague, émoussent l'attention, affaiblissent la mémoire; la fumerie est au moins un mode d'oisiveté cérébrale qui, sans cesse répété et longtemps prolongé, aboutit à l'inaptitude de l'esprit, à l'irrémédiable engourdissement des facultés. Chez les Européens, cet excès s'associe presque toujours à celui des boissons alcooliques; alors la torpeur asiatique alterne avec la violence et la brutalité du boxeur anglais. » (*M. Lévy.*)

L'usage immodéré du tabac mène à l'ivrognerie. — « Parmi les effets immédiats du tabac, il en est un des plus dangereux : je m'explique.

« L'accoutumance de la bouche à une stimulation mordicante finit par la rendre insensible à la douce excitation des aliments; dès lors, les petites glandes chargées de fournir la salive propre à délayer et à envelopper la bouchée alimentaire, restent dans l'engourdissement et ne fournissent rien; et comme, après tout, l'action de cette humeur est indispensable à la digestion, il résulte de sa suppression inopportune que la nature, qui veille sur son œuvre, suscite la soif à chaque bouchée, et appelle de préférence, pour la satisfaire, les boissons les plus stimulantes.

« N'est-il pas vrai que le fumeur ne se désaltère pas d'eau pure?

fonctionnaire spécial, le porte-pipe, fait partie du cortége de tous les dignitaires; dans les maisons aisées, le soin des pipes est l'attribution exclusive d'un ou de plusieurs serviteurs qui occupent l'échelon supérieur de la domesticité. (*M. Lévy.*)

« Et voilà comment une habitude qu'on croit innocente peut conduire insensiblement, si l'on n'y prend garde, au vice le plus dégradant de l'humanité, à l'ivrognerie. Je ne dis pas, ce qui est faux, que tout fumeur en vient là ; je dis, ce qui est vrai, que le fumeur imprudent marche dans cette voie.

« Donc, l'usage ne doit pas engendrer l'abus; si le premier est tolérable, le second ne saurait l'être, car il ôte l'appétit, amène l'épuisement et la maigreur, et conduit à l'hébètement par la perte de la mémoire et par l'affaiblissement de toutes les facultés, ou à l'ivrognerie, par le besoin exagéré des stimulants.

« On comprend combien est déplorable l'usage trop hâtif qu'en font les jeunes gens et les enfants (1) : comme il provoque bien plus vite l'épuisement à ces âges, il contribue, sans nul doute, au dépérissement de l'espèce si remarquable dans les grandes villes. » (*Fonteret.*)

Conclusions. — Bien que cette conclusion puisse paraître un peu sévère, je crois qu'on ne doit pas hésiter à signaler l'habitude de fumer le tabac comme une coutume inutile, mauvaise, et dont l'hygiène doit, le plus possible, chercher à détourner ceux qui l'ont contractée. (*Becquerel.*)

« Je comprends, — dit un hygiéniste qui a mis l'usage du tabac en première ligne au nombre des besoins factices, — qu'on ait le désir de priser, de fumer quelquefois ou de prendre un peu de café, mais je ne puis admettre que l'homme consente à laisser transformer ce désir en une passion qui le gouverne et lui commande. » (*Tessereau.*)

(1) Le canton de Berne en Suisse vient de défendre de fumer avant 16 ans. — Le vrai moyen de rendre les enfants raisonnables serait l'exemple des pères.

« Tolérance, — ajoute Fonteret, — pour cet intéressant poison qu'on appelle le tabac! Mais que l'homme qui veut adjoindre à tous ses besoins ce besoin factice, se souvienne de deux choses : d'abord il s'impose une dépense inutile, ce qui est toujours un mal quand la bourse est peu garnie (1); ensuite, il s'expose à l'inconvénient obligé de toutes les habitudes, je veux dire à une grande privation et à un malaise réel, si, plus tard, à un moment donné, il lui est impossible de le satisfaire (2). »

Enfin, dit un spirituel auteur, que nous nous plaisons à citer :

« Le tabac devient un besoin pour quelques personnes... A quoi bon augmenter le nombre de nos besoins?

« La nature ne nous en avait donné que trois ou quatre.

« La civilisation, qui a commencé par nous faciliter la satisfaction de ces trois ou quatre besoins, y a ajouté une trentaine d'autres besoins, et la sottise une centaine; de ces besoins viennent la dépendance, les tyrannies, la nécessité du travail incessant, la pauvreté du plus grand nombre.

« Vous, jeunes gens, qui avez encore ces beaux, ces grands, ces nobles instincts de liberté que notre génération semble avoir perdus, défiez-vous des habitudes et des besoins : ce sont les ennemis et les destructeurs de

(1) Il est facile de calculer que l'homme qui, pendant cinquante ans, fume tous les jours vingt centimes de tabac seulement, pourrait, après ce laps de temps, en mettant de côté ces vingt centimes qui s'en vont bêtement en fumée, posséder une somme de près de 4,000 francs; et pour un ouvrier arrivé à la vieillesse, quelle ne serait pas l'importance d'une pareille somme!

(2) La privation du tabac est de toutes les privations celle que les détenus supportent le plus difficilement; une révolte a eu lieu dans la prison d'Épinal aux cris : Du tabac ou la mort! (Janvier 1843.)

toute liberté. Chaque habitude est une corde, chaque besoin est une chaîne.

« Guerre aux habitudes, guerre aux besoins nouveaux, vous qui voulez être libres. » (*A. Karr.*)

§ 4. — *La Vue.*

La vue est un sens à l'aide duquel nous pouvons juger la couleur, la distance et le volume des corps de la nature par le moyen de la lumière.— La vue réside dans les *yeux*, qui sont au nombre de deux chez l'homme. L'œil est un petit appareil compliqué, de forme globuleuse. Il est essentiellement composé d'une *rétine* ou élément nerveux, d'une *choroïde* ou élément vasculaire, et d'une *sclérotique* ou élément fibreux. Cette dernière devient transparente au-devant du globe oculaire et forme la *cornée*. Il existe dans l'œil des parties de perfectionnement dioptrique : ce sont *l'humeur aqueuse*, *l'humeur cristalline* ou *cristallin* et *l'humeur vitrée*. On y observe aussi quelques pièces accessoires : par exemple, des membranes mobiles ou paupières garnies de poils (*cils*), destinées à défendre l'appareil ; ces membranes sont au nombre de deux et horizontales.

Le sens de la vue que Buffon appelait un *toucher lointain*, a pour effet de peindre au fond de l'œil, — comme sur un miroir, — les images mêmes des objets qui nous environnent, et de transmettre au cerveau — par le nerf optique — les impressions de ces images.

La vue est de tous les sens celui qui donne à l'âme les perceptions les plus promptes, les plus variées et les plus étendues. On pourrait, — en quelque sorte, — le considérer comme le miroir humain, sur lequel viennent se réfléchir toutes les sensations qu'éprouve l'homme.

C'est dans les yeux, — dit Buffon, — que se peignent les images de nos secrètes agitations, et qu'on peut les reconnaître. L'œil appartient à l'âme plus qu'aucun autre organe, il semble y toucher et participer à tous ses mouvements ; il en exprime les passions les plus vives, les émotions les plus tumultueuses, comme les affections les plus douces et les sentiments les plus délicats... ; l'œil reçoit et réfléchit en même temps la lumière de la pensée et la chaleur du sentiment : c'est le sens de l'esprit et la langue de l'intelligence.

L'exercice contribue beaucoup à l'excellence de ce sens ; par l'usage, il se perfectionne, se fortifie, s'affermit et acquiert plus d'étendue. C'est ce qui fait que les chasseurs, les habitants de la campagne et surtout les montagnards, ont généralement la vue meilleure que les habitants des villes. Dans les villes, — en effet, — les distances sont trop rapprochées, et les perspectives trop bornées pour que la vue puisse être exercée convenablement.

Rousseau réclame pour son élève la libre expansion de l'âme et du regard dans les vastes horizons de la campagne ; c'est qu'il avait remarqué l'influence du séjour étroit des villes, non-seulement sur le développement des idées et de l'imagination, mais encore sur l'étendue de la vision. (*Bonvalot.*)

On ne saurait trop ménager sa vue. — L'œil est l'organe, le sens de l'intelligence. — Une vue bonne ou mauvaise a une influence énorme sur notre genre d'existence. — « L'œil ne fait rien pour la vie, mais pour la vie heureuse, il n'est rien au-dessus. » (*Boerhaave.*)

Les imperfections les plus ordinaires de ce sens sont la *myopie*, — la *presbytie*, — le *strabisme* — et *l'ophthalmie*.

1° — La *myopie* est l'état de ceux qui ont la vue courte, qui ne voient les objets que de près. Elle reconnaît pour cause la trop grande saillie (proéminence) de la cornée, — la surabondance des humeurs de l'œil, — l'excès de densité du cristallin, ou sa trop grande convexité, — et, en général, tout vice de conformation qui fait converger les rayons lumineux de manière qu'ils se réunissent avant d'arriver à la rétine : aussi remédie-t-on à la myopie par l'usage des lunettes à verres concaves qui diminuent plus ou moins cette convergence, selon leur foyer (1).

Pour prévenir ce défaut, et pour le diminuer, lorsqu'il existe, nous conseillons :

1° L'exposition à l'air frais et les promenades dans la campagne, où l'œil embrasse un vaste horizon ;

2° Les ablutions fréquentes de la figure et des yeux avec de l'eau froide ;

3° Une nourriture saine et la tempérance dans les habitudes ;

4° Des exercices pour reconnaître et distinguer les objets éloignés ;

Dès qu'on reconnaît ce défaut chez un enfant, il faut lui présenter de loin et toujours les objets qui piquent la curiosité, et ne l'en laisser jamais approcher qu'à la distance où l'on aperçoit communément les objets. — L'on doit aussi soustraire de ses yeux les objets microscopiques, afin de lui faire perdre l'habitude de regarder de près.

5° L'habitude de se tenir aussi droit que possible en lisant et en écrivant ; et si l'on est obligé de rapprocher les yeux du papier ou du livre, l'emploi d'un pupître peu

(1) Voir dans notre publication périodique (le *Propagateur de l'Hygiène*, etc.) l'article qui traite des avantages et des inconvénients des *conserves, lunettes et lorgnons.*

élevé, qu'on pose sur la table et qui facilite la vue au myope, sans nuire à sa poitrine ou à son estomac ;

6° L'usage tardif des lunettes, dont les verres concaves doivent être d'abord d'un assez grand foyer.

Il importe d'avoir plusieurs paires de lunettes à foyer différent, pour s'en servir suivant qu'on veut voir de près ou de loin.

« Il n'est pas rationnel d'exiger que des verres destinés à faire voir à une grande distance puissent également rendre distincts les objets rapprochés, et *vice versa.* »

Quand la myopie est faible ou commençante on peut n'avoir qu'une paire de lunettes, parce qu'on ne l'emploie que pour voir de loin, et qu'on l'ôte quand on regarde de près ; mais lorsque la myopie est plus prononcée, il faut nécessairement en avoir deux paires, car il faudrait trop approcher l'objet pour le distinguer à l'œil nu, et l'on augmenterait rapidement l'intensité de l'altération.

Au moyen de ces précautions longtemps continuées, la pupille recouvre insensiblement la faculté de se dilater en raison de la sensibilité de la rétine et de l'intensité de la lumière.

2° — La *presbytie* (d'un mot grec qui signifie *vieillard*, parce que les vieillards y sont surtout sujets). — Vue confuse quand on regarde les choses de près, et nette quand elle se porte sur des objets plus ou moins éloignés. Elle dépend souvent, — au contraire de la myopie, — de l'aplatissement de la cornée transparente ou du cristallin, d'où résulte la diminution de la convergence des rayons lumineux, qui arrivent par cela même à la rétine avant de se réunir. Elle reconnaît aussi pour cause un état particulier des humeurs (*milieux*) qui remplissent la cavité de l'œil.

Cette infirmité est la conséquence de l'âge, ou de l'abus qu'on a pu faire de la vue ; elle s'aggrave lorsqu'on prend des lunettes trop fortes de trop bonne heure, ou qu'on en fait un trop constant usage.

On remédie à ce vice de la vision, ou on l'atténue :

1° Par l'emploi de verres convexes qui rendent aux rayons lumineux le degré de convergence nécessaire. — Le numéro ne doit être ni trop faible ni trop fort ; l'un et l'autre excès seraient nuisibles. Il doit permettre de voir les objets très-distinctement, dans leurs dimensions normales, et sans aucune addition ou soustraction des conditions naturelles. Loin de se fatiguer, l'œil doit se plaire, se reposer dans l'usage des lunettes ;

2° Par une lumière pure et égale qui éclaire suffisamment les objets et en particulier les caractères d'imprimerie et l'écriture ;

3° Par l'usage des abat-jour, qui sont destinés à adoucir l'effet d'une lumière trop vive sur les yeux affaiblis et à la réfléchir sur les surfaces qu'il importe de bien éclairer ;

4° En s'exerçant à voir alternativement de loin et de près, afin de conserver, autant que possible, la faculté de s'accommoder aux diverses distances.

3° — Le *Strabisme* (vue louche, yeux de travers), est une difformité dans laquelle, lorsque le sujet regarde un objet, l'un des yeux ou tous deux s'écartent involontairement de l'axe visuel, de manière qu'ils ne peuvent jamais être dirigés en même temps sur le même point. — Le plus souvent c'est vers le nez qu'est tourné l'œil atteint de strabisme, mais parfois aussi en dehors, en haut ou en bas.

Ce défaut se développe ordinairement dans l'enfance. — Lorsqu'il est ancien, on ne peut que très-difficilement le guérir. — Il résulte le plus ordinairement de l'inégalité de la force d'un ou de plusieurs des muscles moteurs de l'œil.

L'habitude vicieuse des yeux, et l'imitation, peuvent être rangées au nombre des causes du strabisme. — Il est d'observation que les yeux tournés pendant un certain temps dans une direction oblique, finissent par devenir louches. — Les enfants que les nourrices couchent à côté d'une fenêtre ou de corps très-brillants, comme une glace, une pendule, etc., portant continuellement les yeux vers l'endroit de la lumière, — qui leur arrive latéralement, — finissent par loucher. C'est là la cause la plus commune de ce vice de la vision (1). — Il en est de même de quelques enfants plus âgés, qui s'amusent à tourner souvent et forcément leurs yeux en dedans, en regardant la pointe de leur nez. — Il est prouvé enfin que quelques enfants contractent le strabisme par simple imitation de leurs parents, de leur nourrice, de leurs frères et sœurs, de leurs camarades ou amis de pension.

Toutes ces causes se résument, comme on le voit en définitive, dans le principe de l'inégalité, de la désharmonie de l'action musculaire.

Le meilleur moyen de s'opposer avec quelque succès à ce défaut, c'est d'exercer de bonne heure le muscle affaibli, en couvrant l'œil sain, et en forçant l'autre à agir et à se porter en dehors.— S'il ne peut pas faire ce mouvement, on doit croire que le muscle est paralysé.

(1) Le berceau de l'enfant, — dans le jour, — sera disposé de façon que la lumière lui arrive directement en face, si elle est douce; par derrière, quand elle est vive; *et jamais de côté.* — Le soir, quand on pose une lampe dans la chambre, il faudra user des mêmes précautions pour les yeux de l'enfant. — Il en est de même des objets qui peuvent amuser l'enfant; on doit toujours les placer de manière à ce qu'il puisse les voir directement sans effort.

On peut aussi employer avec utilité contre le strabisme des lunettes dont les verres sont d'un petit diamètre et placés au centre d'un anneau d'une couleur sombre. Les yeux sont alors obligés de prendre une même direction et ainsi peu à peu le défaut se corrige.

4° L'*ophthalmie*, — ou inflammation plus ou moins vive du globe de l'œil, avec rougeur de la conjonctive, — est souvent déterminée par une application trop assidue au travail, — par l'exposition à une lumière trop vive, — par l'obscurité trop prolongée, — par le sable ou les poussières irritantes qui flottent dans l'air, — comme aussi par des changements brusques de la température de l'air, ou par des courants froids traversant un air chaud. — Les veilles, le travail de nuit, les boissons échauffantes et tous les genres d'excès produisent des effets analogues. — Il est très-important de ne pas travailler le soir avec une lumière insuffisante. — Rien ne fatigue plus les yeux; car le manque de clarté les oblige à de grands efforts. — Les lumières vacillantes amènent des changements continuels dans la position des yeux et par là même les irritent. Sous ce rapport, les lampes mécaniques, pourvues d'abat-jour, sont bien préférables aux chandelles, aux bougies et aux lampes fumeuses dont on se sert encore à la campagne.

Les papiers trop blancs ne conviennent pas aux yeux délicats pour le travail du soir; les papiers légèrement azurés valent mieux. — Les hygiénistes disent que mieux vaut écrire que lire. — Enfin, il ne faut pas que les yeux se rapprochent trop du foyer d'une lumière artificielle; car, indépendamment du mal que causerait l'éclat trop vif de ce foyer, la chaleur qu'il répand irriterait l'œil, et occasionnerait une ophthalmie.

Education de la vue. — 1° Il est très-nécessaire de

faire l'éducation du sens de la vue ; car, dans la première enfance, tous les objets se présentent comme des images situées sur un même plan, très-près de l'œil, et l'on ne se fait aucune idée exacte des formes. Ce n'est que peu à peu que l'on rectifie, à l'aide du toucher, les jugements erronés que l'on avait portés.

Une fois que l'œil a été instruit par le tact et par la réflexion, l'homme sort de lui-même, agrandit considérablement la sphère de son action et prend en quelque sorte possession de l'univers visible.

2° Les enfants ne doivent pas se laisser aller à regarder d'une manière vague, sans s'arrêter sur un objet déterminé. Porter ainsi ses yeux de tous côtés sans se fixer, c'est le moyen de ne bien voir aucune chose... *Donner au regard des enfants une certaine fermeté et leur procurer par ce moyen des idées nettes des objets matériels dont ils sont entourés*, voilà à quoi les mères doivent surtout s'attacher.

3° C'est l'expérience seule qui nous donne des idées justes sur les distances. Il faudrait s'attacher, pendant les premières années, à donner aux enfants des idées justes sur les dimensions verticales, en les leur faisant apprécier par le simple coup d'œil. Ils devraient s'habituer également à estimer d'une manière approchée, les distances en longueur et en largeur. Il serait bon aussi que les enfants s'exerçassent à reconnaître, entre des choses assez semblables, des différences essentielles. De tels exercices donneraient au sens de la vue un degré de justesse qui est malheureusement fort rare et qui serait cependant d'une très-grande utilité dans la vie pratique.

4° Il importe d'attirer l'attention de la jeunesse sur les illusions auxquelles nous expose le sens de la vue.

5° Parmi les impressions produites sur les yeux, il

n'en est point qui soient plus agréables et plus dignes de notre admiration que celles qui sont causées par la diversité des couleurs et par leur harmonie. L'éducation peut encore ici seconder le développement naturel.

6° *Le dessin linéaire* est encore un excellent moyen de perfectionnement pour le sens de la vue. Il fixe le regard, il donne des idées nettes des diverses formes, des proportions des figures, il nous fait sentir plus vivement leur grâce. Il oblige à voir les choses dans l'ensemble et dans les détails, à faire des comparaisons entre les objets eux-mêmes et leur représentation sur un plan, et à juger les distances respectives des corps. (*Gauthey.*)

Hygiène de la vue. — 1° Etudier soigneusement la force de ses yeux.

2° Donner aux yeux en tout temps, mais surtout quand la vue est délicate et faible, de fréquents intervalles de repos.

3° Varier ses occupations.

Chacun est appelé à étudier sa propre vue, à la ménager selon qu'elle l'exige, et à varier l'usage qu'il en fait, de telle sorte que la diversité dans l'application devienne à la fois un moyen de repos et de perfectionnement. La fidélité à suivre les indications de l'expérience, est ici, comme dans beaucoup d'autres cas, un élément de sûreté. (*Gauthey.*)

4° Soins du matin et du soir. — Le matin, le soir et après chaque séance de lecture ou d'écriture, lotionner ses yeux avec de l'eau fraîche. — Le matin en s'éveillant ne pas frotter les yeux rudement, mais seulement faire avec l'extrémité du doigt de légères frictions sur les paupières, et, si on éprouve de la difficulté à les ouvrir, en humecter le bord libre, soit avec la salive, soit avec de l'eau fraîche.

Le matin, au moment du réveil, graduer le passage de l'obscurité à la lumière. « La nature est admirable dans les gradations crépusculaires du soir et du matin : imitons la prudence de la bonne nature. » (*Bonvalet.*)

5° Eviter de travailler à un jour trop vif.

6° Positions variées pendant le travail. — Travailler tantôt debout, tantôt assis, quelquefois en se promenant; — sur une table un peu élevée; — sur un pupitre à plan incliné, etc.

7° Disposition du corps la plus convenable pour le travail. — Voici le problème : faire le plus possible de travail, et se fatiguer les yeux le moins possible.

Ne travailler que le matin, si c'est possible, ou du moins se rappeler que c'est le temps le plus convenable. — Eviter d'appliquer les yeux immédiatement après le repas, lorsque le sang est échauffé, quand le ventre est resserré, ou bien lorsque l'esprit est vivement agité : enfin, ne pas oublier que toute ligature, tout vêtement trop étroit, trop serré, comme les cravates, le col de la chemise, les jarretières, etc., font refluer constamment le sang à la tête, effet singulièrement préjudiciable à la vue.

8° Disposition des lieux.

Il faut qu'il y règne constamment un air frais, égal, souvent renouvelé, et surtout une lumière douce et bienfaisante, ne frappant jamais directement les yeux. — Observer que les murailles du cabinet, de l'appartement, de l'atelier, soient tapissées de manière que l'œil ne soit jamais blessé : un simple tapis vert posé sur la table où l'on écrit, pour délasser de temps en temps les yeux : des rideaux de taffetas d'un *vert-clair* à la croisée, un papier de même couleur, ce qui répand dans l'appartement un jour aussi doux qu'agréable : tels sont les meubles les plus nécessaires aux savants, aux littérateurs, aux hommes de bureau, dans leurs occupations.

On doit bien remarquer que nous recommandons un jour *doux* mais non pas approchant de l'obscurité ; c'est là un défaut capital, où tombent presque tous ceux dont les yeux sont faibles et irritables. Ils ne s'aperçoivent pas que l'obscurité, loin de fortifier leur vue, la rend, au contraire, tendre, susceptible, et incapable de supporter ensuite les effets d'une lumière un peu vive : aussi les ophthalmies les menacent à chaque instant. (*Réveillé-Parise.*)

En résumé, « le problème de la conservation et du perfectionnement de la vue est étroitement lié avec celui *de la pondération ou de l'équilibre général des fonctions physiques, intellectuelles et morales.* La sobriété, l'exercice modéré, les promenades au grand air, une vie au sein de la nature et de ses merveilleux spectacles, la régularité dans les fonctions de la vie animale et dans le travail intellectuel, la sérénité intérieure, les bonnes habitudes morales, tendent non-seulement à assurer à l'homme une longue jouissance de ses yeux, mais encore le plus haut degré d'énergie dont ils sont susceptibles. » (*Gauthey.*)

§ 5. — *L'ouïe.*

L'ouïe est le sens qui perçoit les vibrations des corps extérieurs immédiatement ou transmises par le fluide dans lequel ils sont plongés. L'effet de ces vibrations se nomme bruit et son. — L'ouïe s'exerce à l'aide de *l'oreille.* L'appareil auditif est très-compliqué. On y remarque : 1° une partie essentielle ou *vestibule;* 2° des parties de perfectionnement et de renforcement acoustique, les *canaux demi-circulaires*, le *limaçon*, et une *chaîne d'osselets* (*l'étrier*, *l'os lenticulaire*, *l'enclume* et le *marteau*); 3° des parties de recueillement ou *oreille externe*, le *trou auditif* et la *conque* ou *pavillon*.

L'air agité par les vibrations du son, vient frapper l'oreille. Toutes les parties qui composent cet organe sont alors mises elles-mêmes en mouvement, et font ainsi arriver par l'intermédiaire du nerf acoustique, les vibrations des corps sonores, jusqu'au cerveau.

Il existe un rapport essentiel entre l'organe auditif et l'organe vocal. La surdité de naissance entraîne avec soi la privation de la parole, par la raison qu'on se trouve alors dans l'impossibilité de connaître et d'imiter le son de la voix émis par les autres hommes.

Le sens de l'ouïe est tellement lié aux facultés intellectuelles, qu'une légère surdité dans l'enfance peut conduire au mutisme; alors le langage se perd peu à peu, l'intelligence s'affaiblit et reste circonscrite dans des bornes très-étroites.

Le sens de l'audition est un des plus grands moyens de relations affectives et intellectuelles entre tous les hommes; il leur sert, en effet, à se faire comprendre mutuellement leurs sentiments, leurs passions, leurs pensées et leurs intérêts. Aussi a-t-il été nommé le *sens social* par excellence.

Le sens de l'ouïe et de la vue sont les plus délicats et les plus riches. C'est à eux seuls que s'adressent les beaux-arts. Nous donnant dans le même temps des sensations nombreuses, ils nous permettent d'établir entre elles et entre les objets eux-mêmes des rapports, et de saisir *l'unité dans la variété*. (*Gauthey.*)

La musique, pour le sens de l'ouïe, est une langue particulière, qui sert à faire naître et à exprimer une multitude de sentiments. — L'on doit envisager cet art comme un des modificateurs les plus énergiques de notre nature.

La musique faisait partie de l'éducation de la jeunesse chez les anciens. Elle ne contribuait pas peu à perfectionner l'organe de l'ouïe, à conserver ou à rétablir le calme de l'âme, et à bannir l'ennui, qui, pour des êtres pensants, est un mal égal à la douleur. Elle est un talent agréable et une source de plaisir. On ne saurait trop la recommander aux jeunes gens qui ont besoin d'amusements. La culture des beaux-arts adoucit les mœurs et donne de la politesse. (*Tourtelle.*)

Les soins hygiéniques à donner aux oreilles sont une propreté de tous les jours, afin de ne pas donner le temps au *cérumen*, ou humeur onctueuse, épaisse, jaunâtre que sécrète la membrane du conduit auditif, de s'accumuler et de se durcir.

Non-seulement le *cérumen* épaissi offre quelque chose de dégoûtant et annonce une personne malpropre, mais il peut encore obstruer l'oreille interne et amener la faiblesse de l'ouïe et même une surdité complète.

En nettoyant l'oreille, on aura soin d'opérer le plus délicatement possible, afin de ne causer aucune irritation à la membrane. — Si le cérumen était durci, on devrait préalablement le détremper avec un peu d'huile.

On conseille aux personnes qui ont l'ouïe délicate et impressionnable de mettre du coton huilé dans le conduit auditif avant de s'exposer aux explosions de l'artillerie ou à tout autre bruit violent.

La même précaution doit être prise lorsqu'on veut plonger la tête dans l'eau, et pour préserver l'oreille du grand froid, de l'humidité, de l'insolation, toutes causes qui peuvent produire son inflammation.

S'il arrivait, — par hasard, — qu'un insecte s'introduisit dans l'oreille, il conviendrait de pratiquer immédiatement une injection avec de l'huile d'amandes, d'olives, ou toute autre huile, — pour le faire sortir ou lui donner la mort.

§ 6. — *Des sens internes.*

Les sens internes ne peuvent être définis d'une manière exacte, car on ne connaît ni leur siége positif, ni leur nature.

Ces sens internes sont ainsi appelés; parce qu'ils se rapportent aux fonctions des principaux organes des grandes cavités, et que leur action a pour but d'indiquer les besoins de l'économie. — La plupart de nos fonctions organiques (la circulation, la respiration), s'exécutent sans notre volonté; tandis que d'autres fonctions, comme la digestion, ont besoin que nous leur fournissions tous les matériaux nécessaires. Or, il fallait qu'une sensation intérieure nous indiquât la nécessité de donner aux organes les éléments de cette réparation indispensable, — et c'est cette sensation que l'on nomme le sens de l'appétit. — La soif est dans le même cas. — L'hygiène doit s'occuper de régler les conditions de santé de ces instincts divers.

1° *De la faim.* — De tous les sens internes, le premier, le plus impérieux, celui qui se renouvelle plus souvent, c'est le besoin de manger, c'est l'appétit qui précède la faim. — Le siége de la faim paraît être surtout dans l'estomac. — Cette sensation varie suivant les âges, la constitution, les habitudes, les climats, et une foule d'autres circonstances locales ou individuelles.

L'enfant nouveau-né éprouve sans cesse le besoin de prendre des aliments; les enfants, — à cause de leur accroissement rapide, — sont forcés de manger beaucoup plus souvent que les adultes, — et l'homme robuste qui fait une grande dépense de force musculaire, est sollicité par un besoin plus impérieux que l'oisif, que l'homme d'un tempérament faible, — ou adonné aux travaux de cabinet.

Les habitudes prises relativement à la faim déterminent souvent des besoins artificiels auxquels on ne peut toujours résister sans inconvénients : les heures des repas font éprouver un vrai tourment quand on les dépasse sans ingérer d'aliments. — La faim rend l'homme irrascible, intraitable.

La chaleur du climat atténue singulièrement le besoin de manger, — le froid, au contraire, le rend vif et impérieux.

Les plaisirs que cause l'action de manger sont vifs, et le sentiment du bien-être engage à recommencer cette opération plus souvent que ne l'exige le besoin réel. La gourmandise en est la conséquence, — et on peut dire que c'est maintenant une des plaies de notre société. — Il est aussi mauvais de solliciter un appétit factice que de refuser de satisfaire un besoin quand il se développe.

2o *Soif.* — La soif est une sensation analogue à la faim, — et qui peut donner lieu aux mêmes observations. — La soif paraît avoir son siége principal au gosier. Aussi l'expérience démontre que l'on se désaltère facilement en conservant, pendant longtemps, une gorgée de boisson dans la bouche, — tandis qu'on n'apaise pas la soif en versant rapidement dans l'estomac, une grande quantité de liquide.

De même que pour la faim, l'âge, les habitudes, les climats, etc., jouent un grand rôle à l'égard du sentiment de la soif.

Les enfants boivent beaucoup plus, — proportion gardée, — que les adultes ; — les travaux fatigants, auxquels se livrent ces derniers, rendent les liquides fort nécessaires.

La chaleur — qui fait éprouver à l'économie animale des pertes continuelles de liquide, — rend les sollicitations de la soif plus fréquentes et plus intenses. — Les exercices violents, pendant les grands froids, déterminent encore le sentiment de la soif.

Le besoin de la soif est plus impérieux que celui de la faim ; on a vu des prisonniers se laisser mourir de faim, mais nul n'a pu jusqu'ici résister au sentiment de la soif.

En résumé, il faut, en bonne hygiène, donner aux organes digestifs la quantité nécessaire de liquides ; il faut que cette sensation capricieuse soit satisfaite, car la santé en dépend. — On observe quelquefois des personnes qui ne paraissent pas éprouver le sentiment de la soif, et qui ne boivent presque jamais. Cela est rare. — On sait que les bains et les lotions remplacent l'action de boire, et que la peau absorbe une grande quantité de liquide. — La présence d'une plus ou moins grande quantité de vapeur d'eau répandue dans l'atmosphère donne lieu à des variations dans le sentiment de la soif. (*Becquerel.*)

X. — DE LA VOIX.

Pour compléter l'étude des fonctions de relation, il est indispensable de parler de la voix, et de cette faculté précieuse qui a été donnée à l'homme, dans son plus grand degré de perfectionnement, *la parole*, qui est le produit des modifications que reçoit la colonne d'air dans l'intérieur de la bouche, par les actions combinées du voile du palais, des joues, de la langue et des lèvres.

La voix est un son produit dans le larynx au moment où l'air expiré traverse cet organe, et lorsque les muscles intrinsèques de la glotte sont dans un état de contraction. (*Adelon.*)

La voix est le principal moyen par lequel l'homme communique ses idées. — Elle peut être modulée et former le chant, ou être articulée et constituer la parole.

L'exercice de la voix, — lorsqu'il est modéré, — produit une heureuse influence sur les organes de la poitrine; il les développe, les fortifie, les rend moins sujets à la fatigue, et favorise les fonctions circulatoires et nutritives. Aussi les médecins gymnasiarques ordonnent-ils la déclamation et le chant comme complément de la gymnastique musculaire.

L'exercice exagéré et trop longtemps soutenu, — les études mal ordonnées, peuvent donner naissance à l'enrouement, à la perte de la voix, à l'irritation des bronches, à l'ulcération du larynx, etc. — *L'abus du chant* peut développer les crachements de sang, la phthisie, les hernies, quelquefois même l'apoplexie, etc.

Et d'abord, les personnes qui se destinent à l'exercice du chant ou de la déclamation (chanteurs, comédiens, avocats, orateurs, professeurs, etc.), doivent avoir une poitrine bien conformée, des poumons amples et sains.

Les individus d'une constitution grêle, nerveuse, ou qui s'enrhument et qui toussent pour les causes les plus légères; ceux dont les parents sont morts de phthisie pulmonaire, doivent renoncer à prendre une des professions que nous venons d'énumérer, ou toute autre profession dans laquelle il faudrait parler souvent et avec feu pendant un certain temps. Les exercices vocaux fréquents et prolongés qu'ils seraient obligés de faire, détermineraient bientôt chez eux *la phthisie*, — maladie qui est presque toujours au-dessus des ressources de l'art.

La voix peut être soumise à quatre sortes d'exercices différents : 1° à la parole, dans la conversation; 2° à la lecture à haute voix; 3° à la déclamation ; 4° au chant.

Conversation. — La conversation, comme exercice le plus fréquent, le plus soutenu, devait être aussi le moins fatigant. — Les hygiénistes conseillent après le repas, la conversation assaisonnée de gaieté comme propre à faciliter la digestion.

Une conversation douce et tranquille peut se continuer longtemps, sans fatigue, à cause des repos nécessaires qui s'y interposent. — On ne doit, au contraire, jamais prolonger une conversation animée, car elle met en jeu le cerveau dont l'action sur l'organisme produit une véritable excitation; cette excitation, plus ou moins forte, réagit sur toute l'économie, et si elle se prolonge, ne tarde pas à fatiguer.

L'habitude de causer avec des personnes qui sont affligées d'une mauvaise prononciation est presque toujours funeste, — surtout à la jeunesse, qui se laisse très-facilement contagionner par l'exemple. — On évitera donc de laisser journellement ensemble les enfants qui possèdent une bonne accentuation avec ceux qui l'ont vicieuse, car ceux-là ne tarderaient point à prendre le défaut des autres.

Lecture. — *Déclamation.* — La lecture à haute voix et la déclamation ont des effets analogues.

La déclamation est un mode de langage qui, par les diverses intonations de la voix, dépeint les émotions qu'on éprouve et qui tend à les faire passer dans l'âme des auditeurs.

La déclamation naturelle ou familière est celle qui donne de la grâce, de l'énergie, du feu au discours ou à la narration dans le langage familier.

De tous les exercices vocaux, la déclamation est celui qui contribue le plus à rendre l'articulation correcte et la parole facile.

On devrait donc habituer de bonne heure les jeunes gens à la déclamation, non dans l'unique but de faire des orateurs, mais pour fortifier les organes respiratoires, pour conjurer les vices de prononciation, pour faciliter, former l'élocution et faire sentir vivement les points saillants du discours.

Chant. — Le chant est de tous les exercices de la voix celui qui exige le plus d'efforts, de persévérance et surtout de prudence, car c'est surtout l'abus du chant qui peut causer les graves accidents dont nous avons parlé.

C'est seulement à l'âge de sept à huit ans que l'on pourra commencer à faire chanter les enfants.

La force et la durée des exercices devront être mesurées sur la constitution et la force pulmonaire du sujet.

Au début des études vocales, le chanteur s'exercera très-modérément et cessera au bout de huit ou dix minutes. — Après s'être reposé pendant un quart ou une demi-heure, il reprendra ses exercices dont la durée sera également de huit ou dix minutes. — Ce point est essentiel, car la fatigue des organes vocaux est à redouter, elle épuise les forces, casse et éteint la voix. — En opérant ainsi avec des intervalles de repos et de travail, le chanteur peut s'exercer chaque jour pendant trois quarts d'heure à une heure.

Il est également utile, pour le chanteur, d'avoir la précaution de ne chanter que le matin, avant le déjeuner, ou quelques heures après avoir mangé. Après les repas, l'estomac étant distendu par les aliments, les fonctions respiratoires ne s'exécutent pas aussi facilement.

L'usage *des instruments à vent* donne lieu aux mêmes accidents et est soumis aux mêmes règles que l'exercice du chant.

On doit interdire formellement l'étude de ces instruments aux individus prédisposés aux maladies du cœur et du poumon.

Une chose essentielle à observer pendant les exercices vocaux, c'est la liberté du cou et de la poitrine; l'expérience a démontré que la cravate et le corset étaient nuisibles par leur compression, et que la voix perdait de son étendue, de sa flexibilité, lorsque le cou et la poitrine étaient gênés.

Il est utile aussi de rappeler: qu'une température froide et humide a une fâcheuse influence sur l'organe vocal; qu'on altère sa voix par l'usage fréquent des fruits acides. — La noix est le fruit le plus à craindre pour la voix; l'amande est aussi très-mauvaise.

Et enfin, qu'il faut de même éviter les aliments âcres, les liqueurs fortes, l'usage du tabac, si l'on veut conserver ce timbre harmonieux qui soutient l'attention de ceux qui nous écoutent.

CHAPITRE III.

RESPIRATION.

Aer pabulum vitæ. (HIPPOCRATE.)
L'air est l'aliment de la vie.

SOMMAIRE :

I. — Fonctions de la respiration ; sa nécessité ; ses instruments ou organes. — De la poitrine. — Des poumons, leur texture ou composition ; mécanisme et résultats chimiques de la respiration. — Hygiène de la poitrine.

II. — De l'air atmosphérique : ce fluide sert à entretenir la vie de tous les animaux qui habitent la terre et de tous les végétaux qui y croissent. — L'air agit sur l'être vivant par ses propriétés physiques et chimiques, — et par ses altérations.

1. — Pesanteur de l'air, pression atmosphérique ; diminution de la pression atmosphérique ; ses conséquences. — Règles hygiéniques.

2. — De l'air en mouvement ou des vents. — Action des vents sur l'homme. — Transmission des principes morbides par les vents.

3. — Altérations de composition de l'air, par modifications des principes constituant ce gaz : l'air s'altère par l'acte de la respiration et devient impropre à l'entretien de la santé et de la vie ; on ne rétablit la pureté de l'air, altérée par cette cause, qu'en le renouvelant.

4. — Poussières fines en suspension dans l'air et altérant ainsi l'atmosphère.

5. — Électricité de l'air atmosphérique. — Effets des temps orageux sur l'organisme. — Règles hygiéniques. — Précautions à prendre pour éviter d'être frappé par la foudre.

6. — De la lumière : la lumière solaire est nécessaire à l'entretien de la

salubrité de l'air et de sa puissance vivifiante. — Effets remarquables de sa présence ou de son absence. — Action nuisible d'une lumière trop vive. — Préjugé relatif au soleil de mars et d'avril.

7. — De la chaleur solaire. — Influence d'une température élevée sur l'homme, et utilité de s'en garantir. — Règles hygiéniques à employer pendant les grandes chaleurs pour éviter les accidents. — Précautions que doivent prendre les travailleurs pour éviter d'être frappés d'asphyxie par la chaleur.

8. — Du froid. — Effets du froid sur le corps. — Règles hygiéniques. — Engelures, moyens de préservation.

9. — De l'air humide. — Influence de l'humidité froide et de la pluie sur l'homme.

10. — Dangers des vicissitudes atmosphériques, c'est-à dire du passage brusque du chaud au froid ou du froid au chaud. — Courants d'air, refroidissements. — Résumé.

11. — Altérations de l'air atmosphérique par des principes que la chimie ne peut faire découvrir, mais dont on admet l'existence d'après leurs effets.— Miasmes. — L'air s'altère par les émanations des corps vivants sains ou malades. — Règles hygiéniques relatives aux maladies miasmatiques. — — Petite vérole. — La vaccine préserve de la petite vérole. — Morve et farcin. — Règles hygiéniques, — moyens de préservation.

12. — Influence de l'air vicié par les miasmes, provenant des matières en putréfaction ou en décomposition. — Des cimetières. — Inhumations. — Embaumements.

13. — Substances désinfectantes. — Désinfection des dépôts de matières putrides, — des matières fécales, — des vêtements, meubles, etc.

14. — Émanations de végétaux décomposés, ou effluves marécageux. — Émanations des marais, des mares, des étangs, des eaux stagnantes. — Moyens de neutraliser l'action malfaisante des émanations marécageuses. — Précautions auxquelles doivent s'astreindre ceux qui habitent dans le voisinage des marais.

15. — Des habitations. — Emplacement et exposition des habitations privées. — Mode de construction d'une maison, — sa dimension, — sa distribution et ses annexes. — Objets placés dans l'intérieur des habitations. — L'air des appartements s'altère par la respiration des végétaux et par les émanations odorantes des fleurs. Distinction importante résultant de l'exposition des premiers au soleil ou à l'ombre. — Aération, chauffage et éclairage des habitations. — Règles hygiéniques.

Résumé. — Préceptes qui, exécutés, donneraient naissance à des villes modèles. — Préceptes spéciaux pour les habitations de la campagne.

I.

L'homme peut vivre pendant quelque temps sans manger, sans boire, sans dormir; il ne lui est pas possible de vivre deux minutes sans respirer. Donc, la respiration est une des plus importantes fonctions de la vie, et, puisque c'est l'air atmosphérique que nous respirons, il s'ensuit que, de tous les corps qui nous entourent, l'air doit être considéré comme étant le plus indispensable à notre existence. (*Tessereau.*)

Mais avant d'expliquer la composition, les propriétés et les qualités de l'aira tmosphérique, agent principal de la respiration; avant d'exposer les dangers qu'il y a de respirer certaines émanations, certains gaz malfaisants, je dois expliquer en quoi consistent les instruments de la respiration et comment ils fonctionnent. — Je dis *instruments* et non organes, parce que ces mots sont synonymes, et que le mot *instrument* sera plus familier à mes lecteurs. L'œil est l'organe de la vue, ou mieux encore, s'ils le veulent, l'*instrument* de la vue.

§ 1. — *De la poitrine.*

Qui ne connaît la poitrine? — C'est cette partie la plus élevée du corps qui supporte le cou, et sur les côtés de laquelle s'attachent les bras, au moyen des épaules.

L'homme bien fait a la poitrine large, évasée; il la fait saillir en effaçant les épaules et en se tenant parfaitement droit. — Une poitrine large, bien développée, est le cachet d'une bonne et forte constitution. Aussi, comme on cherche toujours à paraître mieux qu'on ne l'est, voit-on les tailleurs bourrer de laine ou de coton la portion des habits qui recouvre la poitrine, afin de faire paraître celle-ci plus large et plus saillante.

La poitrine représente une espèce de cage osseuse renfermant comme principaux organes, les poumons et le cœur. — Si la cage est vaste, les poumons qui y sont contenus seront larges, ils pourront se dilater facilement. —Si, au contraire, cette cavité osseuse est étroite, comme chez les individus contrefaits, chez les bossus, les poumons seront gênés, et partant la respiration difficile et haletante.

« De toutes nos cavités, — dit M. Pariset, — celle où, après la cavité cérébrale, se consomment les phénomènes les plus importants et les plus délicats, c'est la cavité thoracique : les plus délicats, ai-je dit, car ils se passent entre l'air et le sang, de molécule à molécule, à travers des pores imperceptibles qui les unissent ensemble et les séparent ; les plus importants, car, pour peu que ces phénomènes soient arrêtés ou suspendus, la vie s'éteint. C'est donc là que la vie, sans cesse menacée, se renoue sans cesse ; c'est là que s'opère, de moment en moment, une sorte de résurrection que l'on pourrait appeler perpétuelle. J'ajoute que c'est de là que part, pour être distribué dans toute l'économie, le liquide éminemment réparateur, le sang artériel, que ces phénomènes préparent, et qui sert peut-être moins encore à la nutrition des organes qu'à l'excitation du système qui vivifie tous les autres.

« Tels sont les miracles dont cette caisse mystérieuse est comme le sanctuaire ; car ici tout est divin. Une conséquence à tirer de là, c'est que pour maintenir la vie, l'action de ces organes ne doit jamais s'interrompre ; il faut qu'elle soit continue, plus continue que celle de l'estomac et du cerveau. »

§ 2. — *Des poumons (organes de la respiration).*

Les poumons sont deux organes spongieux, mous, dilatables, élastiques (1), situés dans la poitrine, l'un à droite, l'autre à gauche, — séparés l'un de l'autre par un intervalle dans lequel est placé le cœur (2), — et communiquant à l'extérieur par un conduit ou tube (le *larynx*) qui remonte en avant du cou et aboutit au dehors par l'intermédiaire de la bouche et des fosses nasales.

On a ingénieusement comparé les poumons à un arbre sans feuilles, suspendu par la tige, le tronc droit, unique d'abord, puis divisé en deux grosses branches, l'une à droite, l'autre à gauche, et ces branches donnant naissance à une infinité de petits rameaux. Enlevez par la pensée, — a-t-on dit, — la moelle contenue dans les branches et les rameaux ; vous aurez alors un canal qui, de la tige, se continue dans les plus petits rameaux et qui vous présentera l'image véritable du tube aérien du poumon de l'homme.

« Un vaisseau partant du cœur, — ajoute M. Tessereau, — et rempli de sang noir, se dirige vers chaque poumon, où il arrive en se divisant en un nombre considérable de petits vaisseaux. C'est un second arbre dont le tronc

(1) Le poumon semble parenchymateux ; il se compose néanmoins d'un amas considérable de cellules tout à fait microscopiques. — Chez les bœufs et les veaux, les poumons sont communément appelés *mou*.

(2) Le cœur, en effet, dont la forme est connue de tout le monde, est situé au milieu de la poitrine, dans l'intervalle qui sépare les deux poumons, si les battements du cœur se font sentir vers le côté gauche, c'est que la pointe de cet organe est tournée de ce côté, et que les battements sont produits par cette pointe qui frappe à cet endroit les parois de la poitrine, près de l'extrémité *antérieure de la sixième vraie côte.*

répond au cœur et les branches au poumon. Ces branches viennent s'enchevêtrer dans celles du poumon, et le sang reçoit le contact de l'air à travers l'écorce de ces diverses branches, ou, pour faire cesser la comparaison, à travers les membranes du tube aérien.

« L'air une fois introduit dans les poumons, agit chimiquement sur le sang, de telle façon que le sang qui, en arrivant aux poumons, était *noir*, retourne *rouge* vers le cœur, et, après cette opération, l'air, qui était entré dans les poumons par un mouvement d'*aspiration*, est reporté au dehors par un mouvement contraire au premier, c'est-à-dire par un mouvement d'expiration. »

En effet, chez l'homme, chaque mouvement respiratoire est composé de deux temps: au premier, la poitrine se gonfle, s'agrandit, à mesure que l'air se précipite, par le nez ou la bouche, dans le tube aérien, et pénètre dans le poumon (*inspiration*). — Au second, la poitrine se resserre, l'air est chassé au dehors (*expiration*).

Pour mieux faire comprendre la différence qui existe entre ces deux temps ou mouvements, je dirai : lorsque vous voulez souffler sur un corps, vous attirez dans la poitrine une grande quantité d'air, et cela au moyen de l'*inspiration;* puis, lorsque vous *soufflez,* vous expulsez avec force cet air que vous aviez attiré. En soufflant, vous exécutez le mouvement d'*expiration*.

Dans l'état naturel, la respiration est facile, douce, égale, insonore. — Chez un individu dont la poitrine est bien conformée, dont les poumons fonctionnent largement, les mouvements d'inspiration et d'expiration se répètent seize à vingt fois par minute. Si ces mouvements sont plus fréquents, c'est que la respiration ou la circulation éprouve quelque obstacle à leur accomplissement naturel.

En résumé: de tous les besoins de l'homme, le plus indispensable à la vie, le plus impérieux, c'est le besoin de *respirer*; aussi, *vivre* et *respirer* sont synonymes dans lė langage de tous les peuples.

Respirer signifie physiologiquement absorber de l'oxigène; *expirer*, c'est expulser de l'acide carbonique.

La respiration (*sanguification* ou *hématose*), — qui a lieu par l'introduction de l'air dans les poumons, — a donc pour résultat la substitution de l'air atmosphérique à l'acide carbonique contenu dans le sang veineux — et la conversion du sang veineux *noir* en sang artériel *rouge*. — En d'autres termes, *la fonction de respiration*, est simplement une fonction d'échange entre les produits gazeux de l'air ou de l'eau et ceux qui sont dissous dans le sang, d'où *purification* de celui-ci.

§ 3. — *Hygiène de la poitrine.*

Les affections de la poitrine sont toutes graves, et l'on peut dire que dans le plus grand nombre de cas, ces maladies proviennent de rhumes négligés. — Pinel disait dans ses leçons : que les *rhumes négligés* avaient détruit plus d'hommes que la poudre à canon.

Le *rhume de poitrine* (catarrhe bronchique), est une irritation et une inflammation plus ou moins forte de la membrane muqueuse (peau) des voies aériennes, le plus ordinairement déterminée par un refroidissement, ou par la respiration de gaz excitants. — La peau a une sympathie, une liaison si intime avec la muqueuse des poumons, qu'aussitôt quelle a froid, la membrane pulmonaire s'enflamme et la toux ne tarde pas à se déclarer.

Puisqu'aussitôt que la peau se refroidit, le poumon est en proie à une irritation qui se manifeste par la toux, évitez donc toutes les causes de refroidissement, —

surtout lorsque vous êtes en sueur. — Quand vous sortez de chez vous, en hiver, soyez bien vêtu et plus couvert que dans votre intérieur. — Évitez, le plus possible, le froid et l'humidité aux pieds. — Évitez toujours de vous placer dans les courants d'air; surtout quand vous êtes en pleine transpiration. Ces précautions seules vous protégeront ordinairement contre le rhume. — Mais quand un rhume s'est développé, n'allez pas le négliger, rappelez-vous ce qu'en pensait Pinel.

Il est, — dit le docteur Max. Simon, — une maladie grave, fréquente entre toutes, dans les classes ouvrières, c'est la fluxion de poitrine. Souvent elle est prise pour un simple rhume, pour un simple catarrhe, au moins à son début; c'est là une erreur grave, et qui peut entraîner la mort. Sans prétendre à faire de vous des médecins, je voudrais bien vous faire éviter cette erreur. Cela me paraît possible; écoutez-moi. A l'inverse d'une foule d'affections, qui ne peuvent être saisies que par l'œil exercé du médecin, la fluxion de poitrine se caractérise par un seul symptôme, capital : ce sont les crachats. Un individu tousse, etc, ; jusque là ses crachats ont été gris, blancs ou nuls; mais tout à coup ils deviennent jaunes, ou couleur de rouille, ils sont collants au vase qui les reçoit : concluez hardiment à ce seul signe qu'il y a là plus qu'un rhume, une véritable inflammation du poumon, et hâtez-vous d'appeler le médecin, si vous ne l'avez déjà fait. Notez bien que je ne dis pas qu'il ne puisse y avoir de fluxion de poitrine sans ce symptôme, mais je dis qne ce symptôme n'existe pas sans fluxion de poitrine, ce qui est bien différent, et suffit pour rendre infaillible votre jugement, quand vous le porterez. La conséquence de cette distinction, c'est que vous n'attendrez pas que ce symptôme se présente pour appeler le médecin; mais si, trompés par la bénignité apparente de la maladie, vous ne l'aviez pas appelé, et que tout à coup ce symptôme vintà se produire, hâtez-vous de le faire, il en est temps.

Si des glandes ou des abcès (tubercules) se forment dans le tissu pulmonaire, c'est alors que la *phthisie* a lieu. On appelle *phthisique*, l'individu qui dépérit sous l'influence d'une affection tuberculeuse, ordinairement ancienne, chronique, des voies aériennes.

Il ne peut entrer dans le plan de cet ouvrage de décrire cette maladie. Je veux seulement éveiller l'attention des parents dont les enfants auraient quelque disposition à devenir phthisiques et leur indiquer les précautions hygiéniques à prendre pour empêcher cette affreuse maladie de se développer.

Appliquée à la première période de la phthisie, — appliquée surtout à la période de simple prédisposition, l'hygiène résume presque entièrement à elle seule tout ce que peut aujourd'hui la médecine contre cette terrible affection. — S'il y a quelque avenir plus heureux pour la société qu'elle dégrade et qu'elle dépeuple chaque jour, c'est là surtout qu'il faut le chercher.

Le tempérament éminemment lymphatique, inné ou acquis, étant la plus puissante de toutes les causes prédisposantes de la phthisie, — on devra soumettre l'individu affecté de cette constitution au régime indiqué à l'article *tempérament lymphatique*.

L'enfant qui est né de parents phthisiques devra être immédiatement confié à une bonne nourrice ou élevé à boire. — Il faudra le surveiller afin qu'il soit dans les conditions que je viens d'indiquer pour éviter les rhumes. — Cette précaution sera d'autant plus importante à remplir que les enfants *menacés de la poitrine* sont très-sujets aux rhumes.

On les fera coucher sur un lit de fougère dans l'appartement le plus sec de la maison.

On les soumettra tous les matins, au sortir du lit, à une *ablution générale* faite avec de l'eau *froide* (8 à 12° c.), — en observant toutefois les précautions indiquées plus loin à l'article des bains ;

On le fera frictionner tous les jours, — de la tête aux pieds, — avec la paume de la main, — ou laver de temps en temps avec une décoction vineuse de plantes aromatiques ; on devra les porter au soleil toutes les fois que le temps le permet, — préservant seulement la tête contre une chaleur trop vive et trop directe, — et on aura soin de les tenir un peu plus chaudement que les autres enfants quand il fait froid ;

Quant au régime alimentaire, — j'insiste de nouveau sur ce point essentiel, — on devra donner à l'enfant prédisposé à la phthisie, de bonnes soupes, de bons potages au bouillon de bœuf, — surtout avec la pâte de pommes de terre écrasées, — des viandes rôties, si cela est possible. — Tous les aliments seront plutôt trop salés que pas assez. — Si l'on ne peut faire usage de bon vin, on donnera à la fin de chaque repas, une demi-tasse de café à l'eau, sucré ou non. On en fera prendre deux par jour, une après le déjeûner et une après le dîner.

L'enfant boira à ses repas, — avec ou sans vin, — de l'eau de goudron. — Chaque jour, — après le repas, — on lui donnera quelques cuillerées de vin de gentiane qui ne coûte presque rien et que l'on peut faire soi-même.

Ce qu'il y a de fâcheux, c'est que la plupart des enfants prédisposés à la phthisie pulmonaire appartiennent à des parents malheureux. — Nous ne pouvons, ici, que former des vœux pour que leur condition s'améliore avec le temps, la bonne conduite, le travail et la propreté qui est une des premières conditions hygéniques,

Comme les enfants, on préserverait les adultes prédisposés à la phthisie, sans les obstacles que l'on rencontre souvent, — dans le lieu qu'habitent ces individus. — dans leur position de fortune, — ou dans leur aveugle obstination à ne vouloir pas changer leur manière de vivre.

Maintenant que nous connaissons les organes de la respiration et leur hygiène, étudions l'air atmosphérique

II. — DE L'AIR ATMOSPHÉRIQUE.

L'air atmosphérique est, — suivant les expressions de M. Dumas, — ce cercle éternel dans lequel la vie s'agite et se meut sans que la matière y fasse autre chose que changer de place. — Condition fondamentale de l'existence des êtres organisés, — lien qui en unit les deux formes, — vaste réservoir où les végétaux puisent l'acide carbonique et l'azote, tandis que les animaux y trouvent l'oxigène dont ils ont besoin, — l'air atmosphérique est le modificateur le plus général, le plus puissant dont la physiologie et l'hygiène aient à s'occuper. — *L'air est l'aliment de la vie*, disaient les anciens; — *tel air, tel sang*, dit Ramazzini, — et, en effet, si l'air est le *sine qua non* de la vie, il renferme aussi en lui les conditions les plus importantes de la santé, les causes les plus nombreuses et les plus énergiques des maladies.

L'air atmosphérique agit sur l'être vivant par la *pression* qu'il exerce sur lui, — par les *vents* qui l'agitent, — par sa *température* et son *électricité*, — par la *lumière* à laquelle il livre passage, — par son état *hygrométrique*, — par sa *composition chimique*, — enfin par des *altérations inconnues dans leur nature*, mais appréciables par leurs effets sur l'homme; il faut étudier séparément chacun de ces agents.

L'air est le fluide élastique qui nous environne de toutes parts jusqu'à une hauteur d'environ 15 à 20 lieues. — Cette masse d'air constitue ce qu'on appelle *atmosphère.*

L'air disposé par couches enveloppe complétement la terre ; il tourne avec elle. — Qu'on se représente la coque d'un ver à soie : elle est d'une soie fort serrée, mais elle est couverte d'un certain duvet fort léger et fort lâche. — C'est ainsi que la terre qui est assez solide, est couverte depuis sa surface jusqu'à une certaine hauteur d'une espèce de duvet qui est l'air; — au delà de l'air est l'espace, le vide.

On divise l'atmosphère en *trois régions.*— La *première* s'étend depuis la terre jusqu'au point où l'air n'est plus échauffé par les rayons qu'elle fait réfléchir : cette région est la plus chaude.

La *seconde* s'étend jusqu'au sommet des plus hautes montagnes, ou jusqu'aux plus hautes nues : — cette région est beaucoup plus froide que la première, parce que les rayons du soleil ne font que la traverser.

La *troisième* est plus froide encore, — du moins on le présume : elle est à l'extrémité de l'atmosphère. — Au reste, il est impossible de donner des limites certaines à l'une ni à l'autre de ces trois régions.

C'est dans l'atmosphère que se forment les nuées, la pluie, la neige, la rosée, les éclairs, le tonnerre et différents autres phénomènes.

Pris en petite masse, l'air atmosphérique est sans couleur, mais il nous paraît plus ou moins bleu, quand on le considère dans son ensemble ; — cette teinte azurée semble produite par l'eau qu'il tient en dissolution.

§ 1. — *Pesanteur de l'air. — Pression atmosphérique.*

1° L'air atmosphérique forme autour de la terre une couche gazeuse qui constitue l'atmosphère, — et qui est retenue à la surface du globe par l'action de la pesanteur (1).

La pression, le poids de l'atmosphère, sur le corps d'un homme adulte, de moyenne stature, est évaluée à peu près à 15,000 kilogrammes. — Cette pression énorme est facilement supportée, parce qu'elle a lieu dans tous les sens et d'une manière égale sur tous les points du corps, — la pression latérale et la pression interne détruisent une partie de ses effets, — et les organes de l'homme étant formés de substances impénétrables, et remplis de liquides, — en vertu de leur élasticité, ont une force de répulsion capable de faire équilibre à la pression extérieure. — A mesure qu'on s'élève dans l'atmosphère, cette pesanteur diminue de plus en plus et la colonne barométrique s'abaisse (2).

2° *Diminution de la pression atmosphérique.* — Les modifications de la pression atmosphérique les plus importantes que nous ayons à étudier, sont celles qui sont dues à sa diminution à mesure qu'on s'élève dans l'atmosphère. — Dans les ascensions, soit sur les plus hautes montagnes, soit en ballon (3), — à trois ou quatre mille mètres au-dessus du niveau des mers, — la

(1) Un litre d'air sec pèse 1 gr. 29 c.

(2) Le *baromètre* est l'instrument au moyen duquel on mesure l'atmosphère, — sa construction est fondée sur les variations dans la pesanteur de l'air; cet instrument sert à prédire les changements de temps, parce qu'ils sont accompagnés d'un changement dans le poids spécifique de l'air.

( ) Les ascensions aérostatiques, et celles qui se font au sommet des aute ontagnes ont permis d'étudier ces phénomènes, et maintenant on

respiration devient très-pénible, anxieuse, le pouls s'accélère, on éprouve un malaise indéfinissable, une faiblesse extrême, une soif intolérable avec une envie de dormir irrésistible ; — bientôt se manifestent diverses hémorrhagies; le sang sort du nez, des gencives, des poumons et quelquefois même des yeux. — Cette oppression suffocante et cette effusion sanguine dépendent à la fois de la grande rareté de l'air qui diminue la quantité de l'oxigène — et *surtout de la diminution notable* de la pression atmosphérique. — Les organes, en effet, n'étant plus assez comprimés par l'atmosphère, les vaisseaux cèdent à l'action du liquide qu'ils contiennent ; il en résulte des hémorrhagies (1).

Voici les conséquences de la respiration d'un air médiocrement raréfié. — Lorsque des individus habitent dans des lieux très-élevés au-dessus du niveau de la mer, il survient dans leur constitution, dans leur tempérament, dans leurs habitudes, des modifications physiologiques qui s'harmonisent avec le milieu raréfié au sein duquel ils vivent. Ces modifications de constitution sont spécialement les suivantes : l'appétit devient vif, ardent, facile ; les digestions rapides. — La respiration et la circulation s'exécutent avec une fréquence plus grande, qui finit par devenir habituelle et tout à fait normale. La respiration

est suffisamment renseigné à cet égard. — L'élévation la plus considérable à laquelle l'homme soit encore parvenu est celle de 7,094 mètres. Ce sont MM. Barral et Bixio qui, récemment, ont fait une ascension dans laquelle ils se sont élevés à cette prodigieuse hauteur. — Gay-Lussac, partant en aérostat, du conservatoire des arts et métiers de Paris, le 15 septembre 1804, n'était monté qu'à la hauteur de 6,980 mètres.

(1) L'homme ne paraît pas pouvoir vivre ou s'acclimater au-delà de certaines hauteurs, trois ou quatre mille mètres, et les religieux du mont Saint-Bernard, dont le couvent est à 2,000 mètres au-dessus du niveau de la mer, meurent presque tous jeunes et phthisiques.

devient en même temps ample, puissante. — L'ascension a lieu désormais sans dyspnée (*difficulté de respirer*), la voix se fait entendre à de grandes distances et sans fatigue. L'exercice musculaire est bien supporté.

Les montagnards sont agiles, vifs et ardents. — Les facultés intellectuelles sont développées ; leur sensibilité est vive et leurs sens actifs et subtils; enfin leur embonpoint est médiocre. — Chez l'habitant des montagnes, c'est le tempérament nerveux et surtout le tempérament nervoso-sanguin qui tend à dominer.

L'air vif et moins dense des localités élevées est pernicieux pour les individus atteints de maladies organiques du cœur, — de tubercules ou d'emphysème des poumons, de bronchites aigües et chroniques, — et ces mêmes conditions atmosphériques exercent une influence fâcheuse sur ceux qui sont prédisposés à ces affections.

3° *Règles hygiéniques.* — La première règle à observer, c'est précisément de soustraire les individus prédisposés aux affections des organes de la respiration et de la circulation, — ou attaqués de ces mêmes maladies, — à l'action de l'air vif et moins dense des montagnes.

Le séjour dans des lieux secs et élevés doit au contraire être conseillé comme moyen puissant d'hygiène, et comme pouvant réformer des constitutions et des tempéraments altérés d'une certaine manière.

Ainsi, les individus mous, à constitution faible, à tempérament lymphatique, à fonctions digestives languissantes, — mais cependant sans aucune prédisposition aux maladies des organes circulatoires et respiratoires, — se trouveront parfaitement bien d'une telle exposition ; si on y joint un régime alimentaire convenable et approprié, — on pourra être presque certain de modifier leur constitution et souvent de la consolider pour toujours.

§ 2. — *De l'air en mouvement, ou des vents.*

Les vents sont des courants d'air qui se produisent lorsque ce fluide, plus dense ou plus pressé dans un point de l'atmosphère, s'écoule vers une région où l'air est moins dense et moins comprimé.

Les différents vents ont des températures variables. Ainsi, un vent soufflant d'un pays dans un autre y transporte en quelque sorte la température de ce pays. — Les vents qui ont rasé la mer sont humides. — Ceux qui viennent des continents sont secs. — Les saisons peuvent modifier leur température ou leur degré de sécheresse et d'humidité.

Action des vents sur l'homme. — Les vents agissent sur l'homme de trois manières : mécaniquement et en favorisant l'évaporation des liquides qui se trouvent à la surface de son corps; — dans d'autres cas, par leur température ou bien par leur humidité; — enfin, ils peuvent encore agir en transportant au loin des principes morbides.

1° *Action mécanique.* — Un vent soufflant avec une certaine intensité, — quelles que soient d'ailleurs ses autres qualités, — peut favoriser l'évaporation des liquides qui se trouvent accidentellement sur le corps de l'homme, amener le refroidissement de sa surface extérieure et être ainsi le point de départ d'affections plus ou moins graves.

C'est ce qui se présente surtout quand un individu a le corps couvert d'une transpiration abondante, — ou bien encore quand ses vêtements imbibés d'eau de pluie viennent à subir le contact d'un vent qui renouvelle souvent la surface d'évaporation. — Dans ces deux cas, il n'est pas rare de voir se développer quelque inflammation aiguë plus ou moins grave. Tels sont un coryza, une angine, un rhumatisme, une bronchite aiguë, une pleurésie ou une pneumonie (fluxion de poitrine).

2° *Température des vents.* — Les *vents chauds* dans nos climats modérés n'ont pas de très-grands inconvénients ; ils font respirer un air moins dense, et procurent en conséquence un peu de dyspnée et de malaise, que vient encore presque toujours augmenter l'existence simultanée d'une grande quantité d'électricité dans l'air.

Les *vents froids*, — qui viennent du Nord et qui ont traversé les mers septentrionales, — peuvent être secs ou humides. — Secs, ils amènent par leur action sur les organes respiratoires et sur la peau des pneumonies et des pleurésies. — Humides, ils déterminent, outre ces deux maladies, des angines, des coryzas, des grippes, des bronchites catarrhales, etc.

Les vents froids exercent une influence d'autant plus grande sur la production de ces maladies qu'ils succèdent plus immédiatement à une température ou à un vent chaud. — Les catarrheux, les tuberculeux, etc., voient presque toujours leur état s'aggraver sous l'influence d'un vent en même temps froid et humide.

Les vents simplement humides, à température modérée, ont une influence fâcheuse sur la production des catarrhes et des flux ; ils peuvent aggraver les diverses maladies de l'appareil respiratoire.

3° *Transmission des principes morbides par les vents.* — Les vents peuvent transporter les principes morbifiques qu'ils trouvent sur leur trajet, et les semer — en quelque sorte — sur les différents points de leur passage.

Pour les effluves marécageuses, cela est incontestable. — Relativement au transport des miasmes inconnus dans leur nature, — et qui constituent l'origine des affections épidémiques, — il est généralement admis.

§ 3. — *Altérations de composition de l'air par modifications des principes constituant ce gaz.*

L'air atmosphérique que les anciens regardaient comme un élément, — c'est-à-dire comme un corps qui ne peut être décomposé, — est un gaz permanent, pesant, diaphane, invisible, incolore, inodore, insipide, élastique et très-compressible, composé de 79,20 de gaz azote et de 20,80 de gaz oxigène. Il contient en outre des traces d'acide carbonique (de 3 à 6 dix-millièmes), et de vapeur d'eau (de 6 à 9 millièmes).

On trouve de plus dans l'air une infinité d'émanations qui se dégagent sans cesse de la surface du globe, du fluide électrique, etc.; mais les seuls principes essentiels et constituants sont l'oxigène et l'azote. — Toutes les expériences ont conduit à des résultats analogues. Les proportions de l'oxigène et de l'azote ont été les mêmes dans toutes les localités du globe. L'acide carbonique peut augmenter, et la quantité d'oxigène diminuer, sous une foule d'influences. — L'éclairage, le chauffage, la fermentation des cuves, etc., produisent dans l'air de nombreuses altérations que nous aurons occasion d'examiner chemin faisant. — Nous ne nous occuperons, dans ce moment, que des altérations de l'air confiné par l'homme lui-même.

De l'air confiné. — L'air s'altère surtout dans les endroits confinés. — La respiration est une des causes principales d'altération de l'air; elle agit de la manière suivante :

Une certaine quantité d'oxigène est absorbée et est brûlée; — il ne reste dans l'air expiré que de 18 à 19 d'oxigène :

L'azote reste en même quantité;

L'acide carbonique, produit en grande quantité, sort avec l'air expiré. — Il y en a, en général, de 3 à 4 p. 0/0 au lieu de quelques dix-millièmes ;

La diminution de proportion de l'oxigène et l'augmentation de celle de l'acide carbonique ne sont pas les seules altérations que subisse l'air confiné. On observe de plus les deux modifications suivantes :

L'évaporation aqueuse qui s'effectue par la muqueuse pulmonaire et par la peau — accumule une certaine quantité d'eau dans l'espace confiné ; — cette accumulation va souvent jusqu'à saturer le lieu, et l'on voit même quelquefois l'eau ruisseler sur les murs ;

Il y a en dissolution dans cette vapeur aqueuse, une matière animale qui la rend putrescible et qui est également le produit de la sécrétion de ces deux membranes.

Telles sont les altérations que l'accumulation d'un certain nombre de sujets produit dans un espace confiné d'une certaine étendue, — ou si ce lieu est très-peu spacieux, — qu'un seul individu peut y déterminer.

L'air confiné vicié peut agir de deux manières : 1° il a une action lente, insensible. C'est ce qui arrive quand la viciation est peu considérable, et que l'individu, ou les individus qui respirent un air aussi vicié, sont soumis habituellement à son action. En pareil cas, c'est, pour ainsi dire, un empoisonnement lent qui a lieu. — L'appauvrissement du sang, la chlorose (*pâles couleurs*), le tempérament lymphatique, etc., peuvent être considérés comme en étant la conséquence.

2° La viciation de l'air confiné peut agir d'une manière aiguë, et se traduire par une action rapide et énergique. On en admet deux degrés. — Dans le premier, ce sont : un malaise général, de la céphalalgie (*douleur de tête*), des vertiges, une gène de la respiration et de la circulation, des nausées, des syncopes, enfin les signes d'une asphyxie commençante. — Au deuxième degré, les accidents sont plus graves. Voici quels ils ont été dans un cas rapporté par Percy : sueurs abondantes, soif inextinguible, douleurs thoraciques vives, dyspnée, suffocations, fièvre, stupeur léthargique ou délire violent, puis mort. — Les choses se sont passées ainsi dans le fait des 146 prisonniers anglais qui sera rapporté ailleurs.

Un fait analogue s'est passé en France. — Après la bataille d'Austerlitz, 300 prisonniers autrichiens furent renfermés dans une cave, 260 y succombèrent dans un court espace de temps.

Qui ne connaît le fait des assises d'Oxford, dans lesquelles juges, auditeurs et accusés furent frappés d'asphyxie mortelle? — Dans tous ces cas, c'est en même temps la diminution successive de la proportion d'oxigène, — la quantité croissante d'acide carbonique exerçant une action toxique, — enfin le défaut d'arrivée d'air pur, qui ont amené ces accidents si terribles.

Dans les veillées d'hiver, — à la campagne, — où des femmes se réunissent en grand nombre, pour travailler, dans un endroit ordinairement clos et relativement trop petit, — on a le double inconvénient de la viciation de l'air par la respiration et par l'acide carbonique dégagé de nombreuses chaufferettes.

§ 4. — *Poussières fines en suspension dans l'air et altérant ainsi l'atmosphère.*

L'atmosphère peut être viciée par la présence des corps étrangers qui y sont en suspension et qui viennent exercer sur l'homme, comme sur les autres animaux et même sur les végétaux, une action nuisible.

Ces corps étrangers sont ordinairement des poussières par lesquelles l'atmosphère se laisse facilement pénétrer. — On distingue ces poussières en minérales, végétales et animales. — Toutes trois exercent une action particulière sur l'homme.

Je me borne à cette simple énumération des poussières qui, — à l'état de suspension, — peuvent déterminer sur l'homme une action plus ou moins fâcheuse ; — il en sera question plus longuement en traitant de l'histoire des professions.

§ 5. — *Électricité.*

L'électricité pénètre l'air atmosphérique, comme elle pénètre tous les corps de la nature.

L'électricité, — comme la physique nous l'apprend, — est un fluide qui ne peut ni se mesurer, ni se peser. — Il est invisible, infiniment subtil. — Il traverse l'espace et se propage avec une vitesse incroyable. — On peut dire, — d'après les belles expériences de Francklin, — que tous les corps de la nature contiennent une quantité déterminée d'électricité. — La terre en est la source intarissable, le réservoir commun.

Pour se manifester, l'électricité a besoin d'un certain concours de circonstances : alors des phénomènes particuliers en dénotent la présence, — et quoique sa nature reste toujours ignorée, — l'électricité devient sensible par des phénomènes irrécusables auxquels se rattachent des commotions, des attractions, des répulsions, des apparences lumineuses, des détonations et la décomposition de certains corps composés.

La matière électrique se modifie de deux manières, —

ou plutôt elle se compose réellement de deux éléments distincts, jouissant chacun de propriétés différentes.

L'un de ces éléments est appelé électricité *vitrée*, parce que le frottement la développe sur les substances vitreuses, par exemple en frottant un tube de verre avec de la laine ; — on la nomme encore *positive*.

L'autre est appelée électricité *résineuse*, parce qu'elle s'obtient en frottant de la résine, ou un bâton de cire à cacheter avec un morceau de drap ou de peau de chat. — Par opposition à l'électricité *vitrée* qui est positive, — l'électricité *résineuse*, est nommée *négative*.

Tous les phénomènes d'attraction et de répulsion qui se manifestent entre les corps sont la conséquence de la loi suivante : les corps chargés de la *même* électricité se repoussent; —ceux chargés d'électricité *contraire* s'attirent.

Un corps est dit *bon conducteur* de l'électricité lorsqu'il se laisse pénétrer dans toute son étendue par ce fluide subtil. — L'air humide, chargé de vapeurs, — les corps humides, — les végétaux, — le corps de l'homme, — tous les liquides (l'huile exceptée), — tous les métaux etc., sont *bons conducteurs* de l'électricité.

Par opposition, — on appelle *mauvais conducteurs*, les corps qui interceptent la circulation du fluide électrique. — L'air sec, — le verre, — les résines, — la soie, — le soufre, — les huiles, — le gaz, sont *mauvais conducteurs* de l'électricité.

On comprend facilement que, — puisque l'électricité se dégage sous l'influence du frottement, de la pression, de la composition et de la décomposition chimiques, — il doit y avoir un dégagement continuel d'électricité autour de notre globe. — En effet, — l'atmosphère, par le mouvement de ses diverses couches, frotte continuellement le sol ; — l'air est tantôt comprimé, tantôt dilaté ; — les eaux surtout, celles de la mer, se vaporisent à chaque instant; — enfin, la surface de la terre, tout aussi bien que son centre est le théâtre de compositions et de décompositions journalières.

Dans les temps dits orageux, l'atmosphère est chargée d'une quantité d'électricité plus considérable encore, mais alors des phénomènes nouveaux apparaissent.

Les nuages orageux ont pour origine des vapeurs aqueuses qui s'élèvent des différents points de la terre et qui flottent dans l'atmosphère en se chargeant de fluide électrique, — n'oublions pas ce fait, que toute précipitation de vapeur est une source de dégagement d'électricité. — Les nuages rapportent ce fluide à la terre par la pluie et les rosées.

Lorsque l'air est humide, il s'établit entre la terre et les nuages une communication facile et de tous les instants. Mais si le temps est sec, l'air, mauvais conducteur du fluide électrique, oppose une certaine résistance à cette communication établie par l'humidité entre la terre et les nuages; ceux-ci, se trouvent isolés de la terre, se surchargent de plus en plus d'électricité, et il en résulte une tension électrique dont les effets sont parfaitement sentis par les personnes nerveuses qui en éprouvent des maux de tête, des malaises, etc., et surtout par les malades dont l'état est presque toujours aggravé. (*Tessereau.*)

C'est dans ces temps-là qu'apparaissent les orages; voici ce qui se passe :

Quand deux nuages électrisés différemment se rencontrent, il en résulte une étincelle électrique que l'on nomme l'*éclair*, dont la durée n'est jamais de plus d'un millième de seconde. — L'éclair est toujours accompagné d'un bruit, d'un roulement auquel on donne le nom de tonnerre (1). — Le tonnerre est la conséquence du refoulement de l'air, refoulement et bruit que l'on reproduit en petit, à volonté, en faisant claquer un fouet.

La foudre est donc une véritable décharge électrique déterminée par la combinaison instantanée de deux électricités d'espèce contraire échangées entre les nuages et la surface de la terre. — Arago définit la foudre — *un phénomène ou un météore qui se manifeste quand le ciel est couvert de certains nuages, d'abord par un jet subit de lumière, et quelque temps après par un bruit plus ou moins prolongé.* — La foudre laisse après elle une odeur spéciale, qui est due à un corps particulier composé d'oxigène, auquel on a donné le nom d'*ozone.*

Lorsqu'un nuage se décharge, la foudre éclate et le foudroiement a lieu. — Les arbres élevés, les clochers, les habitations situées sur des montagnes ou des collines, — et par conséquent les individus qui s'y trouvent, — sont plus particulièrement frappés par la foudre.

Rien n'est à la fois plus extraordinaire et plus varié que les effets de la foudre sur l'homme. Tantôt foudroyé par le fluide électrique, il périt instantanément ; d'autre fois, il survit avec des paralysies ou des blessures cruelles, quelquefois il ne présente que des lésions infiniment légères et tout à fait disproportionnées à l'extrême violence de la cause qui les a produites ; quelquefois enfin, jeté à terre et plongé dans un sommeil profond, il se

(1) Comme la lumière parcourt 77,000 lieues ou 30,800,000 mètres en une seconde, et que le son, le bruit, ne parcourt pendant cette même seconde, que 337 mètres, il n'est pas étonnant qu'on n'entende le roulement du tonnerre qu'assez longtemps après avoir vu l'éclair. — Comme il doit s'écouler autant de secondes qu'il y aura de 337 mètres entre le lieu où l'éclair à lui et celui qui l'a vu, on peut calculer à quel éloignement on est du point où s'est développé l'orage

réveille n'éprouvant aucune autre incommodité. (*Deslandes.*)

Ajoutons que les accidents produits par le foudroiement sont très-variables. — Tantôt ce sont des brûlures plus ou moins étendues, superficielles ou profondes ; — tantôt des plaies, en général petites. — La mort est due tantôt à une commotion cérébrale; d'autres fois à une asphyxie ou bien à une syncope. — L'examen cadavérique ne fournit, la plupart du temps, aucune lésion caractéristique ; tout au plus trouve-t-on, en général, une congestion sanguine du cœur, du cerveau ou des poumons.

Effets des temps orageux sur l'organisme. — Règles hygiéniques. — Précautions à prendre pour éviter d'être frappé par la foudre. — Les effets des temps orageux sur l'organisme sont incontestables. Voici, — d'après M. Becquerel, — ce que l'on sait de positif à cet égard :

Les individus sains et bien portants ressentent un malaise, une agitation, un état de pesanteur difficile à exprimer. Leur système musculaire est plus paresseux.

D'autres fois, c'est un état de prostration tel qu'on ne peut se livrer au travail qu'avec difficulté. — On dit qu'il n'est pas rare d'observer des accès de fièvre intermittente se manifester sous l'influence de la surcharge électrique de l'atmosphère. Les sujets nerveux, faibles, impressionnables, éprouvent souvent du malaise, de l'agitation, quelquefois même des frémissements nerveux, de la céphalalgie et des douleurs articulaires.

Les individus atteints de rhumatisme chronique sentent, par le temps orageux, se renouveler leurs anciennes douleurs, ou celles qui existaient présentent une exacerbation notable. Sous cette même influence, les névralgies augmentent d'intensité ou leurs accès reparaissent.

La dyspnée, due à des maladies organiques du cœur ou à un emphysème du poumon, se développe souvent par les temps orageux. On voit encore quelquefois sous cette influence des accès de fièvre intermittente revenir prématurément.

Les individus scrofuleux et scorbutiques voient souvent les principaux accidents dont ils sont atteints s'exagérer par cet état atmosphérique.

Les malades atteints d'une affection aiguë ou chronique éprouvent, à l'instant d'un orage, une aggravation des principaux accidents. Ils sont plus fatigués, plus agités, et leur état fébrile augmente.

Enfin, dans les maladies dont la terminaison doit être funeste, il n'est pas rare de voir la mort survenir par un temps d'orage, et devancer ainsi de quelques jours ou de quelques heures le moment de cette crise suprême.

Aucune règle hygiénique spéciale n'est applicable à ces cas divers, attendu qu'on ignore le moyen de diminuer la quantité d'électricité contenue dans l'atmosphère, aussi bien que celui de s'y soustraire.

Pour prévenir et pallier, autant que possible, cet état de souffrance, il est utile néanmoins, — quand il y a disposition à l'orage, — de peu manger à la fois, de rester dans une chambre où l'air ne soit point trop chaud et trop raréfié, de prendre des bains frais.

Dans les villes, ou sur les habitations rurales, la construction d'un paratonnerre, — qui sera bien surveillé et bien entretenu, — est la meilleure règle hygiénique à suivre et le meilleur préservatif de la foudre. — Il est vraiment étrange qu'on n'emploie pas plus communément ce moyen de préserver les maisons et par conséquent les habitants des effets de la foudre.

Quand le temps est orageux durant qu'on voyage, —

dit Fodéré, — il faut calculer l'éloignement du tonnerre avant de quitter le gîte : on doit estimer que le nuage électrique est proche quand le bruit suit immédiatement l'éclair ; qu'il est à cent soixante-treize toises de distance quand on peut compter une seconde ou un battement de pouls entre l'éclair et le bruit ; si l'on peut en compter deux, le redoutable nuage est à trois cent quarante-six toises ; il est à six cent quatre-vingt-douze toises si vous en comptez quatre, et ainsi successivement (1).

Quant aux personnes qui se trouvent en pleine campagne à l'instant où un orage éclate, c'est presque un conseil trivial que de leur dire de ne pas se réfugier sous un arbre élevé, surtout s'il est placé sur un mamelon de terre ; son élévation, la terminaison *en pointe* de son sommet, les racines qui communiquent profondément avec la terre, en font de véritables conducteurs du fluide électrique.

La prudence leur conseille de se mettre plutôt à l'abri près d'un buisson touffu ou d'un mur peu élevé. — S'il ne s'offre aucun abri, il ne faut pas courir pour en chercher un, — il faut s'arrêter, s'asseoir, se coucher même, et attendre que l'orage ait pris une autre direction. — Il vaut mieux recevoir toute la pluie que de s'exposer à être foudroyé.

On devra éviter avec le plus grand soin les églises et les clochers des villages, où l'on a la sotte habitude, — comme cela se pratique encore dans beaucoup de localités en France, — de sonner les cloches pour chasser la foudre, *pour fendre, dit-on, la nuée orageuse*. — La cloche, par son mouvement et ses vibrations, attire le fluide

(1) Ce calcul est fondé, — nous l'avons dit, — sur la différence qu'il y a entre le mouvement de la lumière et celui du son.

électrique, qui suit la corde souvent humide et va frapper de mort l'imprudent sonneur (1).

Il est aussi à remarquer que si la foudre tombe sur un village, ce sera presque toujours de préférence sur le clocher de l'église, comme étant le lieu le plus élevé de la localité. — Chaque commune devrait donc voter des fonds pour établir sur son clocher un paratonnerre qui rendrait alors l'église un refuge certain en cas d'orage. — Mais, si cela ne peut avoir lieu, que l'on fasse du moins en sorte que les extrémités des croix ne se terminent pas en pointes, mais plutôt en boules, qui n'attirent pas le fluide électrique comme les premières.

Nous trouvons dans la notice d'Arago, sur les orages, des faits curieux, qui ne sont pas sans applications hygiéniques. Ce sont les suivants :

Les accumulations d'hommes et d'animaux favorisent l'action de la foudre là où cette accumulation a lieu. Cela tient à ce que leur transpiration donne lieu à une colonne ascendante de vapeur, et que cette colonne ascendante de vapeur transmet mieux la foudre que l'air sec. Les granges remplies de grains et de fourrages, les meules de foin ou de paille agissent dans le même sens.

D'après Arago, lorsque la foudre tombe sur des hommes ou des animaux placés à la suite les uns des autres, c'est aux extrémités de la file que ses effets sont généralement les plus intenses et les plus fâcheux. — Il est certaines circonstances que l'opinion populaire désigne comme favorisant l'action de la foudre, et qui ne sont rien moins que démontrées: telles sont l'action de courir à cheval ou à pied pendant un orage, de laisser les fenêtres ouvertes, etc.

(1) D'après les recherches de Fodéré, — en 13 ans le tonnerre a frappé 386 clochers, — et 103 sonneurs ont été victimes de cette dangereuse habitude.

Nous ne dirons pas la même chose des vêtements et des tissus qui entourent les individus. Aucune personne ne conteste que les vêtements ou les tentures de soie ne préservent en quelque sorte assez bien de la foudre. Puis viennent les tissus de laine. Quant à ceux de lin ou de coton, ils sont en général, au contraire, bons conducteurs de l'électricité, et ils agissent dans le sens opposé.

Le lieu le plus sûr de la maison pour se garantir de la foudre, c'est la cave; car la foudre, ordinairement, ne traverse pas les voûtes, la pierre étant peu conductrice du fluide électrique.

Francklin a donné — à l'usage des personnes qui craignent la foudre, — les préceptes suivants :

Il faut éviter le voisinage des cheminées, car la suie qui les tapisse partage avec les métaux la propriété d'attirer la foudre.

Il faut, pour la même raison, s'éloigner des métaux, des glaces, des dorures, des cloches et de leurs cordes, se dépouiller des objets métalliques que l'on a sur soi.

Il faut éviter de se placer au-dessous d'un lustre, d'une lampe, d'un ornement de métal, d'un arbre, d'un objet élevé quelconque.

Il est bon d'interposer entre soi et le sol un corps non conducteur, tel que du verre, par exemple.

Moins on touche les murs et le sol, moins on est exposé; le plus sûr moyen préservatif serait donc d'avoir un hamac suspendu à des cordes de soie au sein d'une vaste chambre.

§ 6. — *De la lumière. — Ses effets sur la santé générale.*

La lumière est un fluide qui remplit l'étendue, et qui éclaire tous les corps de la nature. — Autrefois, on croyait que la lumière était un *éther subtil* suspendu dans l'espace; c'était le système *des ondulations* de Descartes. — Depuis Newton, on admet que la lumière est un fluide infiniment subtil qui émane des corps lumineux, et que ces corps sont le soleil ou les étoiles fixes.

La lumière peut être, ou naturelle, c'est celle du soleil; — ou artificielle, c'est la lumière dégagée par les corps en combustion.

Outre la propriété qu'a la lumière solaire de rendre sensibles à la vue les objets, elle a encore d'autres avantages relatifs aux végétaux et aux animaux. — Elle agit énergiquement sur tous les êtres vivants; elle est un des plus puissants stimulants de la vie (1).

« La lumière produite par le soleil, — dit M. Tessereau, — contribue à la végétation des plantes et à la vie des animaux; elle a sur la peau une action très-forte et très-évidente. Les habitants des campagnes, les ouvriers qui travaillent en plein air, ont la peau colorée, ferme, sèche,

(1) Je ne puis résister au désir de rappeler ici une expérience qui montre de la manière la plus évidente, combien la lumière est nécessaire au développement de la vie. — Un physicien a placé dans la Seine des têtards (les têtards sont les grenouilles à leur premier degré de développement) enfermés dans deux boîtes percées de trous pour le renouvellement de l'eau, et formées l'une de parois transparentes, pour que la lumière put pénétrer, l'autre, de fer-blanc pour en intercepter le passage. La métamorphose des têtards en grenouilles s'est opérée dans la boîte transparente, tandis que dans l'autre, deux seulement sur douze subirent cette transformation, c'est-à dire, subirent le développement auquel les appelait leur nature. — Quoi de plus décisif que cette expérience, retenez-la bien.

la circulation s'y fait très-activement, et la chaleur y est augmentée. Au contraire, la peau est blanche, décolorée, les chairs sont molles et bouffies chez toutes les personnes qui passent une grande partie de leur vie dans des lieux privés de lumière, comme les ouvriers mineurs, les prisonniers, renfermés dans des cachots obscurs, les individus qui habitent les rues basses ou étroites, les rez-de-chaussée sombres, les caves, les chambres ne recevant pas directement le jour du dehors.

« Si on prive un végétal de la clarté du jour, quelque nourriture qu'on lui donne, quelques soins qu'on lui prodigue, on le verra successivement perdre sa couleur et toute sa vigueur, cesser de croître et se rabougrir. Il en est de même de l'homme et surtout des enfants, pauvres petites plantes humaines qui languissent loin de cette vive excitation de la lumière dont elles ont tant besoin.

« En effet, la lumière ne contribue pas seulement à la coloration de la peau, elle étend plus loin son action bienfaisante par la puissance qu'elle exerce sur la circulation ; aussi, lorsque la peau, privée des rayons du soleil, ne ressent pas l'influence de la lumière, la circulation se faisant avec beaucoup moins d'activité, cet organe est affaibli, il se refroidit, se laisse imbiber de liquide, et le sang devient plus pauvre. Il en résulte alors des maladies chroniques qui affectent principalement les enfants, les jeunes garçons et les jeunes filles, qui les rendent lymphatiques et scrofuleux, et empêchent leur développement régulier. »

Ainsi s'explique pourquoi tous ceux qui vivent enfermés, privés de lumière solaire, qui ne sortent que la nuit, — comme font la plupart des habitants des grandes villes, et particulièrement les femmes du monde, — ont une peau blanche et décolorée qui fait mal ses fonctions ;

pourquoi il y a tant d'indispositions qui tiennent au manque de transpiration et à la faiblesse irritable du système nerveux ; pourquoi encore l'on rencontre tant de scrofuleux, de rachitiques et de phthisiques, parmi les portiers, les cordonniers, les tisserands, etc., qui habitent les caves ou autres lieux sans lumière et sans air pur ; et aussi parmi ces riches qui font du jour la nuit, et ne voient le soleil qu'à l'heure où il se couche.

En résumé, la lumière est recherchée instinctivement par tous les êtres qui en ont besoin. — La plante dirige et incline, — par un mouvement spontané, — sa tige et ses feuilles du côté du soleil et se réjouit de ses douces caresses. — L'enfant aime et recherche le grand jour, il fuit les ténèbres.

Parents, donnez donc à vos enfants le plus de bains de soleil et d'air que vous pourrez, si vous ne voulez pas qu'ils restent pâles, bouffis, mous, sans énergie, et par là exposés à toutes les infirmités, qui les tuent sur le seuil de la vie.

Et vous tous, enfin, qui êtes condamnés, par votre travail, à être enfermés, à garder la chambre pendant toute l'année, la prudence vous conseille de sacrifier une heure ou deux chaque jour à un exercice en plein air.

Action nuisible d'une lumière trop vive.— L'impression vive de la lumière solaire sur les corps ne peut être séparée de celle des rayons calorifiques qui l'accompagnent et n'est pas toujours exempte de danger. Une lumière vive et concentrée, — comme celle que le soleil darde quelquefois entre les nuages, — en frappant la peau, y produit la brûlure, l'érysipèle connu vulgairement sous le nom de *coup de soleil*, dont les effets ne se bornent pas toujours à une inflammation locale, mais souvent se communiquent au cerveau, quand la tête est frappée.

La connaissance de cette énergique propriété de la lumière solaire est surtout utile à tous les jeunes imprudents tourmentés de la velléité de se baigner en été au milieu du jour, et qui exposent quelquefois fort longtemps la surface de leur corps ruisselante d'eau aux rayons du soleil.

Enfin, je vous engage à ne jamais essayer de fixer le soleil, parce que sa lumière est tellement vive, tellement ardente, qu'elle peut occasionner une maladie grave de l'œil et même la cécité. — On a vu des nouveau-nés devenir aveugles pour avoir été exposés à une lumière trop vive; — cet accident a aussi été produit par la vue d'un éclair.

Préjugé relatif au soleil de mars et d'avril. — « On a coutume d'attribuer au soleil de mars et d'avril les maux de tête, les rhumes, les fièvres qui coïncident avec son apparition, et on l'accuse d'être malsain.

« L'action du soleil est en tout temps si utile à nos corps, que je dois repousser de tout mon pouvoir l'anathème populaire qui tend à discréditer, même temporairement son influence.

« Les premiers rayons d'un soleil printannier n'ont en eux-mêmes rien de dangereux; ils sont sains, ils sont salutaires à l'égal de ceux des plus beaux jours de l'été. Qui de nous ne s'est pas senti revivre sous leurs chaudes caresses? Mais justement parce que le corps en a été privé, et pour ainsi dire déshabitué, pendant six mois de froidure, l'excitation insolite qu'ils produisent à la peau, l'activité inaccoutumée qu'ils impriment au sang, ont une énergie plus grande, et le coup de soleil devient le résultat de cette transition brusque, si l'on néglige les précautions indiquées contre l'insolation en général.

« Quant aux autres maladies coutumières du printemps,

elles naissent, pour la plupart, de la déplorable habitude de se dévêtir aux premières chaleurs, sans songer à la fraîcheur singulière des matinées et du soir, dont le retour périodique contraste si fortement avec l'élévation de température du milieu de la journée. » (*Fonteret.*)

§ 7. — *De la chaleur.*

Le mot *chaleur* qui implique ordinairement l'idée vague et confuse d'une cause, n'exprime en réalité que la sensation éprouvée par nous lorsque nos organes enlèvent du calorique aux corps dont la température est supérieure à la nôtre.

La chaleur est naturelle ou artificielle. — Naturelle quand elle est produite par les rayons du soleil; — artificielle quand elle résulte de la combustion de certaines matières.

La chaleur naturelle (température) provient du soleil; mais les rayons solaires n'échauffent pas directement l'air; ils échauffent la surface de la terre qui communique son calorique aux couches les plus voisines de l'atmosphère.

La chaleur atmosphérique varie suivant les saisons et les heures du jour et de la nuit, suivant les régions du globe et la profondeur de la terre à laquelle on descend.

Nos climats tempérés (ils comprennent entre autres pays l'Europe presque entière) situés entre les pays chauds et les pays froids, présentent les caractères des uns et des autres, selon qu'ils se rapprochent ou s'éloignent de ces pays extrêmes.

Ces climats tempérés se rapprochent encore des climats chauds ou des climats froids, selon la direction des vents, l'exposition, et surtout selon la saison à laquelle on se trouve, etc. (1).

De tout cela il faut conclure qu'il est impossible de rien préciser pour ces régions tempérées, et que l'homme placé dans ces régions se conduira tantôt d'après les règles hygiéniques que nous allons établir en parlant de la chaleur, tantôt suivra les conseils que nous donnerons plus loin en parlant du froid.

Température de l'homme. — La température de l'homme, prise avec grand soin à l'aide d'un thermomètre placé sous l'aisselle, peut être représentée par une moyenne de 37°,50. — Celle de la bouche est un peu inférieure ; elle est de 37° seulement. — Des expériences précises ont donné pour moyenne de la température intérieure des muscles 36°,75. — La chaleur du sang est de 38 à 39°.

Influence d'une température élevée sur l'homme. — Une température élevée agit différemment sur l'homme selon que les rayons solaires le frappent *directement* ou *indirectement*.

L'exposition de l'homme à l'action des rayons directs d'un soleil ardent, — surtout si cette exposition est prolongée, — détermine presque toujours des accidents plus ou moins graves, tels que des congestions ou des hémorrhagies cérébrales, des méningites aigües et chroniques. — Dans certains cas, ces congestions sont assez violentes pour déterminer une mort subite. — Il n'est pas rare de voir des moissonneurs tomber subitement frappés de mort par suite de leur exposition directe à la chaleur solaire, — la chaleur à l'ombre étant de 32°. — Nous

(1) C'est ainsi qu'en 1842 nous avons supporté en France, le 20 janvier, un froid de 19°, et le 18 août une chaleur de 37°.

avons parlé déjà des *coups de soleil*, suite de l'action énergique de la chaleur solaire sur la peau.

Il n'en est pas de même pour la chaleur solaire indirecte. — L'exposition à une haute température à l'*ombre* peut être supportée par l'homme, quand cette température est dans de certaines limites, qu'elle ne dépasse pas 35 à 40°, et que son influence n'est pas trop prolongée.

En somme, l'action de la chaleur, quand le thermomètre marque plus de 15 à 18 degrés, est débilitante pour la majeure partie de nos organes; — elle a pour conséquence de jeter l'homme dans un état de prostration physique et morale qui va toujours croissant. — Dès que la chaleur atteint 25°, on est exposé aux fluxions vers la peau, vers la tête et vers les viscères abdominaux.

Dans les journées chaudes de l'été, l'air échauffé se raréfie, devient de plus en plus léger, alors nous éprouvons un sentiment de malaise général qui nous fait dire que le *temps est lourd* (il faudrait dire au contraire que nous manquons d'air). — En pareil cas, la respiration se fait mal, la circulation du sang devient imparfaite; une espèce de torpeur nous envahit; nos idées, nos mouvements se succèdent avec lenteur; nous sommes tourmentés par une soif ardente nécessitée par le besoin de fournir à la déperdition excessive de liquide qui se fait par les transpirations pulmonaire et cutanée; enfin, nos sécrétions intestinales sont diminuées (1), ce qui rend l'appétit moins vif et met dans la nécessité de stimuler l'estomac et ses fonctions languissantes par des aliments et des liquides excitants.

Malgré les inconvénients que peut présenter l'été et les

(1) La constipation est habituelle dans les pays chauds. — La sécrétion salivaire et celle des urines sont notablement diminuées.

influences fâcheuses qui dérivent de l'excès de la chaleur, aucune saison n'offre plus d'avantages pour le maintien de la santé. — On doit regarder cette saison comme la plus saine, absolument parlant, et celle où l'on observe le moins de maladies. (*Tourtelle.*)

Les chaleurs de l'été sont difficilement supportées par les hommes gras, sanguins, lymphatiques. — Elles conviennent au contraire beaucoup aux individus secs, nerveux, à tous les hommes faibles, infirmes, avancés en âge.

Il n'est pas en notre pouvoir d'empêcher la chaleur atmosphérique, mais nous pouvons nous mettre à l'abri des rayons du soleil et faire baisser cette température autour de nous.

On rafraîchit l'air en le mettant en contact avec de grandes surfaces d'eau, et c'est ce qu'on fait par les arrosements, et en établissant des bassins dans les grands ateliers; l'eau, en passant à l'état de vapeur, enlève à l'air une partie de son calorique.

Un autre moyen consiste à faire communiquer à l'aide de soupiraux, les appartements avec des souterrains.

Enfin, on entretient encore la fraîcheur dans les habitations en fermant les fenêtres, les volets, les rideaux, et interceptant ainsi, — comme cela se pratique dans les pays chauds, — le passage à la lumière, qui est un des plus puissants véhicules du calorique.

Indiquons maintenant les règles hygiéniques à employer pendant les grandes chaleurs pour éviter les accidents :

1° Eviter avec le plus grand soin l'exposition directe à l'influence de la chaleur solaire, en raison des effets souvent terribles qu'elle produit. — Il est important de ne sortir de chez soi qu'aux heures où elle n'agit plus, et on doit surtout éviter de se mettre en voyage au milieu du jour : dans les cas exceptionnels où cela est d'une indispensable nécessité, il faut avoir recours à une coiffure qui réfléchisse les rayons solaires, et s'oppose en même temps à l'échauffement rapide de la tête. — Sous ce rapport, un large chapeau de paille blanche remplit parfaitement ces conditions.

2° Conseiller le repos pendant la grande chaleur du soleil, et fuir, à cet instant, les occupations sérieuses : les promenades et les sorties doivent avoir lieu exclusivement le matin ou le soir. — Deux sommeils, un la nuit, et un beaucoup plus court au milieu du jour (méridienne), semblent une habitude excellente.

3° Il est indispensable dans les grandes chaleurs de se contenter d'une alimentation peu abondante et légèrement stimulante. — Les boissons doivent être peu abondantes, mais un peu stimulantes.

4° L'habitude de bains légèrement stimulants, comme des bains frais ou des affusions froides le matin, — est d'un usage excellent dans les saisons et les pays chauds. — L'exercice doit toujours être modéré, doux, ne pas conduire à ces transpirations énormes qui amènent si facilement une déperdition des forces.

6° Les vêtements doivent être légers, peu colorés, amples, en laine finement tissée.

Voici l'emploi de la journée dans les *climats très-chauds :*

Ce sont des règles hygiéniques basées sur l'expérience de chacun, et que tout homme raisonnable devra adopter. — Se lever à 7 heures du matin. — Sortir pour affaires quelconques jusqu'à 10 heures. — Un premier repas à 10 heures, peu abondant, peu nourrissant. — A midi, repos jusqu'à 2 heures. — Deuxième repas, plus substantiel, c'est le dîner. — De 5 heures à minuit, sortie, visites, affaires, et un léger souper dans la soirée.

Précautions à prendre par les travailleurs pour éviter d'être frappés d'asphyxie par la chaleur. — On sait combien sont pénibles les travaux de la campagne. Les ouvriers faucheurs ou moissonneurs sont exposés aux rayons les plus ardents du soleil pendant des journées entières où ils se livrent à un travail d'autant plus dur qu'ils ne peuvent l'exécuter que fortement courbés en avant. Aussi arrive-t-il souvent qu'ils tombent sans connaissance, frappés d'asphyxie.

Pour éviter cet accident, on devra :

1° Disposer sur la tête, — au-dessous du chapeau dont se coiffent habituellement les travailleurs, — un mouchoir dont les coins flottent sur le cou et sur les épaules, — comme cela se pratique dans les pays chauds, et notamment en Algérie ;

2° Eviter que le soleil frappe directement la poitrine et les épaules. — Il vaut mieux conserver la veste ou la blouse que de s'exposer à la chaleur sans vêtement contre l'ardeur du soleil ;

3° Prolonger le plus possible le repos pendant la grande chaleur ;

4° Enfin, ne pas chercher les boissons fraîches, prises trop souvent et en fortes quantités. — L'eau est nuisible ; il faut la couper avec de l'eau-de-vie, à raison d'un litre d'eau-de-vie pour vingt litres d'eau, autant que possible. — L'usage de la piquette, de l'eau froide — sucrée avec du miel et aiguisée d'un peu de bon vinaigre de vin, ou mêlée au café, — est aussi de nature à prévenir les accidents.

§ 8. — *Du froid.*

Quand le calorique ne se développe pas en nous suffisamment, ou plutôt quand l'air et les autres corps qui nous entourent en contiennent trop peu pour qu'il nous arrive, — qu'au lieu de nous en céder ils nous en enlèvent à chaque instant, — alors nous souffrons du froid.

Les effets du froid sont en raison de son intensité, de sa durée, de son mode d'apparition et de l'énergie de réaction ou de la capacité calorifique de l'individu auquel il s'applique.

L'air froid et sec abaisse la température de la peau, resserre les fibres, diminue le calibre des vaisseaux et provoque presque instantanément une réaction de chaleur dont les effets bienfaisants sont bien vite sentis par l'économie. — Il agit donc comme tonique et stimulant, et accroît la vitalité d'où résulte chez les adultes valides une moindre mortalité.

Le froid intense abaisse la température de la peau, refoule violemment le sang des capillaires superficiels, congestionne les organes profonds, déprime le système nerveux par une puissante soustraction du calorique, et provoque infailliblement en l'absence d'une réaction salutaire, l'engourdissement, l'asphyxie et la mort.

Qui ne connaît la perfidie de l'invincible sommeil que provoque une basse température et le soin qu'on doit avoir de se tenir éveillé?

Le danger du repos, — dit M. Lévy, — tient au ralentissement de la circulation du sang, véhicule de la chaleur animale : « Quiconque s'assied, s'endort, et qui s'endort ne se réveille plus. » Cet avertissement laconique a été donné par Solander à ses compagnons de voyage.

Le froid prolongé déprime à la longue et affaiblit

l'énergie de caloricité. — L'homme du Nord, toutes choses égales d'ailleurs, supporte moins facilement une basse température que l'homme du Midi.

L'impression du froid est d'autant plus vive qu'il est plus agité.

L'homme dont la température normale oscille (nous l'avons déjà dit), entre 36 et 37 degrés centigrades, est, de tous les animaux, celui qui supporte le plus énergiquement une basse température, et conserve, sous le pôle comme sous l'équateur, sa température propre. Mais s'il vient à manquer d'abri ou s'il n'est qu'imparfaitement vêtu, le froid le plus modéré peut lui être rapidement fatal.

La force de réaction varie, suivant l'âge, le sexe, les professions, l'état de maladie ou de santé, et mille circonstances individuelles qu'il importe de connaître et d'apprécier.

Aux deux extrémités de la vie, la puissance de calorification est singulièrement diminuée ; les enfants nouveau-nés, de même que les vieillards, — ayant besoin d'un degré modéré de chaleur extérieure naturelle ou artificielle pour conserver leur température propre, — ne résistent pas au froid comme les adultes, et, faute d'être suffisamment garantis, leur température finit par s'abaisser — et ils succombent.

Combien d'enfants meurent victimes, — dans leur jeune âge, de l'ignorance ou de l'incurie de leurs parents. — La science porte à un quart le chiffre des décès occasionnés par le froid dans le jeune âge, et cette funèbre statistique, — qui constate combien est encore arriérée l'hygiène de l'enfance, — devrait être portée à la connaissance du dernier paysan du plus pauvre de nos villages (1).

(1) L'action quelque peu prolongée de l'air froid tue les enfants, avant la

L'abstinence, le jeûne, la nature et surtout l'insuffisance de l'alimentation, déterminent un abaissement très-prononcé de température. — L'insuffisance de l'alimentation ajoutée à tant d'autres causes de maladie qu'engendre la misère, suffit à expliquer la grande mortalité des classes pauvres pendant l'hiver.

La température normale de l'homme est un peu plus faible la nuit que le jour, — il y a même une différence de calorification qui n'est pas moindre d'un degré. — Delà pendant le sommeil, la nécessité d'enveloppes plus chaudes que celles qui suffisent pendant la veille.

Immédiatement après le repas, augmente l'impressionnabilité frigorifique, indice d'une certaine faiblesse de réaction; combien de gais repas ont eu, — grâce au froid, — des suites fâcheuses... Aussi ne saurait-on blâmer trop hautement ceux qui, au sortir de table et après avoir dîné dans une étuve, bravent imprudemment, quoique légèrement vêtus, la température de décembre.

L'alcoolisme et l'ivresse, — qui provoquent, en apparence, une sorte de chaleur extérieure, — dépriment, au contraire, l'énergie de réaction calorifique et abaissent de deux ou trois degrés la température normale du corps. L'ivrogne qui se livre au sommeil en plein air, tombe très-aisément dans l'assoupissement et l'asphyxie, et peut être tué par un froid très-modéré.

La fatigue enfin, les malaises physiques et les impressions morales peuvent modifier radicalement la capacité calorifique et l'énergie de réaction.

En résumé, l'action du froid n'est fortifiante que pour les personnes qui se nourrissent bien, qui prennent habi-

seconde dentition. — Ce n'est qu'après l'âge de 7 ans que l'on peut utilement et avec prudence, les habituer à supporter le froid qui, alors, dans de certaines limites, peut être considéré comme tonique.

tuellement des aliments substantiels, qui se couvrent de vêtements chauds, qui ont, en un mot, un grand fonds de vigueur; mais sur les individus mal nourris, mal vêtus, déjà affaiblis, le froid ne produit déjà plus ses effets salutaires, il dérange, au contraire, l'ordre des forces, les mouvements organiques, et pervertit l'exercice des fonctions assimilatrices, ce qui amène bientôt la détérioration de toutes les parties vivantes. (*Barbier.*)

L'hiver, — dit Zimmermann, — est en général une saison saine quand on a bonne nourriture, bons habits et bon feu; mais il est désastreux dans les conditions contraires, et c'est à juste titre qu'il est particulièrement redouté des malheureux. Le froid rigoureux est particulièrement redoutable aux vieillards, dont la chaleur vitale est affaiblie, et si l'on pouvait dresser la liste des infortunés de tout âge et de tout sexe qui succombent chaque année aux atteintes directes ou indirectes du froid, le résultat serait aussi navrant qu'imprévu.

Règles hygiéniques. — 1° la première règle à suivre est de se soustraire à l'action générale et locale du froid. — On y parvient à l'aide d'une habitation convenable, d'un chauffage approprié et de vêtements en rapport avec cette nécessité.

2° L'alimentation doit être substantielle, assez abondante, et souvent un peu stimulante. — Les boissons alcooliques prises avec modération sont utiles aux personnes que leurs occupations obligent de rester exposées au froid. — Ces boissons sont mieux supportées dans les pays froids que dans les pays chauds. Dans ces contrées, un grand nombre d'individus en font abus et en prennent des quantités énormes. — C'est certainement dans les pays froids que l'ivresse est le plus répandue.

3° Il n'est pas de moyen de réaction plus efficace, pas

de puissance calorifique plus grande qu'un exercice approprié, — et la marche en plein air est de tous les exercices le meilleur ; mais il importe de marcher jusqu'à ce que l'organisme réagisse, car l'immobilité à laquelle une première impression de froid et l'incurie de leurs bonnes ou de leurs parents condamnent journellement de pauvres enfants dans nos promenades, sont fréquemment la cause des maladies les plus graves.

Plus tard la gymnastique, la course et les marches forcées, compléteront les résultats obtenus dans le premier âge. — Les lotions d'eau froide peuvent aussi singulièrement accroître l'énergie et développer la chaleur animale.

Engelures. — Ici se présente la grave question des engelures, — l'effroi de la pensionnaire et du lycéen.

Pour se préserver des engelures, il faut fortifier la peau et lui enlever l'extrême sensibilité qui la prédispose à cette affection. Il faut l'habituer à braver l'intempérie des saisons, l'endurcir de bonne heure contre l'impression du froid : il faut surtout, — même en hiver, — dès le jeune âge, habituer les enfants à se servir *d'eau froide* pour leur toilette, — car il est bien certain que les personnes qui se servent d'eau chaude sont beaucoup plus exposées aux engelures.

Le meilleur moyen de prévenir les engelures serait sans doute de ne pas s'exposer au froid ; mais on comprend que ce conseil est souvent impraticable, à cause des professions et des devoirs que beaucoup de personnes ont à remplir. — On devra seulement, autant que possible, éviter les transitions brusques du froid au chaud. Lorsque les pieds ou les mains sont très-froids, il ne faut jamais les exposer tout à coup à un feu ardent, ou les plonger dans l'eau froide après les avoir fortement chauffés.

On se préservera encore des engelures en évitant de couvrir les parties qui en sont ordinairement le siége, de vêtements qui y entretiennent l'humidité. — L'usage du manchon, des gants fourrés, est nuisible aux personnes sujettes aux engelures, parce que les fourrures ont la propriété de conserver aux mains une chaleur humide et de les rendre beaucoup plus impressionnables à l'action du froid. Une main atteinte d'engelures devrait être sans cesse couverte d'un gant de peau épaisse et douce; la laine exciterait la peau et augmenterait la démangeaison, elle n'est pas convenable.

On aura soin, — en outre, — de ne jamais garder une chaussure humide et d'avoir toujours les pieds chauds et secs. L'on sait, en effet, tout ce qu'a de pénible et de malsain le froid aux pieds. — Les enfants, les vieillards et ceux que leurs occupations condamnent à l'immobilité en souffrent particulièrement et la chaleur artificielle du foyer ou du calorifère ne fait qu'aggraver leur susceptibilité.

Enfin, il faut se rappeler que c'est particulièrement dans l'engelure, — dit M. Duchesne-Duparc, — que l'on reconnaît l'utilité d'une médication générale. Les mille recettes que préconisent les pharmacopées n'aboutissent le plus souvent qu'à des guérisons passagères, si leur effet local n'a pas été complété par l'emploi des ferrugineux et de l'huile de foie de morue, joint à l'influence d'un régime analeptique et des conditions hygiéniques les plus convenables.

§ 9. — *De l'air humide. — Influence de l'humidité et de la pluie sur l'homme.*

L'air atmosphérique est toujours plus ou moins imprégné de vapeur d'eau, et cette vapeur, plus légère que l'air des couches inférieures, occupe une place intermédiaire entre les régions élevées et la surface du sol. — Lorsque le temps est beau, la vapeur suspendue dans l'air est invisible et se perd dans le fond bleuâtre du ciel; quand l'évaporation est trop considérable à la surface du sol ou que la température s'abaisse brusquement, la vapeur se condense, les nuages se forment et bientôt se résolvent en pluie.

L'humidité froide exerce une influence différente, suivant qu'elle est habituelle ou passagère.

Influence habituelle. — L'inconvénient et les dangers de l'air froid et humide, particulièrement nuisible aux organisations faibles et débiles, aux enfants et aux malades, sont connus de tous et réclament de nombreuses précautions. — L'air froid et humide, — bien meilleur conducteur du calorique que l'air froid et sec, — imprègne les vêtements, s'applique intimement à la surface de la peau qu'il pénètre, amène une continuelle déperdition de chaleur sans réaction et détermine à la longue un affaiblissement de force radicale.

L'humidité froide provoque chaque jour, chez les imprévoyants de tout âge et de tout sexe, une foule d'affections graves. Que de bronchites, pleurésies, phthisies, entérites, angines, croups, rhumatismes ne reconnaissent pas d'autre cause!

L'influence d'une atmosphère saturée d'humidité froide et surtout l'habitation constante et le séjour de tous les instants dans une chambre basse et humide, où le renouvellement de l'air ne s'opère pas très-facilement, favorisent le développement des scrofules et des tubercules. — Cet effet se produit plus facilement s'il y a prédisposition chez l'individu soumis à cette influence. — Si elle n'existe pas, l'influence de l'humidité commence par créer cette prédisposition. — qu'une autre cause occasionnelle fera peut-être éclater plus tard.

« En résumé, — dit M. Fourcault, — c'est dans les vallées étroites, profondes et humides, que l'on trouve le berceau des maladies chroniques. Toutes les affections ne sont pas également fréquentes ; ici la phthisie exerce plus particulièrement ses ravages; là, les scrofules se multiplient, dans d'autres lieux on voit éclore le rachitisme... A Bruxelles, à Lyon, à Rome, à Naples, à Lille, à Paris même les maladies citées plus haut se montrent avec leur plus grande fréquence dans les parties basses, dans les habitations humides. On attribue, dans ces circonstances, une large part à la misère, mais pourquoi donc celle-ci ne produit-elle point des effets semblables parmi les populations pauvres de la campagne? Les animaux, nourris dans des caves, périssent phthisiques ; les chevaux, logés dans des écuries humides, deviennent morveux ; des chiens, attachés dans des chenils humides, sont morts atteints de tubercules et d'ophthalmie purulente.

« Les scrofules, la phthisie, sont fréquentes chez les portiers, les mineurs....

« Je ne vous parlerai pas de l'influence exercée par le froid humide sur le développement du rhumatisme articulaire et musculaire, des névralgies, des phlegmasies muqueuses, et spécialement du coryza, de la bronchite; ce sont là des faits vulgaires sur lesquels je n'ai pas besoin de m'étendre...

« L'état hygrométrique de l'air doit occuper une place importante dans la prophylaxie et dans l'hygiène publique, mais malheureusement les indications qui s'y rattachent sont trop rarement remplies.

« Vous comprenez, sans que j'aie besoin d'insister sur ce sujet, combien il serait important d'assainir les contrées et les habitations humides...

« Au point de vue de l'hygiène privée, le médecin doit constamment s'efforcer de soustraire les sujets, et surtout les enfants à l'influence de l'humidité; mais, cette obligation devient impérieuse lorsqu'il s'agit d'individus déjà faibles, lymphatiques, ou chez lesquels il y a lieu de craindre la transmission héréditaire de l'une des maladies dont il a été précédemment question. »

Influence passagère et de courte durée de l'humidité froide. — Un individu sain, exposé à cette influence portée à un point assez élevé, pourra n'éprouver aucun accident fâcheux, si des précautions convenables sont prises immédiatement pour la combattre. Dans le cas contraire, comme dans celui où l'humidité froide agit sur un individu en sueur, on observera les résultats de ce qu'on appelle communément un refroidissement, et alors différentes affections pourront se développer; leur nature dépendra du tempérament, de la prédominance d'organes, de la prédisposition spéciale enfin des individus qui l'auront subie.

On peut tout à fait rapprocher de cette influence celle de la pluie qui tombe sur un individu qui n'est pas abrité. S'il change immédiatement de vêtements, il pourra n'en résulter aucun inconvénient; dans le cas contraire, l'évaporation de l'eau qui imbibe les vêtements amène la soustraction d'une grande quantité de calorique à l'organisme, et l'individu se trouve soumis aux deux influences combinées et portées au maximum de l'humidité et du froid. — Ces deux causes détermineront des effets d'autant plus énergiques que l'individu aura une température plus élevée à l'instant où ses vêtements s'imbiberont de pluie. —

Dans ces divers cas, ce sera encore des fièvres continues simples, des angines, des bronchites, des pneumonies, des pleurésies qu'on observera, de même qu'on pourra voir éclater des affections rhumatismales, etc.

Il serait de la plus haute imprudence, quelque temps qu'il fît, d'ailleurs, de laisser sécher sur soi des habits mouillés. — Il faut donc, — et cette recommandation est importante, — se garantir de la pluie autant que possible. Si l'on n'a pu l'éviter pendant un certain temps, on ne doit s'arrêter que lorsqu'on est à même de changer de vêtements.

§ 10. — *Dangers des vicissitudes atmosphériques, c'est-à-dire du passage brusque du chaud au froid, ou du froid au chaud.*

La cause la plus fréquente des maladies que l'on contracte en hiver, c'est le passage brusque d'une température élevée à une température basse et *vice versâ.* — L'économie qui supporte aisément un abaissement graduel et prolongé de température, s'accommode mal, en effet, d'oscillations incessantes.

Tout le monde connaît les effets si communs des transitions brusques du chaud au froid. — Le froid subit supprime la transpiration et refoule vers l'intérieur le sang que la chaleur extérieure avait attiré dans les vaisseaux capillaires de la peau ; de là trop souvent résulte un frisson plus ou moins violent, suivi d'une congestion sur les membranes muqueuses et séreuses, les poumons, les muscles, les articulations, — qui produit des coryzas, des angines, des rhumes, des catarrhes, des fluxions de poitrine, des pleurésies, des rhumatismes, etc. — Combien de personnes meurent chaque année pour n'avoir pris, au sortir des spectacles, bals, soirées, etc., les précautions que l'hygiène exige (1).

« Si l'on excepte, — dit Tourtelle, — les températures excessives, qui blessent toujours parce qu'elles sont destructives de l'organisation, les températures de l'air ne nuisent réellement que par leurs vicissitudes.

« La plus nuisible des vicissitudes est celle du chaud au froid, et surtout du chaud au froid humide. »

Courant d'air. — Les courants d'air, quelle que soit d'ailleurs la température de ce fluide, ont le funeste privilége de provoquer des maux d'yeux, des maux de dents, des fluxions, des inflammations de la gorge, de la poitrine (*angines, grippes, bronchites, pneumonies*, etc.), des rhumatismes de toute espèce, etc.; cela d'autant plus facilement que la peau est plus chaude ou couverte de sueur.

Il est donc prudent de ne jamais stationner dans un corridor, entre deux portes ouvertes, dans un appartement entre deux croisées opposées, enfin, entre deux ouvertures béantes qui permettent à l'air de s'écouler avec une grande rapidité, en frappant directement nos organes.

Bien ou mal couvert, que vous ayez chaud ou froid, ne restez jamais inactif dans un courant d'air; rien n'est plus nuisible à la santé : les vents *coulis* ont tué plus d'hommes que toutes les maladies, la fièvre et la peste. Quand la science aura découvert les moyens de tout guérir, il restera les courants d'air, contre lesquels elle sera toujours impuissante. (*Caron.*)

Lorsque nous avons ressenti un refroidissement qui a

(1) Une terrible maladie, la méningite célébro-spinale, — mortelle dans les neuf dixièmes des cas, — frappe parfois épidémiquement les soldats qui passent sans transition de la froide guérite dans l'étuve du corps de garde.

comme glacé notre sang dans nos veines, ce qui presse, c'est d'activer la circulation, de rappeler la transpiration et peut-être jusqu'à la moiteur : dans ce but, il suffit de travailler fort, de courir fort ou de sauter à la corde, et de se tenir ensuite bien chaudement. — Si le refroidissement subit est un grand péril, dès que la circulation a repris son cours, dès que la chaleur a reparu, que la transpiration est rétablie, nous sommes sauvés. (*Bonhoure.*)

Le meilleur remède contre les indispositions causées par les refroidissements, c'est, si l'on ne se sent pas un grand appétit, de ne rien manger, de se coucher, de se bien couvrir, de boire de la bourrache afin de provoquer une sueur abondante, et de ne quitter le lit que douze heures après. (*Caron.*)

Conclusion. — En résumant les influences météorologiques que nous venons d'étudier, disons que dans une mesure non excessive, l'électricité agit par stimulation sur le système nerveux, la lumière sur l'hématose et la plasticité, la chaleur sur la peau, sur l'appareil hépatique dont elle suractive la sécrétion et sur le cerveau qu'elle agace jusqu'à l'irritation ; que le froid favorise l'hypérémie par l'activité de la digestion et de la nutrition ; que l'humidité modifie le tissu cellulaire et les membranes muqueuses, et fait prédominer les fluides blancs ; que la sécheresse entretient le ton de la fibre musculaire, facilite l'évaporation cutanée et contribue à l'harmonie de l'action nerveuse. Ces influences se croisent, se mêlent, se combinent, et à l'observation de leurs résultats organiques et fonctionnels doit s'ajouter constamment celle de l'état des forces vitales. (*M. Lévy.*)

§ 11. — *Altérations de l'air atmosphérique par des principes que la chimie ne peut faire découvrir, mais dont on admet l'existence d'après leurs effets.*

L'air peut encore être altéré par la présence d'*émanations*, sorte de vapeurs qui s'échappent constamment, — soit des corps vivants, animaux ou végétaux, — soit de la décomposition naturelle ou artificielle de ces corps.

Mais d'abord, un mot sur ces émanations ou miasmes envisagés d'une manière générale.

Les miasmes sont les émanations intimes des substances qui les fournissent, c'est en quelque sorte leur essence. — Ainsi, chaque individu végétal ou animal produit ses émanations particulières, — son miasme idiosyncrasique pour ainsi dire, — miasme qui varie selon l'état dans lequel il se trouve, c'est-à-dire selon ses conditions d'âge et de sexe, selon ses conditions de santé et même de maladie (1).

Le miasme étant l'émanation essentielle de la substance qui le produit, peut, par conséquent, provenir de la nature morte comme de la nature vivante, saine ou altérée par la maladie.

Le miasme pouvant être produit par la substance végétale, doit alors avoir une action spéciale selon les conditions dans lesquelles se trouve cette substance végétale; — c'est ainsi que les odeurs, notamment celles des fleurs, occasionnent souvent des accidents (mal de tête, syn-

(1) Ces émanations sont parfois si différentes qu'elles permettent à certains odorats de pouvoir reconnaître, de pouvoir distinguer les individus entre eux. — Tout le monde sait qu'il existe des nuances entre l'odeur d'une personne blonde et celle d'une brune, entre l'odeur d'un blanc et celle d'un nègre, etc.

copes, spasmes, etc.) principalement chez les femmes nerveuses; — c'est ainsi que ces émanations végétales sont surtout dangereuses lorsqu'elles proviennent de végétaux en putréfaction. Dans ce cas, elles sont terribles, — et elles le deviennent bien davantage si elles sont mêlées aux émanations de la putréfaction animale. — Elles prennent alors le nom d'effluves.

En résumé, les miasmes sont les émanations provenant des corps vivants, sains ou malades, — ou fournies par des matières animales en putréfaction, ou par les effluves marécageux. — Examinons successivement ces diverses altérations de l'air.

1° *Émanations provenant des corps vivants sains.* — Dans l'acte de la respiration, — nous l'avons dit, — il s'exhale par les poumons une certaine quantité de vapeur d'eau. — D'un autre côté, la peau elle-même laisse échapper aussi une exsudation de même nature, exsudation qui, poussée plus loin, donne lieu au phénomène de la sueur.

Eh bien, cette exhalation cutanée et pulmonaire contient des émanations animales qui ont une odeur particulière et altèrent facilement l'air par leur prompte décomposition. — C'est cette odeur que l'on sent lorsque l'on entre dans une salle d'école, — dans un dortoir, — une caserne, etc., — en un mot, dans tout lieu encombré.

L'augmentation de proportion et l'altération de cette matière animale, — constituant ainsi une espèce de miasme, — déterminent quelquefois certains accidents, tels que des vomissements, de la céphalalgie, de la fièvre. — Dans d'autres cas, ou le séjour dans un lieu habituellement encombré, et dans lequel l'air n'est pas suffisamment renouvelé, se prolonge un peu plus longtemps, des accidents plus graves peuvent se développer, et il semble qu'il survienne alors une intoxication du sang, analogue à celle que produisent souvent les émanations putrides; ces intoxications se traduisent par des maladies à forme typhoïde, ou même par des fièvres typhoïdes véritables.

On échappera aux conséquences des miasmes provenant des corps vivants sains, en évitant l'encombrement.

2° *Émanations provenant des corps vivants malades.* — Si les émanations provenant des personnes saines peuvent être nuisibles, elles le sont bien davantage quand elles sont produites par des personnes malades. — C'est pourquoi les émanations des salles d'hôpital sont si malsaines et agissent sur les individus sains ou malades avec d'autant plus d'énergie que ceux-ci sont plus affaiblis et par suite plus aptes à les absorber. — Aussi dans les cas d'encombrement, voit-on se développer des affections meurtrières, tels que le typhus, la gangrène, la pourriture d'hôpital, etc.

Il est certain que le corps humain peut, — dans certaines circonstances, — produire des miasmes, c'est-à-dire un corps de nature telle, qu'il soit capable de transmettre à un individu sain la même affection que celle qui existait chez le premier. En voici un exemple: placez dans la même chambre, mais sans communication directe et immédiate, deux individus, l'un parfaitement sain, n'ayant pas été vacciné et n'ayant jamais eu la variole, l'autre précisément atteint de cette dernière maladie : nul doute que le premier des deux individus ne soit bientôt atteint de cette même affection. Mais comment aura-t-il fait pour la contracter? Ce ne peut-être évidemment que par suite de l'absorption, — par les surfaces pulmonaire et cutanée de l'individu sain, — des miasmes ou exhalations pulmonaire et cutanée de l'individu malade.

La transmission des miasmes se fait par les courants d'air, — par les vents, — mais surtout par les vêtements, par le contact immédiat, par exemple, chez un individu qui habite la même chambre, la même maison, la même ville, la même localité.

Toutes choses égales d'ailleurs, les enfants, les femmes, les constitutions faibles, les tempéraments lymphatiques absorbent plus facilement les miasmes. — La chaleur et surtout la chaleur humide facilite aussi leur propagation.

Parmi les principales maladies miasmatiques, nous citerons le choléra, la peste d'Orient, le typhus des camps, la fièvre jaune, la fièvre typhoïde, la variole (petite vérole), la scarlatine, la rougeole, la suette miliaire, etc.

Certaines autres maladies, — la grippe (bronchite épidémique), les érysipèles, la dyssenterie, l'angine et le croup, la coqueluche, etc., — habituellement isolées, individuelles, deviennent accidentellement épidémiques (1) et par conséquent accidentellement miasmatiques.

Ce sont là les maladies les plus communes; car d'autres affections que celles-là peuvent également et accidentellement développer des miasmes capables de produire chez des individus sains des maladies analogues.

Règles hygiéniques. — Les règles hygiéniques relatives aux maladies miasmatiques sont de deux ordres. — Les unes concernent les individus isolés pris à part, — les autres regardent les populations, les individus pris collectivement.

1° Chez les individus considérés isolément et habitant une ville où règne une maladie miasmatique, les règles varient suivant l'espèce de maladie. — Si elle est de la

(1) Les causes qui transforment une maladie habituellement sporadique en maladie accidentellement épidémique sont complétement inconnues dans leur nature.

nature de celles dans lesquelles le contact, le voisinage immédiat de l'individu malade favorise l'action et l'absorption des miasmes par l'individu sain, comme la variole, la rougeole, la scarlatine, la suette miliaire, la peste, le typhus et la fièvre jaune, la première règle à suivre pour les individus qui n'ont aucun soin à donner aux malades, et qu'aucun lien d'amitié ou de famille n'y attache, est d'éviter le plus complétement possible leur contact, afin d'éloigner les chances d'absorption miasmatique.

Pour les affections qui ne sont pas dans cette classe, — comme le choléra, la fièvre typhoïde (1), les maladies accidentellement miasmatiques, — cette précaution est sinon inutile, au moins secondaire.

2° Les individus placés dans le centre d'action des miasmes doivent observer religieusement les règles d'une hygiène sévère, tout en se rapprochant le plus possible, cependant, du genre de vie qui leur est habituel. — Ainsi,

(1) La contagion de la fièvre typhoïde est niée par de bons observateurs; c'est une question de science difficile, que nous ne pouvons traiter ici. — Au point de vue de l'hygiène populaire, ce qu'il est important de savoir sur ce point, — c'est que, 1° la fièvre thyphoïde est une maladie particulière à la jeunesse, et qu'au delà de 45 ans elle ne s'observe presque jamais; 2° la fièvre typhoïde ne frappe jamais qu'une fois un individu, et qui l'a eue ne l'aura certainement plus; 3° enfin, il ne suffit pas d'approcher les malades pour absorber le poison. — Ces faits sont très-importants à connaître. Dans l'hypothèse même de la contagion, ils assurent des soins aux malheureux atteints de la maladie. — Mais quelle soit contagieuse ou non, les individus qui sont jeunes ou qui n'ont pas eu la fièvre typhoïde antérieurement, y sont exposés. Ils doivent, par conséquent, ne pas séjourner des nuits ou des jours entiers auprès des malades. Si le devoir les appelle au chevet de leur lit, qu'ils s'y fassent remplacer souvent, et qu'ils aillent souvent respirer l'air pur du dehors; qu'ils se nourrissent bien, et chassent de leur esprit toute vaine terreur. — Ainsi se concilieront les soins que conseille la prudence et le dévouement que commande la charité.

on évitera les variations de température et le froid ; — on aura recours à une alimentation saine, médiocrement abondante, mais suffisante, légèrement tonique ; — on évitera avec le plus grand soin tous les excès, ceux de table en particulier, et tout exercice, toute occupation trop violente ; — on tâchera d'éloigner enfin les préoccupations morales trop pénibles, la crainte trop vive de l'épidémie. — Pour résumer, on sera modéré en tout, et on mènera une vie douce, calme et tranquille.

3° Les personnes qui, par devoir, sont exposées à se trouver dans des foyers de contagion ou au milieu des malades atteints d'affections septiques et putrides, doivent en outre prendre des précautions hygiéniques ou prophylactiques particulières, — comme celles, par exemple, de se laver souvent les mains et la figure avec de fort vinaigre, du vinaigre dit des *Quatre-Voleurs*, — ou plutôt avec de l'eau fortement chlorurée, comme la solution faite avec trente à quarante grammes de chlorure de chaux, fondus dans un litre d'eau de fontaine ou de rivière. C'est là sans contredit le meilleur désinfectant. — On pourrait même aussi s'en laver la bouche, mais en l'affaiblissant et en l'étendant convenablement dans l'eau commune. — On mettrait aussi de l'eau chlorurée non affaiblie dans son mouchoir, afin d'en respirer de temps en temps la vapeur par le nez. — On en ferait des aspersions dans les chambres ou même sur les lits des malades, ou sur des objets infectés. — De plus, on aura soin de ne pas avaler sa salive toutes les fois qu'on se trouve dans des lieux infectés.

4° L'hygiène publique des villes doit être dirigée et surveillée avec soin. — Aux époques d'épidémie, il faudra veiller à la ventilation, à l'éloignement de tous les foyers d'infection et à la police sanitaire des marchés, sous le rapport de la bonne qualité et du bon état des denrées. — On procédera à l'arrosement des voies de communication dans les grandes chaleurs, et à l'enlèvement des boues dans l'hiver et les saisons pluvieuses. — Les soins qui seront donnés à l'observation de toutes ces règles, pourront diminuer au moins l'action des miasmes et l'intensité de la maladie qu'ils produisent. — Enfin, l'administration essayera de rassurer le moral des populations par des publications appropriées.

Petite vérole (variole). — Règles hygiéniques. — Vaccine. — La petite vérole est une maladie essentiellement miasmatique, et, sous ce dernier rapport, elle est susceptible de se manifester d'une manière épidémique. — La vaccine est le seul préservatif de cette terrible maladie et c'est le seul conseil hygiénique que l'on puisse donner à cet égard.

On le sait, et il est inutile d'y insister ici, que la vaccine préserve les individus de la variole, — ou si cette dernière maladie vient à se développer, qu'elle la transforme dans le plus grand nombre des cas, en maladie bénigne légère (varioloïde). — Quelle est la durée de l'action préservatrice de la vaccine? — Est-elle limitée à un certain nombre d'années ou est-elle absolue? — C'est une question dont la science n'a pas encore donné la solution, et les partisans des revaccinations sont aussi nombreux que ceux qui professent l'opinion contraire. — Je crois qu'il est plus sage de pratiquer une deuxième vaccination à vingt ans, et une troisième à quarante. Ces petites opérations n'ont aucun inconvénient si elles échouent; et en présence du nombre assez considérable de cas de variole confluente et grave constatés au bout d'un certain nombre d'années, elles donnent une plus grande sécurité si elles réussissent. (*Becquerel.*)

Encore un mot sur ce sujet, et je m'arrête.

Dans les campagnes, on se prête encore difficilement à la vaccination. « Le bon Dieu, — disent les bonnes femmes, — saura bien vacciner nos enfants ; d'ailleurs, la petite vérole purge, c'est une maladie qu'il ne faut point empêcher. » — C'est là une grave erreur. En ne faisant point vacciner leurs enfants, les parents assument une grande responsabilité, ils peuvent encourir plus tard des reproches mérités de la part de leurs enfants, car ils les exposent à une maladie grave, dont les suites, quand elles ne sont pas mortelles, — sont toujours fâcheuses, puisque beaucoup d'enfants deviennent aveugles ou sont étrangement défigurés après en avoir été atteints.

Morve et farcin. — Règles hygiéniques. — La morve et le farcin, affections contagieuses propres aux solipèdes, mais transmissibles de ces animaux à l'homme, présentent, — au point de vue de la santé publique et privée, — un intérêt d'autant plus grand, que les moyens d'en prévenir et d'en arrêter le développement sont exclusivement du domaine de l'hygiène.

Une seule cause engendre chez l'homme la morve et le farcin, c'est la contagion. — Il serait inutile de discuter aujourd'hui sur la réalité de cette cause, mise hors de doute par de trop nombreux exemples.

La transmission de l'affection morveuse par contagion s'exerce : 1° Du cheval à l'homme ; 2° de l'homme à l'homme. — Le premier mode de transmission est le plus ordinaire, et heureusement presque le seul que l'on observe. — La contagion de l'homme à l'homme relativement très-rare, a néanmoins fait déjà plus d'une victime.

La contagion de la morve peut avoir lieu chez l'homme : 1° par infection, ou 2° par inoculation. — La cohabitation avec les chevaux morveux, le séjour prolongé dans les écuries, et surtout l'habitude funeste d'y faire coucher les hommes chargés de panser ou de conduire les chevaux, sont les circonstances les plus favorables au développement de la morve; une exposition beaucoup plus courte et passagère à quelque foyer d'infection suffit quelquefois pour produire la maladie. — L'inoculation résulte, dans un grand nombre de cas, du contact accidentel d'un point quelconque de l'enveloppe tégumentaire dépouillé de l'épiderme ou d'une membrane muqueuse avec la matière du jetage nasal ou celle que laissent suinter les boutons et les ulcères farcineux. Le siége de l'inoculation est souvent le doigt ou la main, — et la paille dont se servent les palefreniers pour panser leurs chevaux en est fréquemment l'agent.

Les professions qui placent l'homme en rapport avec les chevaux morveux rendent la contagion imminente, et sont en même temps la meilleure preuve de la transmissibilité de la maladie : c'est ainsi qu'on l'a vu frapper le plus souvent des palefreniers, des charretiers, des cochers, des équarisseurs, des journaliers employés dans quelques établissements où travaillent des chevaux, des cavaliers attachés aux écuries-infirmeries, et enfin des médecins victimes de leur zèle à soigner les malheureux atteints de la morve.

Telle est l'impuissance de tous les moyens de traitement contre cette redoutable affection, — de ceux même qui paraissent le plus rationnels, — que l'on doit, avant tout, s'attacher à prévenir le développement de la morve et du farcin, et puisque ces affections ne se développent jamais spontanément chez l'homme, à prévenir leur transmission des solipèdes à l'homme. — La voie la plus sûre pour atteindre ce but est d'abord de répandre le plus possible les idées de contagion ; et, en second lieu, d'étendre et d'assurer dans leur exécution les mesures sanitaires qui tendent à diminuer le nombre de chevaux morveux et les rapports de l'homme avec ces animaux. C'est de cette manière, c'est par l'assainissement des écuries, c'est par l'isolement et l'abatage des chevaux morveux et farcineux, que l'on arrivera à arrêter les ravages d'une maladie qui n'est pas propre à l'espèce humaine, mais qui lui a déjà enlevé tant de victimes.

Quant aux domestiques, — qui ont dans leur écurie un cheval atteint de la morve ou du farcin, — ils ne doivent pas seulement s'interdire de coucher près de lui, ils doivent encore, et surtout, prendre en le pansant, les plus grandes précautions. Que ce pansement se fasse vite ; qu'ils se nettoient bien exactement les mains, la figure même après l'avoir fait ; s'ils ont quelque écorchure à la main, qu'ils s'abstiennent complétement, et laissent ce soin à d'autres.

Après avoir étudié l'action des émanations miasmatiques provenant des corps vivants sains ou malades, — examinons l'action des émanations putrides provenant des matières en putréfaction ou en décomposition.

§ 12. — *Influence de l'air vicié par les miasmes provenant des matières en putréfaction.*

Lorsque la vie vient à abandonner le corps humain ou celui des animaux, les éléments divers qui les constituent, n'étant plus animés par le principe qui leur permettait de résister aux agents physiques, subissent alors, non-seulement l'influence de ces agents, mais encore réagissent les uns sur les autres, et les phénomènes de la putréfaction et de la décomposition putride ne tardent pas à se manifester. — Les principes constituants des corps forment d'abord des composés intermédiaires et passagers qui, plus tard, se décomposent à leur tour avant de se convertir complétement dans les éléments inorganiques primitifs.

Les produits de la décomposition putride résultent donc de l'absorption de l'oxigène atmosphérique et de la réaction des divers éléments constitutifs des corps.

Trois conditions sont indispensables pour que la décomposition putride ait lieu :

1° La présence de l'oxigène de l'air et la facilité plus ou moins grande de son renouvellement ;

2° Une température suffisamment élevée ;

3° Un certain degré d'humidité.

On décrit ordinairement dans la putréfaction quatre périodes :

La première est marquée par la tendance à la décomposition ; il n'y a encore qu'une odeur particulière, l'odeur d'évent.

La deuxième est celle de la putréfaction commençante ; il y a déjà un peu de ramollissement des tissus, et l'odeur est infecte.

La troisième est la putréfaction avancée ; les tissus sont convertis en putrilage brunâtre, et il se dégage des miasmes fétides, ammoniacaux.

La quatrième est la décomposition achevée ; l'odeur est faible, toute forme organique a disparu, les tissus sont transformés en terreau animal brun noirâtre.

Les circonstances suivantes favorisent la décomposition putride :

1° La température. C'est seulement dans les limites comprises entre 0 et 60° centigr. que la décomposition putride s'opère ; au-dessous, le corps ne s'altère pas ; au-dessus, il se dessèche et se momifie.

2° L'état électrique. La décomposition est beaucoup plus rapide par les temps orageux.

3° La nature du milieu où la matière animale est déposée; ainsi la putréfaction peut avoir lieu à l'air libre, dans l'eau, ou dans le sein de la terre. — C'est à l'air libre qu'elle est le plus rapide. — L'eau vient ensuite; ce liquide toutefois ne retarde pas beaucoup la décomposition. — Enfin vient la terre; c'est dans ce milieu que les matières animales se conservent le plus longtemps.

4° L'humidité. Elle accélère en général beaucoup la décomposition putride.

5° Le tempérament et la constitution que présentaient les individus, exercent une certaine influence sur la rapidité et la forme de la putréfaction: — les individus charnus et gras éprouvent la transformation graisseuse, la saponification; — les sujets secs et maigres se dessèchent et se momifient; — les individus à fibres lâches et humides éprouvent surtout les effets de la décomposition putride.

6° La nature de l'affection qui a causé la mort influe également. On sait, par exemple, que les corps foudroyés par le fluide électrique, — ou bien asphyxiés par la vapeur du charbon, etc., se décomposent plus rapidement.

Effets des émanations putrides. — Les auteurs sont fort partagés à cet égard: les uns pensent que ces émanations n'exercent aucune influence sur la santé, ou du moins que cette influence est bien peu de chose; d'autres, au contraire, lui font une large part. — L'immense majorité des médecins hygiénistes reconnaît que les émanations putrides ont une action délétère sur notre organisation — et produisent tantôt des vomissements, des coliques, des diarrhées, des dyssenteries, — et tantôt aussi des accidents bien plus graves présentant quelquefois des caractères de malignité ou de putridité bientôt suivis de mort.

Celle-ci peut même frapper instantanément un individu exposé tout à coup à une grande quantité d'émanations putrides. C'est ce que l'on a plus d'une fois observé chez les fossoyeurs, au moment des exhumations.

L'usage n'est pas d'enfouir les animaux dans le sein de la terre. — Là où ils meurent on les abandonne. — Souvent ils sont livrés à l'équarissage (chevaux, chiens, etc.); cependant, s'ils succombent à des maladies contagieuses (gangrène, pustules malignes, morve, etc.), ils doivent être enfouis, conformément à une ordonnance de police sanitaire que l'on devrait appliquer dans toute sa rigueur.

Cimetières. — Inhumations. — Embaumements. — Les cimetières intéressent au plus haut point l'hygiène, — en raison des causes d'infection que peut amener le voisinage des morts et leur action sur les vivants (1).

Convaincus que les miasmes putrides altéraient la santé de l'homme, tous les peuples civilisés ont de tout temps cherché à s'y soustraire en ayant recours à l'inhumation, à l'incinération, ou à l'embaumement des cadavres. — Chez les Grecs et les Romains, les riches et les patriciens avaient la coutume de brûler leurs morts.—Les Egyptiens eurent recours aux embaumements.

Aujourd'hui, en France, le mode le plus général, c'est l'inhumation dans des fosses. — Les caveaux sont réservés aux familles aisées.

Les cimetières doivent être placés, — autant que possible, hors des villes et villages (2), sur des terrains

(1) La question si importante des cimetières sera étudiée avec soin dans notre *Propagateur de l'hygiène.*

(2) En France, actuellement, l'administration exige une distance de 100 mètres au moins de tout endroit habité; constatons cependant que dans un grand nombre, le plus grand nombre peut-être, des villages, les cimetières sont encore auprès des églises.

élevés et exposés au nord et à l'est. — On doit faire en sorte qu'il y ait entre eux et la cité, soit une montagne, une colline, — soit une forêt, ou un rideau d'arbres élevés. — Ils doivent être placés le plus loin possible des ruisseaux, des rivières, des fontaines, etc., — à cause des matières fétides que le voisinage du cimetière pourrait amener dans leurs eaux par infiltration. — On se gardera surtout de changer un cimetière en bosquets, par la plantation d'arbres au feuillage lourd et épais. Ceux-ci ne pourraient que servir de réceptacle aux miasmes condensés. Des arbres élancés, des troncs dégagés, au contraire, permettront à l'air de circuler partout.

En France, l'administration exige des fosses profondes de 1^m 50 à 2^m, sur 0^m 80 de largeur, et distantes de 0^m 30 et 0^m 40 au moins de côté de la fosse voisine. Cette fosse est pour un seul corps. — La fosse commune, actuellement, est une longue tranchée de 1^m 50 de profondeur, sur 2 à 3^m 50 de largeur, dans laquelle on place une couche de cercueils et qu'on recouvre d'un mètre de terre bien foulée.

On ne peut inhumer les corps dans les mêmes terrains qu'au bout de cinq ans; — ce temps est jugé nécessaire, en moyenne, pour la destruction complète d'un cadavre.

Disons un mot des moyens d'action propres à conserver les corps, c'est-à-dire des embaumements.

Embaumement. — Les embaumements par la méthode ancienne, sont à peu près abandonnés pour les méthodes par injection dans les artères. — Voici les plus généralement employées.

1° L'injection, — dans l'artère carotide, — d'alcool chargé de bichlorure de mercure à l'aide du chlorhydrate d'ammoniaque; excellent moyen qui peut conserver les corps indéfiniment.

2° L'injection de quatre à six litres de chlorure de zinc à 40° ou 45° : — Cette méthode paraît être celle qui prévaut actuellement. Elle est excellente, simple et peu dispendieuse (1).

Les cadavres embaumés, pour être conservés avec plus de certitude, doivent être placés dans un cercueil de plomb, doublé en dedans et en dehors de cercueils en bois.

Il nous reste à parler des moyens désinfectants qui peuvent être employés, soit dans les inhumations, soit surtout dans les exhumations, ou enfin dans les épidémies, et dans toute occasion où il est nécessaire de détruire les émanations putrides.

§ 13. — *Désinfection.* — *Substances désinfectantes.*

On dit que l'air est *infecté*, lorsqu'il contient des principes odorants et malsains, tels que l'acide sulfhydrique, l'ammoniaque, le carbonate d'ammoniaque; ou lorsque la proportion des principes autres que l'oxigène, qui le constituent normalement, l'azote ou l'acide carbonique est augmentée; ou bien encore lorsqu'il renferme des substances à peu près inconnues dans leur nature, mais dont l'existence n'en est pas moins manifeste, et que l'on connaît sous le nom de miasmes, d'émanations ou d'effluves. — On donne le nom de *désinfection* à l'opération à l'aide de laquelle on cherche à détruire les qualités nuisibles de l'air, et les substances dont on se sert pour arriver à ce but prennent le nom de *désinfectants*. — On ne doit pas donner ces noms aux substances qui n'agissent qu'en masquant les mauvaises odeurs de l'air, et qui appartiennent aux *fumigations*.

(1) Le chlorure de zinc pur à 40° coûte seulement 10 francs le kilog.

« La ventilation, — dit M. Vernois, — quel que soit le mode par lequel elle est opérée, est sans doute un des premiers moyens à employer pour purifier l'air, mais dans beaucoup de circonstances, elle est impuissante à lui enlever les mauvaises odeurs dont il peut être imprégné, et surtout à détruire les miasmes nuisibles qui souvent y sont répandus... La viciation de l'air n'a pas de remède *spécifique;* mais, comme en général elle est produite par la décomposition ou la fermentation des matières organiques à l'état solide, liquide ou gazeux, tous les corps qui seront doués d'une action chimique sur ces phénomènes, pourront être conseillés comme remède à l'infection. Une grande quantité de poudres ou de liquides à base de sels minéraux ou de substances végétales ont été proposés dans ce but. Je citerai principalement les chlorures, les hypochlorites de soude, de chaux et de potasse, les sulfates de fer et de zinc, le carbonate de soude. — Le sulfate double de potasse et d'alumine. — Le sulfate de sesquioxide-de fer. — (En général, il faut des solutions métalliques très-concentrées et des sels très-bien préparés.) — Le goudron minéral, la chaux, l'azotate de plomb, l'acide pyroligneux, les huiles pyrogénées du bois, les cendres de houille, les dernières eaux-mères du sulfate de fer, le sulfate double de fer et d'alumine provenant du lavage des pyrites exposées à l'air, le charbon végétal, le noir animal. Le charbon surtout *récemment* carbonisé mêlé ou non à du plâtre, à de l'argile, à du goudron. — Le charbon de tourbe. La tourbe mêlée au chlorure de manganèse et l'*eau* en grande quantité, toutes les fois qu'elle pourra être employée. Tels sont les principaux agents de la désinfection, qui, cependant, n'est souvent qu'apparente et non réelle : — *apparente*, quand elle substitue accidentellement une *odeur* à une autre *odeur*, — sans attaquer ou détruire la cause de l'infection; — *réelle*, quand son agent décompose le corps ou le gaz nuisible, et forme une nouvelle combinaison inoffensive. — Tous les désinfectants, que j'ai rapidement énumérés, ne le sont donc qu'à des degrés divers et ne le sont surtout qu'à la condition d'être employés en doses et qualités convenables...

« La désinfection ne s'applique pas seulement et directement à l'air. — Celui-ci, le plus souvent, n'est traité que d'une manière indirecte par suite de l'action immédiate produite sur les causes matérielles saisissables de l'infection. C'est ainsi que, l'air étant infecté, il faut tout de suite rechercher la cause des émanations putrides ou autres qui l'ont altéré... Les causes de ces altérations sont nombreuses; il faut les attaquer directement, et *certainement* toutes peuvent être combattues à l'aide des moyens que j'ai indiqués. »

En résumé, le chlore et les hypochlorites alcalins doivent être placés au rang des meilleurs désinfectants; c'est à eux qu'on a recours pour assainir les salles d'hôpitaux, les amphithéâtres de dissections; pour neutraliser les émanations qui s'exhalent pendant le curage des égouts, les exhumations, etc. — Il arrive quelquefois que des dépôts de matières putrides, — par exemple, les fumiers de basses-cours, — dégagent, surtout quand on vient à les remuer, une odeur fétide et très-difficile à supporter. Il suffit alors de les arroser avec de l'hypochlorite de chaux délayé dans de l'eau pour faire disparaître toute odeur.

Lorsqu'on veut éviter le dégagement direct et intense du chlore, qui irrite parfois trop énergiquement les voies respiratoires, on fait usage d'une dissolution concentrée d'hypochlorite de chaux, qu'on soumet à l'action de l'air.

dans des vases ouverts ; on pratique des aspersions, des arrosements, ou bien, enfin, on se sert de compresses imbibées de la dissolution, et suspendues sur des cordes.

Le *charbon* est encore employé dans des circonstances analogues ; mais il agit plutôt comme absorbant que comme agent chimique. — Son emploi est indiqué pour désinfecter les matières fécales. En effet, mis dans un état de division convenable, le charbon détruit complétement l'odeur des substances organiques en putréfaction. Le noir animal est surtout préconisé pour cet emploi. — M. Herpin assure qu'au moyen d'un mélange, fait avec douze parties de plâtre cuit pulvérisé, et deux parties et demie de charbon, on désinfecte immédiatement les matières fécales, et on les solidifie de manière à les convertir en un engrais très-actif (1).

Les vêtements, les couvertures, les matelas, etc., imprégnés d'odeurs infectes, ou que l'on pourrait supposer contaminés par des miasmes nuisibles, seront suspendus dans une armoire à porte-manteaux où l'on aura placé des assiettes contenant de l'hypochlorite de chaux sec. On pourra encore les soumettre à des lavages avec une dissolution de cette substance, — ou mieux, avec une dissolution aqueuse de chlore.

Quant à la désinfection de l'air vicié par des principes inconnus dans leur nature, on en est réduit à des moyens purement empiriques, et dont l'efficacité est au moins fort douteuse : ainsi les fumigations acides ou alcalines, le chlore ou les hypochlorites alcalins, les fumigations aromatiques ou résineuses, les feux allumés en plein air, la détonation de la poudre à canon.

(1) On trouvera dans notre *Propagateur de l'hygiène*, de nombreuses et excellentes formules de *désinfectants*.

§ 14. — *Emanations de végétaux décomposés ou effluves marécageux.*

Les marais et les effluves miasmatiques qui s'en échappent constituent l'une des causes d'insalubrité les plus anciennement reconnues, et pourtant encore aujourd'hui les plus formidables qui puissent être signalées et qui doivent être combattues avec autant d'énergie que de persévérance.

Au point de vue de l'hygiène on doit comprendre, sous le nom de marais, non pas seulement ce que désigne le langage vulgaire, mais, dans un sens plus général, — *toute portion du sol alternativement couverte et abandonnée par les eaux et donnant lieu sous l'influence du dessèchement et de la chaleur au dégagement des miasmes qui engendrent la fièvre.* — Ainsi, marais, étangs, lacs, fleuves débordés, plages découvertes, embouchure des rivières, canaux, exfodiations, défrichements, déboisements, fossés, mares, ruisseaux, réservoirs même peuvent, — à titre égal et malgré les conditions les plus diverses, — devenir des foyers d'émanations miasmatiques où s'altèrent et se consument la santé et la constitution des individus et des populations entières qui y sont exposées.

Nous ne pouvons avoir la prétention de tracer ici le tableau des effets que produisent les effluves marématiques sur les êtres vivants.

Les habitants des marais ont une physionomie caractéristique et portent en quelque sorte la marque des tristes conditions au milieu desquelles ils vivent : sans parler de la misère qui les accable, leur constitution est, dès les premiers temps de leur naissance, profondément altérée par une cachexie spécifique caractérisée par une taille très-petite, un teint blafard, une mollesse particulière et une sorte de bouffissure des tissus, l'appauvrissement du sang, le développement exagéré du ventre, l'engorgement du foie et de la rate, la tendance aux hydropisies, l'état de langueur et de paresse de l'intelligence et du système nerveux tout entier.

Ce n'est pas seulement par cette altération lente des sources de la vie que se manifeste l'influence délétère des émanations marécageuses. — Elles engendrent les fièvres d'accès dont les diverses formes ont été attribuées aux différents degrés d'énergie des effluves qui varient suivant la nature des eaux, l'état des marais, la saison et le climat. — Nous ne pouvons examiner en détail les conditions du développement des effluves et leur mode d'action. — Qu'il nous suffise de dire que si l'homme peut en raison de sa force et de sa constitution résister aux miasmes, il ne peut s'habituer à leur influence et que contre eux il n'y a pas d'acclimatement possible.

Mais il ne faut pas oublier qu'il ne s'agit pas ici seulement d'une cause de maladie individuelle. La question est plus haute et plus vaste. C'est sur des populations entières que se fait sentir *la malaria*. — Les effluves des marais, portent la mort sur leur passage, déciment les enfants et les hommes, dépeuplent les cités (1) et rédui-

(1) L'influence marécageuse exerce une action fatale sur la population, et le résultat le plus habituel de sa persistance, dans une localité déterminée, est la dépopulation de cette localité. — Les villes de Brindes, Aquilée, Acerra en Italie, se sont éteintes. — En Bresse, la petite ville de Villars a été réduite à un petit groupe d'habitations. — Vic, au lieu de 8 à 900 maisons qu'il avait dans le XVIIIe siècle, en compte tout au plus trente. — Frontignan et d'autres villes des environs de Cette ne sont plus maintenant que des villages.

En général, dans les contrées marécageuses, comme dans la Sologne, la Brenne, la Bresse, le nombre de décès l'emporte sur celui des naissances,

sent dans une proportion effrayante la durée moyenne de la vie (1).

A de tels maux rien ne doit être négligé pour trouver un remède, et ce n'est pas trop, pour atteindre le but, des efforts réunis du pouvoir et de la science.

En effet, on ne saurait le dire trop haut, les moyens de combattre l'influence des marais sont du ressort de l'administration plus encore que de la science. Et si l'hygiène peut donner des conseils utiles sur la disposition des habitations exposées aux miasmes, sur l'importance des vêtements chauds et d'une nourriture fortifiante, sur les précautions à prendre touchant les heures et la durée du travail, enfin, sur l'efficacité préservatrice du tabac, du sel et des préparations de quinquina, aucun de ces moyens, il faut le reconnaître, n'atteint le mal dans sa source; et tous, il est permis de l'affirmer, échouent devant le défaut de ressources et l'absolu dénûment de la plupart des habitants des marais (2).

Aussi est-ce à des mesures plus radicales que la science doit demander la destruction du fléau marématique et à des travaux qui, pour n'être pas du domaine de la science, n'en ont pas moins pour nous le plus haut intérêt; car l'hygiéniste ne peut rester étranger à rien de ce qui peut contribuer à protéger la santé des hommes.

Moyens de neutraliser l'action malfaisante des émana-

et l'immigration seule entretient la population. — Une extrême dépopulation a toujours été remarquée dans les marais Pontins.

(1) La vie moyenne, d'après Fodéré, est, en Suisse, dans les terrains marécageux, de 26 ans, et dans les montagnes, de 46 ans. — En Bresse, il y a des localités où la vie moyenne n'est que de 22 ou même de 19 ans.

(2) Comment, en effet, défendre contre l'action destructive du pays qu'ils habitent, — de malheureux paysans qui gagnent *soixante centimes* par jour, et qui, avec cette somme, doivent loger, chauffer, éclairer, nourrir

tions marécageuses. — Règles hygiéniques. — Les unes sont relatives à l'habitation des contrées marécageuses et aux moyens propres à modifier la constitution des habitants, de façon à la rendre moins sensible à l'action des miasmes, — les autres aux améliorations qui ont pour but de faire disparaître ou d'atténuer le plus possible les foyers d'infection.

1° *Amélioration et destruction des marais.* — Il est des cas où l'influence marécageuse s'exerce d'une manière si fâcheuse et si incessante sur les habitants d'un pays, qu'il est nécessaire de se débarrasser des marais pour assainir une contrée. La loi autorise même, — en pareil cas, et après des enquêtes suffisantes, — les conseils municipaux à obliger les propriétaires à opérer le dessèchement des marais ou leur conversion en eaux vives, et à recourir même à la voie de l'expropriation.— Ces deux moyens, c'est-à-dire le dessèchement ou la conversion en eaux vives, sont les seuls, en effet, à l'aide desquels on puisse assainir une contrée marécageuse et faire disparaître les effluves qui l'infectent.

Je ne puis entrer dans aucun détail sur ces deux ordres de moyens ; mais ce que je puis affirmer, c'est que le dessèchement donne toujours de magnifiques résultats aux particuliers assez riches pour se livrer à ces travaux d'agriculture. — C'est une vérité déjà si ancienne, que les

et vêtir une femme et des enfants ? — C'est ici que l'on peut s'apercevoir que l'hygiène est plus facile en théorie qu'en pratique. — « Combien de fois, — dit un médecin hygiéniste, — n'ai-je pas été témoin, dans les excursions que j'ai faites en Sologne, de l'impossibilité de défendre le paysan de cette contrée contre l'action destructive du pays qu'il habite. J'ai vu des paysans, rongés par la fièvre, détruits par les miasmes, empoisonnés par les émanations marécageuses, me dire que depuis *six semaines* ils n'avaient mis un morceau de viande dans leur estomac. Ils se nourrissent de pain noir et de lait caillé, parce qu'ils ne peuvent acheter ni pain blanc, ni viande ? »

Grecs, autrefois, disaient d'un individu qui faisait fortune rapidement : *Il a desséché des marais.*

2° *Habitation des marais.* — Dans nos contrées tempérées, voici les précautions principales que doit prendre l'homme obligé de fixer sa demeure dans le voisinage d'eaux stagnantes, de lacs, de marais ou d'autres foyers d'émanations putrides :

Les habitations, les fermes, les villages devront être placés sur des hauteurs et à une élévation assez grande pour être, autant que possible, à l'abri des effluves marécageux (1). On consultera à cet égard la direction des vents habituellement régnants, afin de ne pas y exposer la façade des maisons et d'y placer le moins possible de portes et de fenêtres. — La maison elle-même, si on le peut, sera soustraite à la direction de ces vents qui ont traversé des marais avant d'arriver jusqu'à elle. — Les fenêtres et les portes seront fermées le soir de bonne heure, et on maintiendra, autant que possible, à l'intérieur, la sécheresse et la propreté. — Si on ne peut soustraire les habitations à l'action des vents qui viennent de traverser des marécages, on tâchera de les préserver de leur influence par des plantations d'arbres, des rideaux de peupliers qui, à mesure qu'ils grandissent, s'opposent avec efficacité à l'action des effluves.

Les vêtements devront être assez chauds, surtout le soir, et les tissus qui les constituent ne seront pas hygrométriques. Les vêtements en laine grossièrement tissés sont excellents sous ce rapport. — Les chaussures seront hautes et imperméables : les sabots de bois, dans lesquels

(1) La hauteur qu'atteignent les miasmes peut être estimée de 40 à 50 pieds dans nos climats tempérés ; elle est quelquefois plus élevée dans des contrées plus chaudes. — Une différence d'étages suffit à Rome pour atténuer, peut-être même pour enrayer leur action.

se mettent d'épaisses chaussettes feutrées, remplissent parfaitement cette indication.

L'habitant des lieux marécageux doit fuir avec soin l'humidité, la rosée du soir et celle du matin, la première pluie qui tombe après un certain temps de sécheresse, les ondées qui accompagnent les orages.

Pour l'individu occupé dans des lieux marécageux à des travaux physiques, ces travaux ne devront commencer qu'après le lever du soleil, pour être terminés immédiatement avant son coucher.— Le travailleur ne devra pas se placer sous le vent; c'est-à-dire que le vent qui doit le frapper portera sur le dos et non de face, ce qui favoriserait l'inspiration des miasmes. — Il faudrait, s'il était possible, faire des feux auxquels le paysan pourrait venir se réchauffer et détruire l'humidité qui pénètre ses vêtements.

Les soins habituels de propreté, les bains répétés, sont utiles et peuvent s'opposer à l'action des effluves. — Les anciens faisaient habituellement, pour s'opposer à l'action paludéenne, des onctions huileuses sur toute la surface du corps; peut-être avaient-ils raison. Car ces onctions, si elles ne diminuent pas l'activité de l'absorption pulmonaire, diminuent ou font même disparaître presque complétement celle de la peau; c'est une cause d'absorption de moins.

Les aliments suffisants, sains et substantiels (*bon pain, bonnes viandes rôties*), sont recommandés ; ils devront en même temps être toniques et légèrement stimulants (1). — L'usage très-modéré du vin, de l'eau-de-vie et des

(1) C'est surtout dans cette circonstance que le paysan se trouverait bien du régime Raspail, qui se compose de pot au feu bien salé, aromatisé d'un oignon blanc dans lequel sont implantés trois ou quatre clous de girofle, un peu de muscade, un bouquet de poireaux, céleri, cerfeuil, trois gousses

liqueurs, du café sans lait et non sucré, ont une grande utilité dans les localités marécageuses, — surtout si on ne porte pas leur usage jusqu'à l'abus. — On devra éviter d'employer, comme boisson aqueuse, l'eau qui provient des eaux stagnantes, celle des citernes, quelquefois même celle des puits, avant de les soumettre préalablement à l'ébullition et à l'aération, ou mieux encore à la filtration sur le charbon animal.

Le sommeil doit être suffisant; jamais il n'aura lieu en plein air. — Les émotions violentes et prolongées, les diverses causes d'épuisement, favorisant l'action paludéenne, devront, autant que possible, être remplacées par des conditions tout opposées.

Toutes ces conditions hygiéniques se résument en disant qu'il faut introduire le plus d'aisance possible parmi les habitants des contrées marécageuses.

Enfin, il est des cas dans lesquels on voit certains individus être repris à chaque instant, et en vertu d'une prédisposition en quelque sorte spéciale, d'accidents paludéens : il sera bien de les engager à changer de localité et à quitter un climat qui leur a été si funeste (1).

d'ail, une pincée de poivre, une feuille de laurier sauce et un oignon brûlé sous la cendre, très-peu de carottes et de navets, et abandonné ainsi à une lente ébullition pendant trois ou quatre heures; ou du gigot de mouton piqué d'ail à une assez grande profondeur.

(1) Ces conseils sont faciles à donner, mais difficiles à suivre. Tout le monde ne peut pas abandonner sa maison et son champ, son industrie et l'avenir de sa famille. Pour le pauvre, — riche seulement de nombreux enfants, — il y a impossibilité de fuir ce pays fatal.

§ 15. — *Des habitations. — Choix d'une habitation. — Inconvénient pour la santé d'une habitation malsaine. — Comment on peut augmenter l'insalubrité d'une maison.*

L'habitation, dans les sociétés civilisées, est le lieu qui sert d'abri, soit à l'homme seul, soit à l'homme en famille, soit à l'homme, d'une manière accidentelle ou permanente, associé à un plus ou moins grand nombre de ses semblables; 1° à l'état de santé; 2° à l'état de maladie. — L'habitation doit protéger efficacement l'homme contre les variations et les intempéries de l'atmosphère, selon les pays, selon les usages, selon les saisons. Elle doit sauvegarder la santé, et s'opposer, par sa bonne disposition, à tout ce qui peut engendrer, entretenir ou communiquer des germes de maladie. (*Vernois*).

Habitations privées. — L'habitation offre à considérer : 1° son emplacement et son mode de construction ; — 2° sa dimension, sa distribution intérieure et ses annexes; 3° les objets qu'elle renferme ; — 4° son mode de ventilation, de chauffage et d'éclairage.

Habitations sur les lieux élevés (collines ou montagnes). — Ce sont en général des circonstances indépendantes de la volonté qui fixent le choix d'une habitation dans un pays de plaine ou dans un pays de montagne ; mais on choisira, — quand ce sera possible, — un emplacement d'une élévation moyenne, circonstance aussi avantageuse dans les villes, où l'air circulera plus libre et plus pur — que dans les campagnes, où l'on sera plus sûrement à l'abri de ces miasmes que développe l'humidité malsaine entretenue par les cours d'eau, les mares, les chemins creux. — On peut presque affirmer d'une manière générale, que le degré de salubrité des établissements ou des villes est en rapport avec l'échelle d'élévation des localités.

D'un autre côté, dans les montagnes proprement dites, la vivacité et peut-être la pureté même de l'air ne peuvent pas toujours être supportées par ceux qui n'en ont pas contracté l'habitude dès l'enfance, et la nécessité de gravir et de descendre sans cesse des plans fortement inclinés peut avoir par elle-même de graves inconvénients.

Habitations dans les vallées. — La salubrité des habitations placées dans les vallées varie suivant les conditions que présentent ces dernières. — Les vallées très-étroites, encaissées par de hautes montagnes, sont en général malsaines, parce que l'air ne s'y renouvelle que par les couches les plus supérieures, les inférieures restent chaudes et humides. — Certaines autres vallées sont au contraire très-salubres, parce qu'elles ont une température douce, plus constante, et qu'elles sont préservées des vents du nord.

Exposition des habitations. — L'exposition d'une habitation est importante à considérer. Cependant il est impossible d'établir à ce sujet des règles absolues, presque tout étant relatif et dépendant des circonstances de climat ou de localité. Seulement on doit partout avoir égard aux conditions suivantes : le soleil, les vents qui règnent habituellement, et la nature des localités environnantes.

Ainsi on a remarqué que dans les pays septentrionaux ou élevés, les ouvertures des habitations regardent en général le midi, tandis que les peuples méridionaux, surtout dans les vallées, ont les portes de leurs demeures dirigées vers le Nord. — Cependant une exposition mixte, telle que le sud-est, sera souvent préférable. — Dans nos contrées, on peut réunir ces divers avantages en faisant la maison double et en habitant alternativement, selon la saison, l'un ou l'autre côté.

Dans nos climats, on doit, autant que possible, éviter l'exposition de l'ouest. — Hippocrate avait déjà signalé les inconvénients des vents d'ouest qui arrivent en Europe, chargés du froid humide qu'ils ont puisé sur de vastes mers, et qui exposent les ouvertures des habitations à recevoir le plus directement possible les pluies qui les accompagnent ordinairement.

On prendra en considération, dans les pays de montagnes ou simplement accidentés, les directions locales que donnent aux vents les gorges, les vallées, les abris que l'on peut trouver au penchant d'une montagne ou d'un coteau.

Les conditions de salubrité des pays voisins seront également observées.

Habitations dans le voisinage des marais. — On évitera de se tenir *sous le vent* de marais, d'étangs, de ruisseaux propres à développer des fièvres intermittentes. Les miasmes paludéens sont souvent portés à de grandes distances; il importe dans ce cas, par la direction des fenêtres de l'habitation, ou seulement en s'abritant à l'aide d'un coteau ou d'un pli de terrain, de se tenir le moins exposé possible aux vents qui pourraient souffler dans une telle direction.

On évitera avec grand soin le voisinage immédiat des canaux, des ruisseaux torrentiels dont le lit se resserre et s'étend alternativement, des rivières à fond plat et parallèlement irrégulier, des prairies soumises aux irrigations. Si les miasmes nuisibles des étangs et des contrées marécageuses s'étendent quelquefois au loin, on remarquera que les miasmes développés par des eaux courantes en suivent presque toujours les bords de très-près.

Habitations à proximité des cours d'eau et des ruisseaux. — La proximité des eaux courantes, des rivières est fort recherchée et elle est exempte d'inconvénients lorsque les eaux sont encaissées et assez abondantes pour que jamais les rives ne soient transformées en marais. Il faut aussi que les habitations soient assez éloignées et élevées pour être à l'abri des brouillards qui, pendant l'automne et l'hiver, se forment souvent au-dessus des cours d'eau. (*Fleury.*)

Habitations dans le voisinage des forêts et des bois. — On a beaucoup discuté pour établir si le voisinage des forêts, des arbres d'une grande dimension est oui ou non une condition de salubrité pour les habitations. Nous n'hésitons pas à répondre par l'affirmative, sous la réserve que l'habitation sera placée sur un plateau élevé et que les arbres en seront suffisamment éloignés pour ne pas intercepter la lumière, mettre obstacle au renouvellement de l'air, entretenir une humidité fâcheuse, et couvrir le sol de débris destinés à subir la décomposition putride. Parfois les grands rideaux de verdure exercent une influence très-heureuse, en abritant les habitations contre les vents froids et humides, les émanations marécageuses. (*Fleury.*)

Sol sur lequel reposent les habitations. — Matériaux qui entrent dans leur composition. — Le sol étant en général par lui-même ou par suite des pluies, de la fonte des neiges ou des infiltrations, un foyer d'humidité, il faut, pour la conservation des édifices et pour la santé de ceux qui les habitent, que les logements en soient le plus isolés possible. — Le meilleur moyen est d'employer pour les fondations, des matériaux secs et non hygrométriques, — et de construire sur des caves. Lorsque cette dernière précaution n'aura pas été prise, on devra exhausser le rez-de-chaussée, et établir autour de la maison des moyens d'écoulement aussi complets que possible de l'eau pluviale.

Nous ne parlerons pas ici de ces habitations souterraines, où vivent les ouvriers dans plusieurs villes industrielles ; toutes les habitations souterraines ont pour caractères communs, quoique à divers degrés, d'être humides, privées de lumière et d'une aération insuffisante; or, nous avons dit déjà quelles sont les conséquences de conditions hygiéniques semblables, et nous n'avons pas à revenir sur ce sujet. — Mais, dans les campagnes, il est un grand nombre de manouvreries et même de fermes qui sont assises sur le sol à peine battu. Il est aisé, au moyen d'un carrelage bien uni, supporté par un lit de cailloux aussi épais que possible, de remédier à peu de frais à ce vice de construction.

Il faut que les matériaux d'une maison bien construite au point de vue sanitaire aient une grande solidité et soient d'une qualité excellente. — Quelques villes doivent à leur voisinage de carrières estimées un très-grand avantage; plusieurs n'ont pas le choix. — Les pierres doivent être dans un bon état hygrométrique, et être de mauvais conducteurs du calorique : si les murs sont trop minces, ils n'ont pas une résistance suffisante; s'ils ont une trop grande épaisseur, ils restent longtemps humides. — De tous les matériaux avec lesquels on peut les construire, les pierres calcaires sont les meilleures, au moins quant à la solidité.

Les constructions en pierres de taille dures, en briques bien cuites unies au moyen du ciment ou d'un bon mortier de chaux hydraulique, sont toujours préférables à celles qui sont faites avec des pierres molles et poreuses qui absorbent très-facilement l'humidité. — La terre à pisé ne présente pas de conditions d'insalubrité particulière.

L'emploi du plâtre (sulfate de chaux) doit être proscrit dans les logements humides, car il favorise le salpêtrage, — c'est-à-dire qu'il se transforme plus ou moins complétement en nitrate de chaux, et augmente encore l'humidité primitive.

On revêt d'un enduit les murailles soit à l'extérieur, soit à l'intérieur. — A l'extérieur elles sont blanchies, tantôt à la chaux, tantôt au plâtre, et quelquefois couvertes d'un enduit à l'huile, — le plus cher, mais le plus propre et le plus durable de ces récrépissages. Ce dernier est employé dans quelques villes de la Hollande et de la Belgique; il résiste beaucoup à l'action de l'air et de la fumée, et les pluies le nettoient au lieu de l'altérer. — Un bon entretien de récrépissage extérieur des murs est une condition importante, non-seulement de bien-être et d'embellissement, mais encore de salubrité.

Il est important qu'à l'entretien des appartements les murailles soient recouvertes de tentures de papier, d'étoffe ou de boiseries.

Les parties carrelées, dallées ou pavées, doivent être, en outre, lavées d'autant plus souvent, que l'écoulement des eaux et l'accès de l'air extérieur seront plus faciles; les planchers et les escaliers de bois doivent être essuyés après le lavage. — Le lavage, lorsqu'il entraîne à sa suite un état permanent d'humidité, est plus nuisible qu'avantageux. — Le plus ordinairement l'eau suffit pour ces lavages; mais, dans les circonstances d'infection et de malpropreté invétérées, il faut ajouter à l'eau environ 1 pour 100 de son volume d'eau de javelle.

Maisons neuves. — Nous ne saurions passer sous silence les inconvénients ou plutôt les dangers qui peuvent résulter de l'habitation de maisons trop récemment construites. — Frank demandait une loi qui défendît l'habitation des maisons, avant un an, à partir du jour où elles sont achevées. — L'épaisseur des murs, la nature des matériaux employés, les saisons traversées, peuvent faire varier le temps nécessaire pour qu'une maison neuve puisse être habitée sans inconvénient. Il n'est guère possible d'établir de règle rigoureuse sur ce sujet.

En résumé,— dit un écrivain, — « l'élévation des lieux tend à conserver la vie humaine. Ainsi, au physique comme au moral, rapprochez-vous de Dieu.

« Le choix d'un site, lorsqu'on a la liberté de choisir, est le premier point à décider. Quant à moi, je ne placerais mon habitation ni sur une montagne, ni dans une vallée basse. Ici je redouterais l'humidité, source éternelle de nos maladies ; là, les inconvénients opposés d'un air vif et raréfié qui fatigue les poumons et épuise le sang. Je fuirais par-dessus tout le voisinage des marais et des eaux stagnantes, dont les émanations produisent les fièvres et leurs suites funestes. Je me déciderais, en conséquence, pour un plateau découvert et d'élévation médiocre, ou pour quelque versant dont le pied serait baigné par une rivière. Suivant le précepte de l'utopiste Fourrier, dont les rêves valent quelquefois des pensées, ma maison n'aurait jamais plus de deux étages. Les principales façades, percées de larges fenêtres, en seraient exposées, l'une au levant, l'autre au couchant. Enfin, des caves voûtées, dont les Bourguignons et les Francs-Comtois connaissent si bien l'utilité intrinsèque, me garantiraient la sécheresse de mon rez-de-chaussée, dont l'aire dominerait au reste le sol d'un bon mètre. Croyez-moi, la chaumière la plus chétive, construite sur ces données, sera pour le moins aussi salubre que les châteaux des rois. » (*Bonvalot.*)

2° *Dimension, distribution et annexes de l'habitation.*—

Les dimensions de la chambre destinée à l'habitation ordinaire, — et surtout au coucher, — sont de la plus haute importance à régler. — Les effets fâcheux qui peuvent en résulter augmentent encore, — si à l'espace trop étroit vient s'ajouter la privation de la lumière solaire directe, et si, daus ce même espace, sont accumulés des meubles qui diminuent d'autant la quantité d'air respirable contenue dans la chambre.

D'après de bons observateurs, l'habitation d'un seul homme dans une chambre trop étroite vicie l'air, par l'accumulation du produit de l'exhalation pulmonaire, — et elle peut être ainsi l'occasion du développement de de diverses maladies, notamment de la fièvre typhoïde.

Dans d'autres circonstances, et surtout lorsqu'il s'agit de jeunes sujets dont le travail de formation n'est pas achevé, l'habitation, et surtout le coucher dans un espace trop étroit, vicient l'air et déterminent la production de la maladie scrofuleuse avec toutes ses conséquences (tuberculisation des divers organes, maladie des os, etc.).

L'habitation dans un lieu trop étroit favorise encore le développement des maladies épidémiques chez les individus qui les occupent, et lorsque ces maladies sont une fois produites, elle en augmente la gravité. — Enfin, les chambres étroites sont pernicieuses pour les sujets atteints de maladies chroniques du poumon et du cœur : ils ne peuvent y respirer librement.

On peut dire qu'il est nécessaire de fournir, en moyenne, — à l'homme 10 mètres cubes d'air par heure. — Cette quantité peut être fournie dans une chambre petite, par une ventilation bien entendue, —, ou dans une chambre plus vaste, par la grande étendue de la pièce elle-même. Pour les dimensions de cette dernière, — en supposant qu'il s'agisse d'une chambre à coucher, dans laquelle il est, en général, difficile d'établir une ventilation régulière, et en admettant la nécessité d'un sommeil de huit heures de la part de l'individu qui l'occupe, il faudrait donner à cette pièce une dimension de 80 à 90 mètres cubes, déduction faite des meubles qui peuvent la remplir. — En général, les dimensions convenables à donner à une chambre d'habitation sont 3 mètres à 3 mètres 50 centimètres d'élévation, et 4 mètres de longueur et de largeur.

Portes. — Les portes doivent être assez grandes, et situées en face des fenêtres, ou bien vis-à-vis de la cheminée. Cette disposition favorise le courant d'air qu'il est indispensable d'établir dans certaines circonstances. — Une porte trop bien jointe s'oppose souvent à l'établissement de la prise d'air nécessaire pour l'alimentation d'un poële ou d'une cheminée. Cette clôture parfaite est assez rare, et il n'y a guère que les doubles portes qui remplissent cette condition. — Les doubles portes doivent être rejetées toutes les fois qu'il n'existe pas, dans un autre point de la chambre, une prise d'air suffisante pour le renouvellement de son atmosphère.

Croisées. — Les croisées ne doivent être ni trop petites ni trop basses, ni situées à une distance trop éloignée du plancher ou du plafond. — Les proportions convenables à donner à une fenêtre dépendent de la grandeur de l'appartement et du nombre d'ouvertures existant dans la pièce. On peut considérer comme avantageuse l'élévation de la croisée à 33 ou 45 centimètres au-dessus du sol, et sa terminaison à 33 centimètres du plafond. Ces dimensions suffisent pour laisser pénétrer la lumière solaire, à moins toutefois que la croisée ne prenne jour sur une rue ou sur une cour étroite. — Les fenêtres dites en tabatière, et celles disposées en coulisse, sont destinées à disparaître sous l'influence des progrès de la civilisation et de l'hygiène, pour céder partout la place aux croisées qui s'ouvrent latéralement.

L'exposition des fenêtres, lorsqu'on est libre de l'établir où l'on veut, doit être, — dans nos contrées, — celle de l'est. L'exposition au nord est trop froide en hiver, et celle du midi trop chaude en été.

N'habitez, — dit Raspail, — ni le rez-de-chaussée, à cause de son humidité, ni l'entresol ou la mansarde, à cause de leur peu d'élévation, qui vous expose à ne respirer que l'air dégagé de vos poumons; mais des pièces à cheminée, à plafond élevé et à larges croisées percées au levant ou au midi.

Caves. — Il y a peu de choses à dire des caves sous le rapport de la salubrité. Cependant il est bon d'insister sur l'utilité des soupiraux. On voit encore aujourd'hui construire des maisons dont les caves n'ont aucune communication avec l'extérieur. Sans parler des inconvénients d'une telle disposition pour la conservation des différents objets contenus dans les caves et des fondations de l'édifice lui-même, cela peut devenir, en cas d'incendie, de dégagement de gaz insalubres, de fuite de fosses d'aisances ou des égouts, la cause d'accidents graves pour les individus qui viendraient à s'y exposer.

Les auteurs du *Traité de la salubrité dans les grandes villes* signalent les dangers d'une autre nature qui peuvent résulter de ce que l'escalier qui conduit dans la cave n'est point suffisamment clos; dans des maisons mal éclairées, on a vu des personnes rentrant à la nuit se précipiter dans ces escaliers, et faire des chutes mortelles.

Cuisines. — De toutes les pièces d'une maison, les plus malsaines ordinairement sont les cuisines, — dit un rapport au conseil de salubrité. En général, elles sont mal éclairées, mal ventilées; on y brûle du charbon dont la vapeur se répand partout et finit par attaquer la santé des personnes qui y vivent constamment; cependant il n'y a pas de pièces où la ventilation soit plus facile, où l'on puisse, par conséquent, obtenir plus de salubrité, — ainsi que l'a si bien pensé M. d'Arcet, qui a donné la description d'une cuisine parfaitement à l'abri de toute émanation dangereuse. Il suffit de placer les fourneaux sous une hotte communiquant avec celle du foyer principal et dont l'ouverture soit calculée de manière à former un courant d'air énergique et à entraîner les exhalaisons du charbon.

Il faut aussi donner à ces pièces l'étendue la plus grande possible, dans toutes les dimensions, — et y placer un dallage en pierre, plutôt qu'un plancher en bois.

Il faut encore que les pierres d'évier aient une déclivité suffisante, qu'elles soient garnies à leur extrémité ouverte d'une grille qui laisse couler facilement les eaux ménagères. C'est surtout dans l'intérieur des appartements qu'il ne faut pas permettre les dépôts de matières organiques en état de fermentation : ce sont autant de foyers d'infection qu'il faut éloigner de nos demeures.

On a conseillé de blanchir à la chaux les murs des cuisines au moins une fois tous les deux ans; leurs murs s'imprègnent facilement de fumée et des émanations dont s'accompagne la fermentation des substances alimentaires.

Latrines. — Les latrines méritent une attention toute particulière. — Dans un grand nombre de villages et d'habitations rurales, il n'y a pour toutes latrines qu'un trou creusé en terre, ce qui laisse toute facilité pour se dégager, aux émanations qui en proviennent.

Dans les villes, chaque appartement a ses latrines spéciales, qui sont presque toujours une source incessante d'incommodités.

Nous devons ajouter à notre honte, — dit M. Fleury, — que la France est peut-être de toutes les contrées de l'Europe, celle où l'on accorde le moins de soins, à la disposition et à la propreté des cabinets d'aisance. Les étrangers expriment, avec raison, leur étonnement et leur dégoût à la vue des ignobles latrines que l'on trouve, même à Paris, dans la plupart des hôtels garnis, dans les théâtres et même dans beaucoup de maisons particulières.

Voici les dispositions les plus favorables à prendre, — sinon pour détruire complétement, du moins pour réduire au minimum les inconvénients attachés aux émanations des latrines.

Les cabinets d'aisance doivent être, — autant que possible, — isolés et éloignés de l'appartement, des chambres à coucher, des pièces dans lesquelles on se tient habituellement; il est bon qu'ils soient largement éclairés par une ou deux fenêtres, afin qu'on puisse les ventiler aisément.

Trop souvent encore les siéges ne présentent qu'une large ouverture mal bouchée par un couvercle en bois, et il est fort à désirer que l'usage des cuvettes en faïence, — dites *cuvettes à l'anglaise*, — devienne général. Ces cuvettes doivent livrer un écoulement facile aux matières et être fermées soit par un tampon, soit, — ce qui est bien préférable, — par une soupape métallique à bascule; un important perfectionnement consiste à mettre la cuvette en communication avec un réservoir rempli d'eau.

Les cuvettes communiquent avec la fosse par un *tuyau de chute* qui doit être en fonte ou en tôle bitumée, et non en poterie, afin d'éviter les émanations ou même les infiltrations qui s'opèrent par les joints et par les fissures. — On doit donner un soin particulier aux points de jonction et de soudure.

Lorsque les tuyaux de chute parcourent un trajet considérable, il est utile de les isoler dans un coffre en plâtre, ouvert d'une part dans la fosse et, d'autre part, au-dessus du toit à une hauteur qui dépasse celle des cheminées les plus élevées.

Si, malgré l'emploi de toutes ces précautions, il y avait encore dégagement d'odeur, il faudrait avoir recours aux lavages avec les chlorures désinfectants.

On fait, depuis quelques années, un assez fréquent usage de chaises percées, de siéges mobiles et portatifs placés dans des cabinets voisins des chambres à coucher; mais ces meubles ont de nombreux inconvénients, malgré l'usage des poudres dites désinfectantes, et certaines dispositions qui permettent de séparer les matières solides des liquides.

Il n'est point hors de propos de parler ici d'une tradition des écoliers paresseux qui passent une partie des heures de classe dans les lieux d'aisance. Tandis qu'ils croient ainsi échapper à la surveillance des maîtres, au travail, et qu'ils s'abandonnent à des habitudes que la fainéantise seule conseille, que l'hygiène et la morale réprouvent également, ils compromettent leur santé de la manière la plus grave : rarement ils échappent aux maux d'yeux, aux douleurs de tête, aux maladies de poitrine et de l'estomac. La laideur et la mauvaise santé sont le châtiment infaillible de leur déplorable conduite. (*Ancelon.*)

Escaliers. — Les escaliers sont une des parties les plus importantes des habitations privées. Cette importance est plus grande encore quand il n'existe pas de cours intérieures. — Un des principaux usages des escaliers est de contenir une vaste colonne d'air, — en quelque sorte mobile, — se renouvelant facilement, et dans laquelle les appartements intérieurs viennent puiser une partie de l'air qui leur est nécessaire, et quelquefois même la lumière. — On doit donc rechercher dans un escalier l'espace, l'étendue, une bonne construction, une pénétration et une sortie faciles de l'air. On ne saurait trop recommander à cet égard des fenêtres larges, hautes, aussi nombreuses que possible, et qui restent ouvertes une partie de la journée, surtout à l'époque de la belle saison.

Cours. — Une cour est un espace libre ménagé dans l'intérieur de la maison pour distribuer aux appartements qui s'ouvrent de ce côté l'air atmosphérique et la lumière solaire; elle remplit d'autant mieux cette fonction qu'elle a plus de surface. Vastes et bien percées les cours donnent un accès facile au soleil et à l'air, surtout si elles ne sont pas environnées de murailles trop élevées; mais telle n'est pas leur disposition ordinaire. Comme leur étendue est prise aux dépens de la capacité des appartements, les entrepreneurs, — surtout dans les villes, — les font presque toujours aussi petites que possible, et ils les entourent de murs d'une très-grande hauteur. Ainsi rétrécies elles sont obscures, humides, malsaines, et deviennent une espèce de cloaque dans lequel stagne un air lourd et infect. Beaucoup sont tellement exigües qu'elles ne présentent pas en surface le dixième de celle des bâtiments environnants. — Larges et bien disposées, les cours sont un élément puissant de salubrité pour les maisons; — trop étroites et sombres, elles deviennent une cause d'insalubrité.

Lorsqu'il n'existe pas de cour, l'allée d'entrée, — qui

conduit de la porte au bas de l'escalier, — doit, autant que possible, être large, aérée, claire, et donner un passage facile à la colonne d'air qui va renouveler celui de la cage de cet escalier.

La porte d'entrée, — lorsqu'il n'y a qu'une allée sans cour, — doit donner passage à l'air. — On obtient ce résultat à l'aide d'un grillage en fer qui tient la place des panneaux.

Ecuries, — étables, — poulaillers. — La plupart de ces annexes de l'habitation sont mal construites, trop petites, trop peu aérées. Elles laissent presque toujours dégager dans les cours où elles existent une odeur extrêmement désagréable, — et quelquefois infecte. — Les préceptes hygiéniques à observer, — lorsqu'on ne peut remédier à leur mode de construction, — sont les suivants :

1° Renouveler l'air aussi souvent et aussi largement que possible ;

2° Enlever chaque jour les fumiers, — qui ne devront pas séjourner non plus dans les cours ;

3° Multiplier les lavages à grande eau.

On devra surtout éviter d'y enfermer un nombre d'animaux plus considérable que celui que comporte l'espace dont on peut disposer. — Quand on pense qu'il faut aux bœufs et aux chevaux cinq à six fois plus d'air qu'à l'homme, — puisque leurs poumons ont cinq à six fois plus de capacité que les nôtres, et qu'on voit les logements étroits où on les confine, l'on cesse d'être surpris de voir si souvent ces pauvres animaux chétifs ou malades.

Eaux ménagères. — Les eaux ménagères sont celles qui proviennent des reliquats des nombreux usages domestiques auxquels l'eau est employée.

Il est très-important de ne pas laisser accumuler les eaux ménagères dans l'intérieur des habitations, — particulièrement pendant la saison chaude; car elles exhalent l'odeur infecte et caractéristique des matières animales et végétales en décomposition. — Cette odeur, pénétrant dans les appartements, y produirait, sinon des accidents positifs et bien déterminés, du moins une incommodité extrême.

Les ruisseaux des cours et passages qui reçoivent les eaux ménagères et les conduisent à ceux de la rue, doivent être exécutés en pavés, pierres ou fonte, suivant les dispositions locales. — Les joints doivent être faits avec soin et les pentes régulières de manière à permettre des lavages faciles et empêcher toute stagnation d'eau.

Les cuvettes destinées à l'écoulement de ces eaux doivent être garnies de *hausses* ou disposées de telle sorte que les eaux projetées à l'intérieur ne puissent jaillir au dehors. — Il faut bien se garder de refouler à travers les ouvertures de la grille qui se trouvent au fond des cuvettes, les fragments solides dont l'accumulation ne tarderait pas à produire l'engorgement des tuyaux. — Quand les tuyaux sont extérieurs, il convient de s'abstenir, pendant les gelées, d'y verser les eaux ménagères; l'engorgement et quelquefois même la rupture de ces tuyaux pourraient en être la conséquence. — Enfin, lorsque l'orifice de l'un de ces tuyaux aboutit à une pierre d'évier placée dans une chambre ou dans une cuisine, on doit le tenir soigneusement fermé par un tampon ou par un syphon. — Il y a toujours avantage à diriger les eaux pluviales dans les tuyaux de descente de manière à les laver. Dans tous les cas, lorsqu'ils exhalent une mauvaise odeur, on doit les désinfecter avec de l'eau contenant au moins 1 pour 0/0 d'eau de javelle.

Une des pratiques les plus fâcheuses dans les usages domestiques, c'est celle de vider les urines dans les plombs d'écoulement des eaux ménagères. Il serait à désirer que cette habitude cessât partout où elle existe.

3° — *Objets placés dans l'intérieur des habitations privées : 1° Végétaux, fleurs.* — Les végétaux et les fleurs placés dans une chambre peuvent exercer deux actions différentes. — L'une consiste dans l'influence produite sur l'homme par l'acide carbonique qu'ils exhalent pendant la nuit, — et l'autre dans celle déterminée sur lui par les émanations odorantes.

L'air s'altère par la respiration des végétaux et par les émanations odorantes des fleurs. — Mais il y a une distinction importante résultant de l'exposition des premiers au soleil ou à l'ombre.

Les végétaux, — arbres, arbustes ou plantes, feuilles ou fleurs, — vivent d'air, et dénaturent la composition de l'atmosphère à la manière de l'homme et des animaux.

Mais, tandis que les fleurs vicient l'air constamment, sans interruption et dans toutes les circonstances (en absorbant l'oxigène et en exhalant de l'acide carbonique), les feuilles, au contraire, ou les parties vertes, ne produisent ce résultat que la nuit, ou à l'ombre, et jouissent de l'heureux privilége de purifier l'air, de l'assainir (en dégageant de l'oxigène), tout le temps qu'elles sont soumises à l'action des rayons solaires.

Les plantes cultivées dans des cours ou sur des fenêtres que le soleil ne visite pas, celles qui sont renfermées, la nuit, dans des chambres à coucher, sont donc nuisibles à la santé.

Les plantations de nos promenades publiques, placées dans des lieux largement accessibles au soleil, ne constituent donc pas seulement un agrément, mais une mesure d'hygiène; et ce que je viens de dire doit faire comprendre qu'il n'est pas bon de rechercher leur ombrage après le coucher du soleil. (*Fonteret.*)

Il existe dans la science de nombreux exemples d'accidents produits par les odeurs végétales. Ces accidents, — plus communs chez les femmes nerveuses et impressionnables, — ont été observés très-souvent : ils consistent dans la céphalalgie, les vertiges, les éblouissements, les syncopes, les spasmes nerveux et des attaques hystériformes, enfin l'asphyxie.

La conclusion est qu'il faut proscrire d'une manière absolue la présence des végétaux, — et surtout des fleurs odorantes, — dans une chambre habitée, la nuit surtout, même quand il existe un facile renouvellement d'air.

2° *Animaux.* — Les animaux, tels que chiens, chats, lapins, poules, pigeons, etc., etc., placés dans l'intérieur des appartements altèrent l'atmosphère d'une manière analogue à l'homme; souvent même, quand ils sont de grande taille, la viciation qu'ils produisent est presque aussi forte. — Il est nécessaire de tenir compte de cette circonstance, et d'exiger une capacité plus grande de la chambre dans laquelle on veut faire coucher un chien, ou un chat, — par exemple, — à côté de soi. Il est préférable, toutefois, de ne pas contracter cette habitude, et de reléguer les animaux vivants dans des pièces autres que celles où l'on habite (1).

(1) Il peut se faire, en outre, que chez ce chien la rage vienne à se développer, soit spontanément, soit à la suite de la morsure d'un autre chien, morsure qui aura échappé à l'observation du maître. Or, il existe des exemples nombreux dans lesquels les chiens, devenus enragés de cette manière, se sont jetés sur leur maître, et lui ont communiqué la rage par morsure. Cette dernière considération devrait tout à fait empêcher l'homme de faire coucher des chiens auprès de lui.

Il est un usage généralement suivi en France dans les fermes, les établissements d'agriculture, ainsi que dans les grandes écuries où sont logés des chevaux en nombre considérable, c'est celui d'y faire coucher un ou plusieurs garçons d'écurie. — Indépendamment des maladies contagieuses qu'ils peuvent y contracter, — et dont il a été question, — le choix d'un tel coucher a tous les inconvénients attachés aux conséquences de l'encombrement et à la viciation de l'air par renouvellement insuffisant.

3° *Aliments conservés dans l'habitation.* — Ils ne sauraient avoir d'autres inconvénients que ceux qui résultent de leur putréfaction. On sait que tout corps qui se décompose laisse dégager dans l'air des vapeurs qui le corrompent : or, dans les pièces qui servent à la fois de chambre à coucher, de cuisine et d'atelier, que de corps sont sans cesse en putréfaction. — Des os, des restes de poissons ou de légumes empoisonnent l'air de ces chambres. — Il est d'une bonne hygiène de faire rejeter des habitations privées tout aliment corrompu et capable d'altérer l'air par les émanations putrides qui s'en dégagent. — Il faut aussi porter immédiatement dans la rue tous les restes de légumes, afin d'éviter les effets nuisibles de leur fermentation.

4° — *Ventilation. — Chauffage et éclairage des habitations.* — 1° *Ventilation, aération.* — L'économie intérieure de tous les bâtiments, de tous les édifices, des marchés, des usines, des ateliers, serait imparfaite et nuisible souvent à ceux qui y vivent, si, concurremment avec toutes les conditions qui en assurent la solidité, la propreté, qui en écartent le bruit, les odeurs et la fumée, elle n'était pourvue d'un bon système de *ventilation* ou d'aération. En hygiène... l'air est à la fois, comme l'eau, un aliment et un agent de désinfection ou de purification.

Il faut donc s'inquiéter partout de sa nature et de sa quantité, et savoir le distribuer avec intelligence. Le renouvellement de l'air peut être obtenu de diverses manières et est principalement indispensable là où se trouvent réunis beaucoup d'individus, donnant lieu à de la chaleur et à des miasmes, soit par eux-mêmes, soit par les matières qu'ils travaillent (ateliers, usines), ou par suite de leurs maladies (hôpitaux), ou dans des lieux destinés à recevoir les immondices ou les matières excrémentiticlles (cabinets d'aisance); cette ventilation peut être *produite naturellement*, c'est-à-dire sans appareils spéciaux, ou *artificiellement*, à l'aide de machines qui déterminent des courants, ou qui injectent des quantités d'air frais et pur là où l'air était devenu impropre aux usages faciles et ordinaires de la respiration. — Dans le premier cas, ménager des ouvertures *opposées*, dont le diamètre sera en rapport avec le cubage des pièces. — Selon leur disposition et les besoins spéciaux, diriger le courant de bas en haut, ou de haut en bas, par de simples ouvreaux ou des cheminées d'appel ou d'aération, — faire qu'il soit permanent, et qu'on puisse en graduer la vitesse et le volume, à l'aide de ventilateurs bien construits, appliqués aux portes ou aux murs ou aux carreaux. — Tel est, dans la grande majorité des cas, le meilleur moyen de ventiler les appartements; mais, quand il s'agit de produire de grands et de constants effets, dans des établissements publics, présentant des surfaces étendues et multipliées, l'aération réclame en général des appareils particuliers, et ces appareils sont souvent les mêmes que ceux qui servent au *chauffage*. (*Vernois.*)

2° *Chauffage artificiel. — Procédés de chauffage. — Combustibles.* — L'emploi de la chaleur artificielle, — soit qu'il ait pour objet l'entretien d'une température égale dans les habitations, — soit qu'il s'applique aux procédés variés de l'industrie, — est une de ces nécessités de la vie de l'homme qui n'ont besoin ni d'explications ni de commentaires. — Mais on comprend qu'il constitue, au point de vue de la santé, l'une des influences les plus considérables, — l'une de celles qu'il importe le plus de régler et de diriger. — L'hygiéniste ne saurait donc rester indifférent au choix des différents appareils de chauffage et aux progrès récents qui se sont accomplis dans cette branche de l'art des constructions. — Nous n'envisagerons ici cette étude que dans sa plus grande généralité, et uniquement en ce qui touche la salubrité, laissant de côté les développements théoriques, pour nous attacher aux applications spéciales des divers modes de chauffage dans les habitations.

Les conditions de salubrité que l'on doit exiger de tout système de chauffage résident : 1° dans l'élévation suffisante de la température; 2° dans l'absence d'altération de l'air soit par sécheresse, soit par mélange de gaz délétères ou de fumée; 3° dans un renouvellement de la masse d'air qui fournit à la combustion. — Enfin, pour ne pas négliger la question économique, qui a par elle-même une si grande importance, il faut s'attacher à obtenir des combustibles employés et à utiliser la plus grande somme de chaleur possible.

Les appareils de chauffage sont : 1° les simples fourneaux; 2° les cheminées; 3° les poêles; 4° les cheminées-poêles; 5° les calorifères à air chaud, à vapeur ou à eau chaude.

1° Le chauffage par les *fourneaux*, où l'air ne s'échauffe qu'en se mélangeant directement aux produits de la combustion, et par conséquent en s'altérant profondément, présente les plus grands dangers, et doit être proscrit. —

Le *brasero* espagnol est un appareil de ce genre, et n'est pas exempt de ces inconvénients. On les rencontre à leur plus haut degré dans ces mansardes étroites du pauvre dépourvues de cheminées, et où la préparation des aliments se fait sur un simple réchaud ou fourneau, à la vapeur du charbon ou de la braise. Il ne se passe pas d'années que les plus funestes accidents ne viennent montrer le danger de ces brasiers, d'où s'échappent les gaz les plus délétères, et qui, malgré cela, sont usités comme moyen de chauffage mobile par des personnes aisées.

Les *chaufferettes* à l'aide desquelles beaucoup de femmes, — surtout les femmes âgées, — se chauffent les pieds, sont proscrites depuis longtemps par les hygiénistes, comme pouvant amener des accidents de toutes sortes. — Souvent des femmes ont été asphyxiées par le gaz qui se dégage de la braise qu'on met dans ces chaufferettes. Celles qui sont découvertes, et dont font usage toutes les femmes de nos halles, — et les femmes de la campagne, — ont le même inconvénient, et de plus celui de pouvoir mettre le feu aux vêtements et occasionner des brûlures. — Les meilleures chaufferettes, — les seules qui puissent être tolérées, — sont celles chauffées à l'aide de l'eau bouillante.

En résumé, le chauffage direct de l'air par les combustibles doit être proscrit dans toutes les circonstances où les hommes doivent séjourner dans l'air échauffé. — Il peut cependant être employé dans les séchoirs et les étuves, lorsque les appareils sont disposés de manière à faire évacuer l'air vicié par la combustion, — avant que les ouvriers s'y introduisent.

2° *Cheminées.* — Le caractère essentiel des cheminées usitées pour le chauffage des habitations est d'avoir un foyer ouvert à l'extérieur et de laisser voir la flamme. — Il convient d'ajouter que par cette raison même elles n'utilisent qu'une très-faible partie du calorique développé, d'autant plus qu'elles produisent un mouvement de ventilation très-considérable.

Nous ne pouvons énumérer toutes les diverses espèces de cheminées qui ont été imaginées dans ces derniers temps.

Une bonne et grande *cheminée*, qui tire bien, qui ne fume jamais, est certainement,— dit M. Fleury, — pour ceux qui n'ont pas à tenir compte de la dépense du combustible, le plus sain et le plus agréable de tous les appareils de chauffage; malheureusement ces trois conditions sont fort difficiles à réunir. L'exiguité des appartements modernes ne permet pas de donner aux cheminées des dimensions suffisantes; les conditions atmosphériques exercent une grande influence sur le tirage, et l'on est souvent exposé à l'action désagréable et malfaisante de la fumée; enfin les 9/10 environ de la chaleur produite ne sont pas utilisés et se perdent avec le courant d'air ascendant qui s'établit dans le tuyau de la cheminée.

3° *Poêles.* — Les poêles sont des appareils très-répandus dans nos contrés, et surtout dans le nord de l'Europe, — et dans lesquels l'air, échauffé par la combustion d'un combustible quelconque, se rend à la sortie du foyer directement, ou, après des circuits plus ou moins prolongés dans un tuyau qui le conduit à l'extérieur, ou dans une cheminée.

« Les poêles, — dit M. Fleury, — sont *mobiles* ou *fixes*. Les poêles *mobiles* sont des appareils en faïence, en tôle ou en fonte, que l'on place soit au centre, soit dans tout autre point de la chambre, et dont le tirage s'opère au moyen d'un tuyau plus ou moins étendu, qui se rend directement à l'extérieur, ou bien dans le tuyau d'une cheminée. Ces appareils, lorsque leur dimension est en rapport avec celle du local, ont l'avantage de chauffer très-rapidement et utilisent 35 pour 100 du calorique produit, mais ils présentent de nombreux inconvénients. La chaleur due au rayonnement ne peut être convenablement modérée, graduée ; elle se dissipe aussi vite qu'elle se produit ; l'air ne conserve pas un degré suffisant d'humité ; les poêles en fonte et en tôle répandent une odeur de brûlé très-désagréable, laquelle, conjointement avec l'élévation trop considérable de la température, cause souvent de la céphalalgie, du malaise, de la congestion cérébrale, et même la syncope. Les poêles mobiles, qui malheureusement constituent le mode de chauffage le plus répandu parmi les classes pauvres et les ouvriers, doivent être rejetés par tous ceux auxquels la fortune permet de se conformer aux règles d'une bonne hygiène ; car il n'est pas aussi facile que l'ont dit quelques personnes, d'éviter les inconvénients que nous venons de signaler, en modérant la combustion et en plaçant sur le poêle un vase plein d'eau et largement ouvert.

« Les *poêles fixes* sont construits en terre cuite (biscuit) ou en faïence ; ils varient dans leur dimension suivant le local et le climat... Ce mode de chauffage, exempt de tout inconvénient, est très-puissant et suffit aux exigences des climats les plus froids. »

Le reproche fait aux poêles en métal, — dit M. Tardieu, — de donner une mauvaise odeur et de dessécher l'air, quand ils sont trop fortement chauffés, est fondé plutôt en apparence qu'en réalité, et peut être facilement évité en ne poussant pas le chauffage outre mesure. C'est l'élévation de la température qui donne à l'air la propriété de dissoudre une plus grande quantité de vapeur d'eau, diminue l'humidité sensible, et peut causer une céphalalgie fort incommode. La précaution de placer un vase plein d'eau et largement ouvert, sur le poêle, corrige cet inconvénient.

Les poêles, — ajoute M. Lévy, — sont les appareils qui procurent, avec la même consommation, la plus forte chaleur ; ils la répandent d'une manière plus égale ; ils la propagent, et par leur foyer, et par leur corps, et par leurs tuyaux; ils dessèchent, il est vrai, l'air des appartements, mais des vases d'eau placés sur leur tablette de marbre cède à l'air la quantité de vapeur nécessaire pour le rendre salubre... Les asthmatiques supportent mal la chaleur des poêles. La température élevée qui règne ordinairement dans les appartements à poêles rend plus sensible à l'impression du froid extérieur et expose ceux qui subissent ces transitions aux phlegmasies des muqueuses, des poumons et des articulations.

Enfin, dirons-nous en terminant, avec M. Raspail : « Quand vous chauffez votre chambre au moyen d'un poêle, ne fermez jamais la clef des tuyaux ; car l'acide carbonique, ne trouvant plus issue à travers les tuyaux, se répand dans la chambre et vient torturer votre sommeil, lorsque la capacité de l'appartement ne se prête pas à une asphyxie complète.

« Ne construisez plus vos poêles ni en terre vernie, ni en fonte ou en tôle, le fer rouge désoxigénant l'air. Donnez la préférence aux poêles en terre cuite, réfractaire et sans vernis, avec tuyaux en terre cuite, au moins jusqu'à la hauteur du premier coude. »

4° *Cheminées-poêles*. — Les cheminées-poêles sont des appareils mixtes qui ont de l'analogie avec les cheminées, en ce qu'ils laissent voir le feu ; et avec les poêles parce qu'ils échauffent l'air par les parois du foyer.

— Ils ne présentent rien de particulier à noter, si ce n'est qu'ils sont d'un usage à la fois très-avantageux et très-commode.

5° *Calorifères*. — Le nom de calorifères doit être réservé aux appareils destinés à chauffer de l'air pris à l'extérieur, et à le verser ensuite dans les lieux où il doit être utilisé.

Les calorifères sont dits *à air chaud*, *à vapeur* ou *à eau chaude*, suivant que le chauffage a lieu par l'intermédiaire de ces divers agents.

Le plus ordinairement, les calorifères portent la chaleur à de grandes distances; ils sont alors placés dans des caves, ou dans des pièces inférieures. Le foyer est revêtu de briques, afin que les parois ne laissent pas perdre la chaleur, — et de là partent des tuyaux qui conduisent le corps échauffant.

« Si nous résumons les avantages et les inconvénients des divers modes de chauffage que nous venons de décrire, nous reconnaîtrons que les cheminées simples à foyers fixes ou mobiles sont très-salubres, parce qu'elles provoquent une grande ventilation, et, l'on peut ajouter parce qu'elles ont le très-réel avantage de laisser voir le feu: c'est seulement là un avantage très-coûteux. Le plus grand inconvénient consiste dans le refroidissement des parties qui ne sont pas exposées au rayonnement du foyer, et dans les nombreuses causes du reflux de la fumée.

« Les poêles ordinaires, si supérieurs pour le chauffage, ont le très-grave défaut de ne pas produire une ventilation suffisante.

« Les calorifères, qui consistent essentiellement dans des courants d'air échauffé au contact des tuyaux de conduite, réalisent les meilleures conditions de salubrité et d'économie, et ceux dans lesquels on emploie la circulation de l'eau chaude remplissent particulièrement ce double but.

« Dans les habitations particulières, il est facile d'utiliser de la manière la plus convenable chacun de ces modes de chauffage, et, en général, c'est celle que l'usage a consacrée. Les poêles dans les antichambres où sera ainsi chauffé l'air qui doit être appelé par les cheminées des pièces plus éloignées, avec des bouches de chaleur à section suffisamment large; les cheminées dans les chambres à coucher et les salons de réception avec une section des orifices inférieur et supérieur proportionnée aux dimensions des pièces et au nombre de personnes qu'elles doivent contenir, et des voies suffisantes pour l'air appelé.

« Dans les édifices publics, le seul mode approprié est l'un des systèmes de calorifères que nous avons indiqués, c'est-à-dire un ensemble de tuyaux à fumée, à vapeur ou à eau chaude, logés dans des conduits d'un plus grand diamètre parcouru par l'air, et qui se distribuent dans les différentes parties de l'édifice.

« Dans les maisons d'éducation, un appareil général pour le chauffage et la ventilation présenterait les plus grands avantages, mais nécessiterait des frais considérables. On se contente dans les salles d'étude de poêles de fonte, dont il serait convenable de prolonger les tuyaux, que l'on conduirait jusque dans une cheminée pourvue d'un registre (1) destiné à régler la ventilation. On ne saurait imaginer à quel point cette double condition de salubrité est négligée dans les réfectoires, les dortoirs et

(1) On donne le nom de *registres* à des plaques mobiles placées tantôt aux orifices d'écoulement de l'air échauffé, ou dans un point de la cheminée, et destinées à modifier le tirage en diminuant ou en interceptant le courant.

les latrines des maisons d'éducation les plus renommées (1). » (*Tardieu.*)

Combustibles. — Il existe des combustibles de plusieurs sortes, et qui doivent être successivement étudiés.

1° *Bois.* — Les bois secs, denses et gros, sont ceux qui rayonnent le plus de calorique; — tandis que ceux qui sont légers, verts, humides, rayonnent moins. — Les premiers échauffent donc beaucoup mieux.

2° *Charbon.* — Le charbon de bois présente les différences les plus grandes, et qui dépendent de l'essence du bois avec lequel il a été fabriqué. — Un charbon fait avec du bois dur peut peser jusque 10 à 12 fois plus qu'un charbon fait avec un bois léger. — Le pouvoir rayonnant du premier est considérable, celui du deuxième l'est beaucoup moins.

3° *Houille* (*charbon de terre*). — La houille est un excellent combustible, mais il est rare qu'elle brûle complétement, et elle a de plus l'inconvénient de dégager une huile empyreumatique nauséeuse, ainsi qu'une fumée épaisse, preuve de sa combustion incomplète. — Son pouvoir calorifique est considérable (2). — La houille distillée ou le coke ne donne pas d'odeur, mais aussi il échauffe peu. (*Becquerel.*)

Le charbon de terre étant l'un des combustibles les plus économiques, on en use maintenant dans presque toutes les grandes villes de France. — Pour que ce moyen de chauffage soit sans inconvénient pour la santé, il faut

(1) M. Péclet a rédigé, pour le chauffage et l'assainissement des écoles primaires et des salles d'asile, une instruction qui peut servir de modèle pour les établissements de ce genre.

(2) D'après Darcet, 1 kilog. de bonne houille échauffe de 20° 1,085 mètres cubes d'air. — Dans la pratique il ne faut en admettre que 900. 1 kilog. de houille équivaut à 2 kilog. de bon bois.

que la cheminée tire bien et que surtout elle ne rabatte jamais, « gardez-vous de brûler du charbon de terre dans une cheminée qui rabat, — dit Raspail. » — La grille dans laquelle on met le charbon doit être élevée d'au moins 10 centimètres.

La *tourbe,* composée de matières végétales putréfiées, mélangées avec le limon des marais, rayonne plus que le bois; à poids égal, si elle donne un peu plus de chaleur, l'odeur qu'elle dégage contre-balance bien cet avantage (1).

3° *Éclairage artificiel. — Des combustibles employés pour l'éclairage artificiel. — Considérations hygiéniques qui se rattachent à l'éclairage.* — L'emploi de la lumière artificielle en même temps qu'il constitue l'une des plus indispensables nécessités de la vie et du travail de l'homme, soulève les plus graves problèmes d'hygiène publique et privée, et est intimement lié à la salubrité des villes et des habitations. — Les principes généraux développés à l'occasion du chauffage s'appliquent exactement à l'éclairage. La combustion des divers corps destinés à ce dernier usage exige de même une certaine quantité d'oxigène qu'elle emprunte à l'air respirable, et verse dans l'atmosphère des produits qui peuvent de même en altérer la pureté.

(1) M. Lévy a donné, dans son *Traité d'Hygiène*, le tableau suivant :

Désignation du combustible.	Puissance calorifique.	Pouvoir rayonnant.
Bois sec.	3,600	0,28
Bois ordinaire, 00,20 d'eau . .	2,800	0,25
Charbon de bois.	7,000	0,50
Tourbe sèche.	4,800	0,25
Tourbe, 00,20 d'eau.	3,600	0,25
Charbon de tourbe.	5,800	0,50
Houille moyenne.	7,500	plus que le charbon de bois
Coke, à 0,15 de cendre. . . .	6,000	—

Des combustibles employés pour l'éclairage artificiel. — Les différents composés d'hydrogène et de carbone, — sous quelque forme qu'ils se présentent, à l'état solide, liquide ou gazeux, — pourraient être utilisés pour produire la lumière. Mais les corps gras surtout sont employés dans ce but. Le *blanc de baleine,* — *la cire,* — *l'acide stéarique,* — *les suifs* du bœuf, du bouc et du mouton, servent à faire les bougies et les chandelles ; — les *huiles* de graines épurées ou de poisson qui alimentent les lampes et les appareils variés de l'éclairage domestique ; — certaines *huiles essentielles* de naphte, de schiste ou de goudron, qui, mélangées à l'alcool ou à l'éther, sont consommées sous le nom de gaz liquide ou hydrogène liquide ; — enfin le gaz hydrogène carboné provenant de la distillation de la houille ou des diverses matières grasses, — tels sont les combustibles les plus employés.

Passons rapidement en revue les différents modes d'éclairage et leur influence sur la santé.

1° *Suif.* — *Chandelles.* — Le suif est constitué par de la graisse de mouton ou de bœuf (1). — L'intensité de lumière d'une chandelle de six à la livre n'est pas considérable ; comparée à celle d'une bonne lampe carcel représentée par 100, elle n'est que de 10, et cette intensité décroît encore à mesure que la mèche s'allonge et que la combustion devient plus incomplète. — La chandelle a encore l'inconvénient de produire une flamme vacillante.

La combustion incomplète d'une chandelle donne des vapeurs d'huile empyreumatiques qui, — inspirées par l'homme, — sont irritantes ; elles déterminent souvent du larmoiement, du picotement à la gorge et de la toux.

(1) Le suif est composé d'oléine, de margarine et de stéarine.

Les vapeurs empyreumatiques et irritantes qui s'échappent des lampions et des torches produisent, — en les exagérant, — les effets d'une chandelle qui brûle incomplétement.

2° *Bougies.* — Comparées à la lumière d'une lampe carcel représentée par 100, l'intensité de celle d'une bougie (six à la livre) donne les résultats suivants : 1° Bougies de cire provenant des abeilles, 13, 61 ; — 2° Bougies d'acide stéarique, 14, 30 (1) ; — 3° Bougies de cétine (blanc de baleine), 14, 40.

La combustion des bougies est, en général, plus complète que celle de la chandelle ; elle donne naissance à beaucoup moins de vapeur, et ne produit que des traces presque insensibles d'huile empyreumatique. Elles ont l'avantage de produire une lumière plus intense, moins vacillante et de dispenser du soin de la moucher, c'est-à-dire de couper la mèche assez souvent, comme on est obligé de le faire pour la chandelle.

3° *Résines.* — Les chandelles ou les torches de résine, usitées dans quelques provinces, fournissent une combustion incomplète et des vapeurs épaisses et piquantes qui déterminent facilement de la toux.

4° *Huiles grasses.* — On se sert ordinairement pour l'éclairage de l'huile de colza, ou d'œillette, de chenevis ou de noix. — L'huile de colza est très-belle et très-bonne pour cet usage, quand elle a été purifiée par l'acide sulfurique, qui en sépare les mucilages végétaux qu'elle contient presque toujours. — Pour brûler ces huiles, on fait usage de lampes qui ont été variées à l'infini et dont nous ne pouvons songer à tracer l'historique.

(1) A l'époque actuelle, les bougies dites stéariques ont à peu près exclusivement remplacé toutes les autres, en raison de leur prix peu élevé.

Les lampes les plus simples, consistent en un vase d'une forme quelconque, contenant de l'huile dans laquelle plonge immédiatement une mèche de coton, pleine, plate ou cylindrique. — Dans ces lampes que l'on rencontre encore dans les campagnes, la combustion est lente, incomplète, irrégulière ; — la flamme, peu intense, rougeâtre, soumise à de grandes et fréquentes oscillations. — Ces lampes, surtout lorsqu'elles *filent,* dégagent une fumée épaisse, fétide, qui provoque de la céphalalgie, des vertiges, des nausées, de la suffocation, de la toux, de l'acreté à la gorge.

Dans le système imaginé par Argand (lampe à double courant d'air) et sur lequel reposent toutes les lampes dont on fait usage aujourd'hui, l'huile arrive constamment à quelques lignes du bord de la mèche, — soit qu'elle y parvienne par le moyen d'un réservoir supérieur, *comme dans les quinquets*, etc., — soit qu'elle y remonte de bas en haut à l'aide d'un mécanisme spécial (1). — Les lampes à *niveau supérieur* sont les moins parfaites de toutes, elles sont presque généralement abandonnées.

Les lampes à huile essentielle de schiste. — Ces lampes donnent une lumière belle, pure, blanche, intense. Elles sont fort économiques puisqu'elles ne brûlent que pour *cinq* centimes de liquide par heure. — Le seul inconvénient qui y soit attaché réside dans le liquide qui exhale une odeur désagréable pendant sa manipulation et sa combustion.

Le liquide employé dans les lampes dites *à gaz liquide* est un mélange, en proportions définies, d'alcool et d'huile

(1) Dans les lampes *dites à modérateur*, l'huile parvient à la mèche sous l'influence d'un piston poussé par un ressort à boudin. — Dans les lampes carcel l'huile parvient à la mèche sous l'influence d'un mouvement d'horlogerie.

essentielle de térébenthine.— La lumière est très-blanche, très-pure, mais elle n'a pas une intensité très-considérable. — L'emploi de ces lampes exige de grandes précautions.

Étudions maintenant les influences de ces divers modes d'éclairage sur l'homme.

Tous ces modes d'éclairage agissent de la même manière, c'est-à-dire en viciant l'air des appartements et en pouvant occasionner par suite l'asphyxie, si la ventilation n'en venait neutraliser l'action. — 1 kilogramme d'acide stéarique, en brûlant, peut verser, dans une capacité de 50 mètres cubes, près de 4 pour 100 d'acide carbonique en volume, c'est-à-dire amener cette atmosphère au même degré d'altération que l'air expiré par nos poumons.

De plus, l'éclairage artificiel détermine une élévation de température très-notable (2), qui n'est pas pour peu de chose dans l'insalubrité des lieux où brûlent une grande quantité de lumières. — Nous ne parlons pas de la fumée et de l'odeur que peuvent dégager les combustibles consumés dans des appareils imparfaits.

(2) La combustion de 1 gr. de suif, — d'après Lavoisier et Laplace, — élève 83 gr. d'eau de 0 à 100°. — Une chandelle de 6 à la livre, en brûlant complétement, élève de 0 à 100 2,648° gr. d'air, ou, en mètres cubes, 27m 19 cent. cubes de ce même air.

D'après Lavoisier et Laplace, la combustion de 1 gr. de cire blanche peut élever 105 gr d'eau de 0 à 100°. — La combustion de cette même quantité de cire peut élever de 0 à 100, 32 mètres 85 centimètres cubes d'air.

Une lampe carcel, — consommant pour un bec de 15 lignes de diamètre, 60 grammes d'huile par heure, — est capable d'élever en une heure de 0 à 100°, 45 mètres 48 centimètres cubes d'air.

Enfin la combustion du gaz dégage une énorme quantité de chaleur; d'après les calculs de M. Briquet, basés sur les chiffres de M. Dumas, un bec brûlant 138 litres de gaz par heure peut élever de 0 à 100°, 32,420 litres d'air ou 154 mètres cubes d'air.

« La combustion d'une chandelle, d'une bougie et surtout d'une lampe dans la chambre d'une habitation privée peut, dans certaines circonstances, — dit M. Becquerel, — avoir de sérieux inconvénients. Si cette chambre est bien close, s'il n'y a pas de cheminée, de poêle ou de prise d'air quelconque, la combustion se fait alors aux dépens de l'oxigène de l'air de la pièce, l'acide carbonique qui en procède y séjourne, et il arrive un instant où la respiration devient impossible. C'est en pareil cas que l'on voit d'abord se produire la céphalalgie, les vertiges, et finalement l'asphyxie, qui arriverait infailliblement si l'air n'était pas renouvelé...

« Lorsque la chandelle, la bougie ou la lampe brûlent dans une chambre dans laquelle la ventilation est bien établie, elles n'ont d'autres inconvénients que ceux qui pourraient résulter de la construction vicieuse de l'appareil d'éclairage ou de la combustion incomplète de la substance employée. »

Eclairage par le gaz (1). — Le gaz hydrogène qui sert à l'éclairage est un mélange d'hydrogène proto et bicarboné et de divers autres gaz que l'on cherche à lui enlever autant qu'il est possible.

L'hydrogène pur ne donne une flamme éclairante qu'autant qu'il tient en suspension des matières solubles, combustibles ou non; il en est de même du gaz d'éclairage, qui ne doit son éclat qu'à la quantité variable de carbone qui brûle dans sa flamme.

On obtient le gaz en soumettant à la distillation pyrogénée des matières très-riches en carbone et en hydro-

(1) En 1785, Lebon eut l'idée d'employer à l'éclairage le gaz provenant de la distillation du bois. — En 1800, Murdoch rendit ses procédés plus pratiques. — Ce ne fut guère, toutefois, que de 1815 à 1830 que ce mode d'éclairage se répandit dans Paris et dans les principales villes de France.

gène et contenant peu ou pas d'oxigène; les matières grasses, huileuses, résineuses, bitumineuses, la houille surtout, sont propres à la fabrication du gaz.

Lorsque le gaz, — s'échappant par quelque fissure des tuyaux de plomb destinés à le distribuer, ou d'un robinet mal fermé, — s'accumule dans un appartement bien clos: le mélange qui résulte de son union à l'air atmosphérique peut faire explosion au contact d'une lumière, et c'est ce qui est arrivé assez souvent. — Il résulte de tels accidents la nécessité de porter un prompt remède aux fuites de gaz, et de bien fermer les robinets.

Lorsque le gaz échappé d'une fissure ou d'un robinet ouvert vient à s'accumuler dans une chambre close, il en peut résulter des accidents beaucoup plus graves. — Des personnes surprises dans leur sommeil ont été asphyxiées et ont péri.

Plus le gaz contient d'hydrogène sulfuré, plus son action sur les organes respiratoires est délétère.

La flamme d'un bec de gaz ordinaire, comparée à celle d'une bonne lampe carcel représentée par 100, est de 127. — Un bec de gaz de houille brûle 158 litres de gaz par heure; il absorbe dans le même temps 234 litres d'oxigène, et donne 128 litres et demi d'acide carbonique et 69,660 d'eau. — La flamme de ce gaz donne presque toujours un peu de charbon, qui se dépose sur les objets voisins.

D'après ces calculs, la quantité énorme d'oxigène que le gaz doit absorber, pour brûler la quantité proportionnelle d'acide carbonique qui en résulte, explique la raison pour laquelle l'éclairage au gaz ne saurait être employé dans l'intérieur des habitations privées; il doit être réservé pour les cours, les escaliers, les grands vestibules, les rues, les places publiques, partout enfin où le renouvellement de l'air est assez actif pour fournir de l'oxigène en proportion suffisante pour la combustion, et entraîner la grande quantité d'acide carbonique produit.

Voici, d'après M. Becquerel, les influences spéciales que le gaz d'éclairage peut exercer sur l'homme :

1° Le séjour continuel dans un lieu où brûle le gaz d'éclairage détermine souvent de la toux, une irritation bronchique, et peut, s'il y a une prédisposition, favoriser le développement de maladies plus graves des poumons et en particulier des tubercules.

2° Le séjour continuel, la nuit et le jour, dans un magasin, un atelier où brûle du gaz, produit quelquefois l'étiolement des sujets qui y sont exposés. On sait que par étiolement on doit entendre l'altération du sang, qui consiste dans la diminution simultanée et progressive de ses trois principaux éléments constitutifs (albumine, globules, fibrine).

3° La petite quantité d'acide sulfureux, de sels ammoniacaux et de charbon non brûlé qui existe dans l'atmosphère d'un lieu éclairé au gaz, peut déterminer la toux; c'est la présence de ces gaz qui est probablement la cause des accidents dont il a été question plus haut; il en est de même du sulfure de carbone qui peut également s'y trouver.

4° La présence dans l'air d'une petite quantité d'acide sulfhydrique, qui se produit quelquefois dans la combustion du gaz de l'éclairage, peut amener des accidents plus graves et même l'asphyxie.

5° Enfin, l'asphyxie est la conséquence de l'inspiration du gaz d'éclairage qui remplit une pièce de manière à enlever la quantité d'air atmosphérique et d'oxigène nécessaire pour entretenir la respiration.

En définitive, « quel est, — dit M. Fleury, — le mode

d'éclairage qui mérite la préférence au point de vue de l'hygiène, et en mettant de côté toutes les questions qui se rattachent à l'économie domestique?

« Les personnes qui restent enfermées dans un espace étroit et mal ventilé, éclairé par le gaz, éprouvent des picotements aux yeux et du larmoiement, de l'ardeur à la gorge et dans la poitrine, une toux sèche, fréquente, fatigante, de la gêne dans la respiration, de la dyspnée, de la suffocation, des vertiges, de la céphalalgie, des étourdissements. Les sujets atteints de la phthisie pulmonaire ou d'une affection du cœur, ceux qui ne sont encore que prédisposés à ces maladies, sont obligés de se soustraire à ces effets, qui, pour eux, deviennent très-pénibles et fort dangereux. Les individus qui sont habituellement exposés à l'action de la combustion du gaz d'éclairage, deviennent souvent pâles, anémiques, gastralgiques, et finissent par tomber dans l'étiolement et par subir toutes les conséquences fâcheuses de l'appauvrissement du sang...

« En résumé, le gaz est une précieuse conquête de la science pour l'éclairage municipal, où il est dépourvu de tout inconvénient; mais appliqué à l'éclairage privé, il n'est plus que l'une de ces acquisitions industrielles faites, aux dépens de l'hygiène, au profit du luxe ou de l'économie domestique.

« Les chandelles, les lampes à mèche plate et à niveau supérieur constituent aussi un mauvais mode d'éclairage, en raison des qualités de la flamme qu'elles donnent et des émanations irritantes, nuisibles qu'elles dégagent.

« Les bougies de cire et de blanc de baleine, les bonnes lampes à double courant (*lampes carcel et à modérateur*), méritent à tous égards la préférence. »

Résumé. — D'après M. Vernois, l'exécution des préceptes suivants, — que nous lui empruntons textuellement, — donnerait bientôt naissance à des villes modèles :

Préceptes pour les habitations privées. — Fondations profondément et solidement assises, en proportion de la hauteur de l'édifice. — Caves disposées de manière à n'être en aucun cas envahies par les eaux. — Emploi de pierres dures, de bois protégé contre les effets du feu et de l'humidité par des injections ou bains de sels de cuivre ou de fer, et par des lotions silicatées ou d'eau chargée de borate ou de tungtate de soude et de sulfate d'ammoniaque. — Usage du fer, aux lieu et place du bois, toutes les fois qu'il se pourra. — Toiture en ardoises et tuiles, préférablement au zinc, qui fond en cas d'incendie et peut propager le feu. — Ventilation et aération ménagée par des ouvertures opposées, soit dans les caves, soit dans les escaliers, soit dans l'intérieur des appartements. — Lumière versée à flots, surtout vers le midi, dans tous les détails de la construction. — Suppression des sous-sol et entre-sol. C'est là que les populations s'étiolent et dégénèrent, là que prennent naissance une foule de maladies endémiques. — Faire arriver sous la plaque en fonte de chaque foyer de cheminée une colonne d'air venue du dehors. Cet air échauffé rentre dans l'appartement, et produit à la fois économie de combustible et assainissement de l'air ambiant. — Eloigner le cabinet d'aisance des cuisines. — Etablir dans l'un et l'autre des ventilateurs *permanents*. — Veiller à l'écoulement complet et régulier des eaux ménagères et autres, et garnir d'une bonde hydraulique toute ouverture intérieure des conduits destinés à la circulation de ces liquides. — Surveiller les tuyaux d'éclairage au *gaz*, les compteurs et les carburateurs. — Eviter l'emploi des huiles de schiste, à cause de l'odeur et des dangers d'inflammation. — Etablir dans chaque habitation une *citerne*, dont la capacité sera en rapport avec l'étendue de la surface de la toiture; placer au dedans de la cour un orifice qui permette de tirer de l'eau pour le service de propreté et de nettoyage, et un orifice au dehors sur la rue, pour servir de *prise* en cas d'incendie. — Etablir dans chaque fosse d'aisance un appareil séparateur, et disposer la fosse aux liquides, de manière que, directement et constamment, ceux-ci puissent se diriger souterrainement dans l'égout le plus prochain, ou de façon que chaque soir, à l'aide d'une pompe, ce liquide, véritable foyer d'infection, puisse y être versé, et suivi d'un lavage à grande eau, — Hourder à chaux et ciment, à la hauteur d'un mètre, tout le pourtour du rez-de-chaussée, et faire recevoir ces enduits hydrofuges par l'autorité. — Faire silicater toutes les façades des habitations, de manière à protéger les murs contre les effets des intempéries et autres agents extérieurs de destruction, et à n'avoir qu'à opérer de simples lavages, pour en entretenir la propreté. — Laisser une cour intérieure d'une étendue déterminée par l'autorité, et fixée d'après la surface occupée par le bâtiment. — Paver, daller ou bitumer cette cour avec pente et ruisseaux convenablement disposés pour l'écoulement des eaux pluviales, ménagères ou autres. — N'y jamais laisser se putréfier des débris de matières fermentescibles, ni accumuler aucune ordure. — Y faire de fréquents lavages. — Maintenir solidement les gouttières, tuyaux et cheminées. — Disposer sur les toits des crochets propres à fixer des échelles en cas d'incendie ou de réparations, et ménager sur les façades des trous entre les plafonds des divers étages, destinés à recevoir les poutres en cas de badigeonnage ou de recrépissage, et à éviter ainsi les dégâts si habituels des maisons.

— Protéger à l'intérieur, par des toiles métalliques, contre tout corps incandescent, l'ouverture sur la rue, des caves contenant des substances inflammables.

Préceptes spéciaux pour les habitations de la campagne. — Avant tout, il faut recommander l'assainissement des cours de l'habitation, c'est-à-dire la suppression des cloaques d'eaux impures et infectes; la disposition régulière des fumiers et non leur dispersion, qui cause une perte réelle au cultivateur. — L'écoulement facile des liquides de toute nature. — Le nivellement du sol; — son empierrage partout où il sera possible. — L'isolement des étables et leur aération convenable. — Il faudra défendre les couvertures en chaume, les amas d'immondices dans les rues. — Il faudra prescrire l'établissement d'une *citerne* dans chaque ferme, surtout dans les localités pauvres en eau. — On utiliserait avec avantage, dans ce but, toutes les eaux pluviales, et quand cela se pourra les eaux de drainage... — Quand l'autorité voudra apporter plus d'ordre et de salubrité dans la campagne, elle y parviendra, en persuadant d'abord aux habitants que toutes les mesures réclamées sont dans leur intérêt, qu'elles ont pour but de diminuer le nombre des maladies et des épizooties, dont eux et leurs animaux sont atteints; de s'opposer à la déperdition d'engrais précieux; d'augmenter la quantité et la qualité de leurs produits; — de les mettre à l'abri des disettes d'*eau* et des ravages du feu, etc., etc. Avec un peu de ferme vouloir, d'exemple et de persévérance, on rendra le village aussi salubre que la ville.

NOTA. — On trouvera dans notre *Propagateur de l'hygiène* des instructions détaillées sur les premiers secours à donner aux blessés, — et aux personnes frappées d'asphyxie par le froid, la chaleur, la foudre, les gaz méphytiques, la submersion, la suspension, etc., etc.

CHAPITRE IV.

ALIMENTATION.

On ne vit pas de ce qu'on mange, mais de ce qu'on digère. ADAGE.

SOMMAIRE.

I. — Influence de l'alimentation sur la santé et l'état général des populations. — Organes et fonctions de nutrition. — Digestion et phénomènes qui l'accompagnent.

II. — Des aliments. — Qualités indispensables de la matière alimentaire.— De la richesse des principes alimentaires, et des aliments nutritifs. — De la digestibilité des aliments. — Ordre de digestibilité de quelques substances alimentaires. — Classification chimique des aliments : aliments azotés ou plastiques; aliments non azotés ou respiratoires.

III. — Nature des aliments. — Aliments réparateurs d'origine animale. Leur composition chimique. Leur classification. — Viandes dites de boucheries. — Volailles. — Gibier. — Poissons. — Leur pouvoir nutritif et leur digestibilité. — Poissons vénéneux. — Des animaux que l'on mange par exception: cheval, tortues, grenouilles, etc. — Des divers modes de cuisson des viandes et chairs comestibles. — Plusieurs sortes de bouillon. — Rôtie, la viande nourrit davantage que bouillie. — Vases et ustensiles de cuisine.— Précautions à prendre dans leur emploi. — Du lait. — Sa composition chimique. — Lait des divers animaux. — Falsification du lait. — Conservation du lait. — Du lait comme aliment et de ses effets sur l'économie humaine. — Régime lacté; cas où il convient. — De la crème. — Du beurre. — Conservation du beurre. — Rôle du beurre dans l'alimentation. — Des fromages. Leur distinction, leur composition et leurs propriétés hygiéniques. — Des œufs. — Leur composition chimique. — Leurs qualités nutritives. — Essai et conservation des œufs.

IV. — Aliments d'origine végétale. — Des céréales et du pain. — Qualités nutritives du pain. — Le pain est un aliment incomplet, et un kilog. de viande vaut pour l'ouvrier trois kilog. de pain. — Inconvénient de donner aux enfants certaines espèces de pâtisseries.— Seigle.—Son altération par l'ergot et maladie qu'il engendre. — Du riz et de ses qualités nutritives. — Maïs. — Dangers d'une alimentation exclusive de maïs. — De la pellagre et du Maïs. — Millet. — Sarrasin. — Châtaignes. — La fécule de pommes de terre remplace avantageusement toutes les fécules exotiques.

Des légumineuses.—Légumes secs. —Leur composition chimique et leur utilité dans l'alimentation. — Légumes frais. — Des pommes de terre.— Qualités précieuses de cet aliment. — La pomme de terre ne restaure que très-incomplétement.— Champignons et truffes.— Leur emploi.— Pouvoir nutritif et digestibilité des légumes herbacés.— Des fruits, de leurs effets sur l'économie et de leur utilité comme substances alimentaires. — Les fruits verts sont nuisibles à la santé et surtout à la santé des enfants.— Abricot, melon, ne sont ni malsain ni fiévreux.— Noyaux de fruits causes d'accidents graves.

V. — Condiments ou assaisonnements. — But de l'assaisonnement des aliments, — son utilité, — son inconvénient. — Règles hygiéniques touchant l'usage des assaisonnements.

VI.— Conserves. — Conservation des viandes. — Boucanage.— Salaisons. — Soufrage des viandes.

VII. — Des boissons.

Boissons aqueuses.— De l'eau et de sa composition chimique.— Qualités de l'eau potable. — Rôle de l'eau dans l'alimentation. — Ses avantages. — Ses inconvénients. — Eau froide, chaude ou tiède. — Il est dangereux de boire froid, le corps étant trempé de sueur.

Boissons alcooliques fermentées.—Des vins.—Leur composition chimique et leur classification.— Rôle du vin dans l'alimentation.— Les vins mixtes ou parfaits peuvent être considérés comme un aliment tout préparé, — et on a pu dire avec raison que le bon vin était le lait des vieillards.— Falsifications du vin — Règles hygiéniques. — Le vin blanc, pris à jeun, est nuisible à la santé. — De la bière. — Ses propriétés nutritives. — L'hygiène doit la recommander toutes les fois qu'elle est supportée par l'estomac. — Du cidre. — C'est une boisson agréable et salubre. — Les excès de cette boisson sont plus dangereux que les excès du vin. — De la piquette et des boissons dites hygiéniques.

Boissons alcooliques distillées. — Leurs effets sur la constitution. — Utiles quelquefois, plus souvent nuisibles. — Dangers de ces boissons et nombreuses maladies des ivrognes. — Règles hygiéniques touchant l'usage de l'eau-de-vie, de l'absinthe, du rhum, du kirsch et autres liqueurs fortes.

L'homme en état d'ivresse ne doit pas être abandonné à lui-même : il pourrait mourir. — Soins qu'il réclame.

Boissons aromatiques non fermentées. — Du café. — Sa composition chimique, ses effets sur l'organisme humain et son rôle dans l'alimentation. — L'usage du café au lait est exempt d'inconvénients. — Du thé. — Il doit ses principales propriétés non à la théine mais à une huile aromatique.— Influence du thé sur l'économie. — Du chocolat et de son rôle dans l'alimentation.

VIII. — Du régime.— De l'ordre, du nombre et de la composition des repas. — Des conditions du régime en raison du tempérament, de l'âge, des habitudes, etc. — De quelques conditions propres à influencer la digestion. — Conseils hygiéniques sur la conduite avant, pendant et après le repas.

I.

Sous le nom de *subsistances*, et dans sa plus grande généralité, on comprend toutes les substances nécessaires à l'alimentation des hommes. Cette simple définition suffit pour montrer à quels objets variés elle s'applique suivant les différences des climats, les habitudes et les ressources diverses des peuples, et les degrés de civilisation auxquels ils sont parvenus. Le développement, la santé, la vie des hommes, dépendent, avant tout, d'une alimentation suffisante, convenable et assurée. Les économistes de tous les temps, les statisticiens, les philosophes, les médecins hygiénistes, ont unanimement reconnu l'influence constante, fatale, dominante, qu'exercent sur le mouvement des populations, sur la mortalité, l'équilibre des subsistances, la cherté des vivres, l'abondance ou la disette. (*Tardieu.*)

Une alimentation bien réglée, — dit M. Lévy, — peut suppléer au défaut ou à l'imperfection de beaucoup d'autres conditions hygiéniques, corriger même la mauvaise proportion ou le vice des éléments de l'organisation. Après l'air et le climat, elle est l'instrument le plus puissant pour modifier l'homme physique et moral. Suivant qu'elle est bien ou mal dirigée, elle conserve ou tue ; elle prévient ou prépare les maladies et les infirmités.

Organes et fonctions de nutrition. — Digestion et phénomènes qui l'accompagnent. — Avant de tracer l'histoire des aliments et de l'alimentation, il est indispensable d'entrer dans quelques détails relatifs aux organes et fonctions de nutrition et à la manière dont s'accomplit l'acte physiologique si important de la digestion. — Nous suivrons encore, en le résumant, M. Moquin-Tandon dans cette étude et nous lui emprunterons une partie de ce que nous avons à dire à ce sujet.

Presque tous les animaux possèdent dans leur intérieur un réceptacle pour leurs aliments et leur digestion. Chez les espèces les plus simples, ce réceptacle est l'organe essentiel et à peu près unique ; chez les plus parfaites, il ne semble plus qu'un appareil accessoire. Cependant il se complique au fur et à mesure que se perfectionne l'organisation tout entière dont il est à proprement parler la base.

Les aliments sont solides ou liquides.

Les premiers sont pris par la bouche et divisés par les *mâchoires*. Les mâchoires sont osseuses, revêtues de *lèvres* et garnies sur les bords d'osselets très-durs ou *dents*, parmi lesquelles on distingue des *incisives*, des *canines* et des *molaires*.

Les aliments, introduits dans la cavité buccale, passent dans l'arrière-bouche ou *pharynx* et se rendent dans la cavité digestive. Cette cavité forme un sac qui s'allonge en un canal musculo-membraneux, plus ou moins cylindrique, et présente deux orifices séparés et à fonctions distinctes, une *bouche* et un *anus*. Ce canal se dilate dans un point de son étendue et produit un *estomac*. Cette dilatation divise le tube digestif en trois parties, savoir : la portion qui précède l'estomac, l'estomac lui-même et la portion qui vient après. La partie antérieure constitue l'*œsophage*, et la partie postérieure l'*intestin*. — L'ouverture de l'œsophage dans l'estomac s'appelle *cardia*, celle de l'estomac dans l'intestin se nomme *pylore* (1).

L'estomac est une espèce de poche membraneuse qui a la forme d'une cornemuse, et qui est placée en travers, à la partie supérieure du ventre ou abdomen, vers le point appelé vulgairement le creux de l'estomac.

L'intestin constitue la partie du canal alimentaire la plus longue ; il forme de nombreux replis ou enroulements sur lui-même, nommés *circonvolutions*. On divise l'intestin en *intestin grêle* ou *anticœcal*, et en *gros intestin* ou *postcœcal*. Ces deux parties sont séparées par la *valvule de Bauhin*. La première est divisée en *duodénum*, *jejunum* et *iléon*, et la seconde en *cœcum*, *côlon* et *rectum*.

Les aliments sont pénétrés de sucs particuliers propres à les dissoudre, à les modifier et à favoriser leur digestion ; ces sucs leur sont fournis par quatre sortes d'organes sécrétoires, véritables vassaux du tube digestif : les *glandes salivaires*, le *foie*, le *pancréas* et les *glandules du suc gastrique*.

Les *glandes salivaires*, — organes sécréteurs de la salive, — existent dans le voisinage de la bouche ou de l'œsophage. Elles sont au nombre de six, trois de chaque côté : les deux *parotides*, les deux *sous-maxillaires*, et les deux *sublinguales*. — Il y a en outre un grand nom-

(1) Le mot *pylore* signifie *gardien*, *portier*, parce qu'il ne laisse passer que les aliments à l'état de bouillie, et refuse le passage aux aliments en grumeaux.

bre de petites glandes analogues sous la muqueuse des lèvres, des joues, surtout près des dents molaires, sous la muqueuse du palais, du voile du palais et même du pharynx.

Le *foie* est une énorme glande située dans le voisinage de l'estomac à la naissance de l'intestin, dans la partie droite de la cavité du ventre. Le fluide sécrété par le foie a reçu le nom de *bile;* celle-ci est versée dans l'intestin ou dans l'estomac. Elle s'accumule quelquefois dans un petit réservoir spécial appelé *vésicule du fiel.*

Le *pancréas* est une autre glande d'un volume moins considérable que le foie située près de l'estomac. — Le pancréas, auquel avait été imposé le nom de *glande salivaire abdominale*, diffère beaucoup, par les propriétés et les usages du suc *pancréatique* et par sa structure, des glandes salivaires. — Le fluide (suc) qu'il prépare arrive dans la cavité du duodénum, par un conduit qui vient s'ouvrir, ou isolément, ou conjointement avec le canal cholédoque (qui conduit la bile) à cinq travers de doigt de distance environ du pylore.

Les *glandules du suc gastrique* sont de petits tubes ramifiés, disséminés dans l'épaisseur de la muqueuse digestive, qui s'ouvrent à la surface de l'estomac et y versent un suc acide qui agit principalement sur les matières animales.

Indépendamment des glandes dont il vient d'être question, il en est d'autres qui enlèvent au sang certains liquides excrémentitiels; tels sont les *reins*, destinés à sécréter l'*urine.*

La matière alimentaire, altérée et transformée, se sépare en deux parties, dont l'une est absorbée par les parois digestives, c'est le *chyle*, et l'autre rejetée par l'anus, c'est l'*excrément.* Le chyle est blanchâtre et transparent ; il se répand immédiatement dans toute la spongiosité du corps, ou bien se dirige, à l'aide de *vaisseaux lactés*, dans les divers organes, et va se mêler au sang qui pénètre ces derniers. Des canaux analogues, appelés *lymphatiques*, apportent aussi dans le fluide sanguin le résidu de la nutrition des parties et les produits de l'absorption cutanée.

Le sang existe dans tout le parenchyme des organes. Il est de plus contenu dans un système de tubes ramifiés ou *vaisseaux ;* ces tubes sont de deux sortes : les uns qui portent le fluide nourricier aux parties, on les nomme *artères;* les autres qui le ramènent au centre ou vers le centre de l'animal, on les appelle *veines.*

Le mouvement du fluide nutritif est régulier et circulaire, il est dit *circulation.*

Le mouvement circulatoire est aidé par un moteur spécial appelé *cœur.* C'est un organe conoïde, creux, charnu et musculaire, placé vers le milieu du corps. — Cet organe possède quatre cavités, deux à droite et deux à gauche. Les cavités qui reçoivent le fluide sanguin s'appellent *oreillettes*, celles qui le chassent sont dites *ventricules.* Ces dernières paraissent toujours plus épaisses, plus robustes et plus puissantes que les autres.

Pour nourrir les parties, le sang doit éprouver, de la part de l'élément ambiant, une modification particulière. Delà une fonction qui peut être regardée comme une nutrition par aliment gazeux (complément de la nutrition par aliments liquides et solides) et qui a reçu le nom de *respiration.*

Arrivé à son état de perfection, le sang se répand à travers les cellules ou par la ramification et la division croissante des vaisseaux, jusque dans le tissu même des organes. La matière nutritive se distribue alors dans ces derniers et s'y convertit en autant de substances diverses qu'il y a d'éléments spéciaux. Plusieurs des organes les plus importants de l'économie semblent autant d'appareils d'élaboration particulière concourant au but commun de l'*assimilation*.

Résumons-nous : les matières alimentaires nécessaires pour réparer les pertes que fait incessamment la machine humaine ont besoin, pour servir à sa nutrition, de subir une préparation particulière à laquelle on donne le nom de *digestion*.

La première des fonctions de nutrition est par conséquent chez l'homme, — de même que chez tous les autres animaux, — celle de la *digestion*.

On nomme digestion le travail qui s'opère, sur les aliments, dans l'estomac et les intestins. En d'autres termes : la digestion est une fonction de l'économie vivante, qui a pour résultat la transformation des substances alimentaires en un fluide lactescent auquel on a donné le nom de *chyle* ou fluide vital. Le chyle est l'élément réparateur absolu qui maintient l'équilibre dans la masse du sang, en réparant incessamment ses pertes.

Enfin, la digestion embrasse quatre fonctions qui sont la *mastication*, la *déglutition*, l'*absorption* des substances réparatrices, et la *défécation* ou expulsion du résidu des aliments, dépouillés de toute substance nutritive.

Tels sont les phénomènes principaux de la nutrition et de la digestion : ce sont là des faits réels et positifs.

II. — DES ALIMENTS.

La nature des aliments est ce qui doit nous occuper en premier lieu, mais nous devons établir d'abord ce qu'on doit entendre par pouvoir nutritif et pouvoir digestif d'un aliment.

1° — *Pouvoir nutritif.* — Toute substance, pour être alimentaire ou nutritive, doit être assimilable; et elle est assimilable lorsqu'elle peut se convertir en parties substantielles du sang.

C'est au sang, — comme nous l'avons dit, — que les organes et les tissus empruntent les éléments de leur réparation incessante et de leur nutrition, et c'est à lui que doivent nécessairement aboutir toutes les substances qui doivent participer à la composition et à la réintégration de l'organisme.

La composition du sang étant connue (1), il en résulte que toute substance, pour être alimentaire, doit contenir sous une forme assimilable, de l'albumine, de la fibrine, de la graisse, des chlorures et des sels, ou qu'elle doit pouvoir se transformer en l'un ou l'autre de ces principes

(1) Le sang auquel on a donné le nom de *chair coulante*, — et l'eau, — forme les quatre cinquièmes du poids de l'homme, et 1,000 parties de sang contiennent, d'après les analyses qui en ont été faites : Albumine 67 — Globules sanguins 131 — fibrine 2 — graisse 3. 5 — chlorures et sels 7. 5 — eau 789 — total 1,000.

L'albumine qui entre dans la composition du cerveau et des nerfs, du cœur, du poumon et du foie, et de la plupart des organes, est composée d'oxigène, d'hydrogène, de carbone, d'azote et d'une faible quantité de soufre ou de phosphore.

La fibrine qu'on rencontre en dissolution dans le sang et qui forme la base de la chair et des muscles, a la même composition que l'albumine, dont elle n'est qu'une transformation.

La graisse,— il y en a de plusieurs sortes,— est un composé d'oxigène, d'hydrogène et de carbone.

Les globules colorés consistent en corpuscules ovalaires formés d'une membrane albumineuse transparente et d'un contenu liquide de graisse, d'albumine et d'une matière colorante (l'hématosine), à laquelle le fer paraît donner sa couleur.

Parmi les sels du sang prédominent le phosphate et le bi-carbonate de soude. Mais le sel de cuisine ou le chlorure de sodium est la plus abondante des matières inorganiques qui s'y trouvent.

alimentaires, et qu'elle est d'autant plus nutritive qu'elle en contient davantage et se rapproche plus de la composition du sang.

C'est ainsi que le lait, les œufs, la viande et le pain, qui contiennent de l'albumine, du sucre, de la graisse, des sels et la plupart des éléments du sang, sont des aliments complets, — sont de toutes les substances alimentaires les plus nutritives, et qu'elles sont en même temps les plus digestibles, parce qu'elles se rapprochent dans leur composition de celle du sang.

Il en résulte aussi que ni l'albumine, ni la fibrine, ni la graisse, ni les sels, pris isolément, ne peuvent alimenter l'organisme et réparer ses pertes, et que la vie ne peut être entretenue que par la réunion de ces différentes substances.

2° *Digestibilité des aliments, pouvoir digestif.* — L'aptitude des aliments à être digérés est d'autant plus grande que leurs principes sont plus facilement solubles dans les liquides digestifs, et qu'ils sont plus aisément transformables en parties substantielles du sang.

Si donc deux substances offrent la même facilité ou la même difficulté à se dissoudre, celle qui aura la plus grande analogie avec la substance du sang sera la plus digestive, — et réciproquement.

Mais, si ces deux substances alimentaires présentent, avec les principes du sang, la même analogie, la plus facilement soluble sera la plus digestible.

Il suit de là aussi que toute substance qui, pour se changer en partie substantielle du sang, est obligée de passer par une série de transformations et de subir une longue élaboration, est moins digestible que celle dont la transformation est directe ou plus immédiate.

Ainsi, la digestibilité d'un aliment doit s'entendre du

degré de pomptitude avec laquelle ses principes se changent en parties substantielles du sang, — et sa valeur nutritive dépend de la quantité de principes alimentaires qu'il apporte à ce réservoir de la vie.

Voici l'ordre de digestibilité de quelques substances : laitage, œufs, surtout peu cuits ou crus; — poisson, — volaille blanche, volaille noire, — viande de mammifères rôtie, puis frite ou bouillie; — graines, herbes; — et parmi les végétaux, fruits mûrs, — légumes frais. — Pain, — pommes de terre, — pâtisserie. — Les truffes, morilles, champignons, sont d'une digestion difficile.

3° *Classification chimique des aliments.* — Les recherches les plus récentes de la chimie ont conduit à envisager les aliments sous le rapport de leur destination physiologique et à les répartir en deux groupes, suivant qu'ils satisfont aux besoins de l'assimilation ou qu'ils représentent des produits combustibles que la respiration consomme.

Cette division, indiquée par MM. Dumas et Boussingault, a été suivie par M. Liébig, qui désigne les substances azotées sous le nom d'aliments plastiques, et les substances non azotées sous celui d'aliments respiratoires; il range dans la première série (*aliments plastiques*) les substances animales et végétales qui renferment de l'azote (gluten, albumine, caséine, fibrine, etc.); et dans la seconde (*aliments respiratoires*) les substances alimentaires neutres, telles que l'amidon, le sucre, les corps gras, la gomme, la bière, le vin, l'eau-de-vie, etc., dans lesquels l'hydrogène et le carbone prédominent.

Cette classification est très-exacte au point de vue de la chimie; cependant, elle est beaucoup moins exacte sous le rapport physiologique, et nous traiterons successivement, pour simplifier la matière, des aliments solides et des boissons.

Ceci posé, nous pouvons désormais aborder l'histoire des aliments dont l'homme fait usage pour vivre et réparer ses pertes.

III. — NATURE DES ALIMENTS.

Nous n'avons pas à énumérer ici toutes les substances qui entrent dans l'alimentation de l'homme ; et ce que nous avons à dire doit s'entendre uniquement des produits de la nature, qui, dans nos régions tempérées et dans les habitudes de notre civilisation moderne, forment la base de la consommation des peuples. — A cet égard, il est une distinction principale à faire entre les substances alimentaires tirées du règne végétal et celles qui sont fournies par les animaux.

Aliments réparateurs d'origine animale. — Les produits animaux employés dans l'alimentation sont nombreux et d'une haute importance en hygiène. Ils varient quant à leur pouvoir nutritif et à leur degré de digestibilité.

On trouve dans la *chair* des animaux, dans la viande en quantité variable (1) : 1° des substances à base de protéine (l'albumine, la fibrine, la caséine), 2° de la gélatine, 3° des matières grasses, 4° de l'osmazôme.

L'albumine, la fibrine et la caséine sont des matières de digestion plus ou moins facile ; mais elles n'offrent pas une grande puissance nutritive. — La gélatine est un aliment qui se digère facilement, mais qui ne présente pas non plus un grand pouvoir nutritif. — Les matières grasses sont d'une digestion pénible et nourrissent assez peu. — L'osmazôme ou extrait de viande, — matière ani-

(1) Tous les aliments, compris dans cette classe, sont en général constitués par les mêmes principes immédiats.

male essentiellement azotée et très-complexe, — est un aliment de facile digestion et d'une nature excellente. — Il est remarquable, du reste, que l'association dans le bouillon de ces trois substances, l'osmazôme, la gélatine et les matières grasses à l'état de dissolution dans l'eau, constitue un des aliments les meilleurs, les plus agréables, et en même temps les plus légers et les plus nourrissants dont l'homme puisse disposer. Il est juste d'ajouter que c'est l'osmazôme qui est la partie nutritive la plus importante du bouillon.

Les aliments d'origine animale dont l'homme se nourrit peuvent être groupés sous huit chefs principaux : 1° les *viandes proprement dites*; 2° la *chair des volailles*; 3° celle des *gibiers*; 4° celle des *poissons*; 5° celle des *mollusques*; 6° celle des *annelés*; 7° les *œufs*; 8° enfin le *lait*. — Avant ces deux derniers, je dirai un mot des viandes ou des animaux que l'on mange pour ainsi dire, par exception : par exemple, le *cheval*, les *tortues*, les *grenouilles*, etc.

§ 1. — *Viandes de boucherie.*

Les *viandes proprement dites* ou de *boucherie* se trouvent au nombre de cinq, et sont, par ordre de digestibilité : 1° le *mouton*, 2° le *bœuf*, 3° l'*agneau*, 4° le *veau*, 5° le *porc* (1).

La chair de bœuf est très-nourrissante parce qu'elle contient un mélange de corps albumineux, fibrineux, de graisses et de sels largement imbibés d'eau, c'est-à-dire

(1) La chair musculaire de ces animaux présente pour 100 parties :

	Eau.		Albumine.		Gélatine.	
Celle de mouton.	71	parties,	22	parties,	7	parties.
Celle de bœuf.	74	—	20	—	6	—
Celle d'agneau.	75	—	27	—	6	—
Celle de veau.	75	—	19	—	6	—
Celle de porc.	76	—	19	—	5	—

la plupart des éléments du sang, et elle peut seule suffire, — pendant un certain temps, — à la réparation des pertes de l'économie et à l'entretien de la vie.

La chair de la vache n'est point inférieure en soi à celle du bœuf; mais, comme il entre dans les habitudes de nos agriculteurs de l'exploiter comme laitière, et de ne la livrer à la boucherie que le plus tard possible, elle perd en chair et en graisse ce qu'elle donne en lait, et de là vient que sa chair, — qu'on pourrait aisément améliorer avec un peu plus d'entente et de soins, — est réellement plus coriace et moins substantielle que celle du bœuf.

La chair du mouton est assez analogue, sous le rapport des principes alimentaires, à celle du bœuf; mais sa chair est plus sapide, plus solide et contient plus de stéarine. — Pour donner de bonne chair, un mouton doit avoir subi la castration jeune, n'avoir pas plus de trois à quatre ans, et avoir été constamment bien entretenu. — La viande de brebis est fade et visqueuse; celle d'agneau qui a tété pendant six mois est nourrissante et se digère facilement.

La chair du porc, abreuvée de graisse, mais plus pauvre en substances albumineuses, est nourrissante, — mais lourde, indigeste, et ne convient qu'aux estomacs solides et robustes; aux personnes qui font beaucoup d'exercice et à celles dont les occupations exigent un grand développement de force musculaire. — Les personnes sédentaires doivent s'en abstenir, surtout pendant l'été (1). Il est inutile de dire que les convalescents, les

(1) L'on a remarqué que la chair du porc est mauvaise et malsaine dans les régions très-chaudes et humides. C'est probablement à ses qualités malfaisantes qu'elle a dû d'être formellement proscrite par les grands législateurs de l'Orient, Moïse et Mahomet.

sujets affectés de gastrite, de gastralgie, de débilité d'estomac, etc., ne sauraient le manger sans aggraver leur état, — qu'il doit leur être interdit d'une manière absolue. — La chair du cochon d'un an est celle qui digère le mieux; elle est, en général, d'une digestion d'autant plus facile que ces animaux ont fait usage d'une nourriture plus exclusivement végétale.

La faculté digestive de la viande éprouve des modifications en raison de l'âge, de l'état de santé et de l'alimentation des animaux; des parties de l'animal et enfin du temps qui s'est écoulé depuis qu'il est tué.

1° *Age des animaux.* — Les animaux très-jeunes fournissent des aliments de facile digestion, mais peu nutritifs; ce qui résulte de ce que leur *chair* renferme plus de gélatine, plus de graisse, mais moins d'albumine, de fibrine et d'osmazôme. « Le *veau*, l'*agneau*, le *chevreau*, occupent une place importante parmi les viandes blanches; mais pour s'y maintenir avec quelque distinction, il leur faut une certaine maturité d'âge, fixée par l'expérience pour chacun d'eux. Quand ces animaux sont trop jeunes, ils n'ont qu'une chair visqueuse et gluante, impropre à éveiller l'action digestive de l'estomac et capable de provoquer le vomissement ou la diarrhée. » (*Fonteret.*) — Les animaux très-âgés donnent des éléments nourrissants, mais d'une pénible digestion, leur fibrine étant plus dure et plus dense et leur osmazôme plus abondant. Cependant le cochon de lait est moins facile à digérer que le porc adulte, — ce qui tient principalement à la prédominance de la gélatine.

2° *Conditions de santé dans lesquelles se trouvent les animaux, et genre de nourriture qu'ils ont pris.* — Les animaux élevés en liberté, trouvant dans des pâturages riches une nourriture facile et abondante, en même temps que la nuit on leur donne, dans des étables saines, bien disposées, sèches et bien aérées, de bons fourrages, sont dans des conditions qui donnent à leur viande le maximum de puissance nutritive. L'embonpoint qu'ils peuvent présenter et la graisse que contiennent leurs tissus ne sont pas une garantie que la graisse qui en provient soit de facile digestion ; souvent c'est le contraire qui a lieu. La santé antérieure de l'animal est d'autant plus importante à considérer, qu'il s'agit d'une viande naturellement plus indigeste. L'influence de l'exercice n'est pas non plus à dédaigner; ainsi, les animaux qui ne se livrent à aucun mouvement présentent, en général, une quantité de graisse plus considérable que ceux qui sont placés dans des conditions opposées. (*Becquerel.*)

3° *Parties de l'animal.* — La partie du tissu des animaux la plus facile à digérer et la plus nourrissante, c'est la fibre musculaire ou la fibrine; puis viennent le foie, le rein, le pancréas, la rate, le cerveau; puis les tendons, les aponévroses, les poumons.

« La plupart des mammifères, — dit M. Lévy, — sont ou peuvent être employés dans la presque totalité de leurs parties, quoique l'expérience ait appris à estimer dans chacun d'eux certaines parties plus nutritives ou plus délicates... Le même animal fournit donc des aliments très-différents par leur nature chimique, par leurs conditions physiques et par leurs effets sur l'organisme. Indiquons-les rapidement.

« *Parties rouges :* sang, chair musculaire, langue, cœur, reins ou rognons, poumons, rate et autres tissus pénétrés par les fluides sanguins. On peut leur appliquer, sous le rapport des effets physiologiques que détermine leur ingestion, ce que les auteurs ont dit des aliments fibrineux... Le sang est indigeste ; il l'est encore plus pendant l'été et dans les pays chauds, où il a été défendu par Moïse et par Mahomet; chez nous on l'emploie dans beaucoup de mets (boudin), et surtout dans la charcuterie, à laquelle sa putréfaction finit par imprimer des propriétés délétères. Le plus usité est le sang du cochon; on estime celui du lièvre. Le sang des animaux de boucherie (bœufs, vaches, veaux, moutons) est d'une odeur et d'une saveur désagréables; il n'entre pas dans les usages domestiques... Le sang du cochon même, bien qu'il soit plus coagulable et plus fibrineux, n'est utilisé que par voie de mélange avec des graisses et des condiments aromatiques qui modifient ses qualités... Les langues se rapprochent de la viande proprement dite par leur puissance nutritive et leur digestibilité. Le cœur, compacte et ferme, nourrit et fortifie quand il est bien cuit. Les rognons des jeunes animaux joignent à ces avantages un goût agréable. Les foies et les poumons sont plus ou moins digestibles, suivant l'âge des animaux.

« *Parties blanches.* — Nous comprenons sous cette dénomination les parties du même animal que les auteurs rapportent, les uns aux aliments albumineux (cervelle, ris), les autres aux aliments gélatineux (tête, oreilles, pieds, gras-double, fraise ou mésentère, peau, tendons, cartilages, etc.). Toutes ces substances diffèrent singulièrement de qualité suivant leur provenance et surtout suivant les préparations et assaisonnements qu'elles reçoivent. Les parties blanches albumineuses, ont beaucoup plus de valeur nutritive que les gélatineuses. Une coction prolongée transforme presque entièrement la peau et les tendons en gélatine; à un degré de cuisson moins avancé, ces tissus gonflés et ramollis, constituent un aliment agréable à l'aide de quelque assaisonnement; la peau est le principal élément comestible des têtes de veau employées dans l'alimentation ; les pieds de veau et de mouton n'ont guère entre les os que peau et tendons. C'est à l'aide de ces matières et des membranes des vessies natatoires appelées ichthyocolle que se préparent les gelées, si promptes à s'acidifier dès le début de leur fermentation et à se couvrir de moisissures. »

4° *Temps qui s'est écoulé depuis que l'animal est tué.* — Les diverses espèces de viandes se digèrent d'autant plus facilement qu'elles sont plus voisines de la putréfaction ; mais il ne faut pas que cette putréfaction soit commencée, car alors elles détermineraient des digestions longues, pénibles, fatigantes, et même des indigestions. Cette approche de la putréfaction dissocie les fibres, les ramollit un peu, les rend moins compactes, et facilite ainsi leur dissolution dans le suc gastrique. (*Becquerel.*)

Beaucoup de personnes ont l'habitude de ne faire usage du gibier qu'après l'avoir laissé faisander, dans le but de le rendre plus tendre et plus salubre : cette coutume est pernicieuse, en ce que le gibier, subissant un commencement de putréfaction, peut introduire dans l'économie animale, des causes de maladie septique ; son moindre inconvénient est de produire des dyssenteries douloureuses.

§ 2. — *Volaille.*

La chair des volailles appartient à quatre espèces principales, qui sont par ordre de digestibilité : 1° le *poulet*; 2° le *dindon ;* 3° le *canard ;* 4° l'*oie* (1).

Les oiseaux de basse-cour occupent une place considérable dans l'alimentation de notre pays. Ces oiseaux présentent une fibrine peu dense, une faible quantité de

(1) D'après Brande, 180 parties de poulet donnent 73 parties d'eau, 20 d'albumine et de fibrine, et 7 de gélatine.

gélatine et peu d'osmazôme. — Leur chair est de facile digestion.

Comme la viande de boucherie, la digestibilité des volailles est d'autant plus grande que l'animal est plus jeune. — Lorsqu'ils sont vieux, les fibrilles musculaires se rapprochent, se condensent et durcissent. Cependant le canard, et surtout l'oie, sont d'une digestion plus difficile que le poulet et le dindon ; ils le doivent à la densité plus grande de leurs fibres, ainsi qu'à la quantité plus abondante de graisse. La densité musculaire explique la digestion assez difficile de la viande des oiseaux aquatiques. — L'éducation domestique rend généralement les chairs plus molles et plus attaquables par le suc gastrique. Quand les volailles sont renfermées et gorgées, elles grossissent et se chargent de graisse. Quelquefois certains de leurs organes, particulièrement le foie, s'hypertrophient (oies, canards). Les tissus deviennent alors de plus en plus indigestes.

§ 3. — *Gibier.*

Les principales espèces de gibier dont l'homme est appelé à faire usage sont parmi les mammifères : 1° Le *chevreuil ;* 2° le *lièvre ;* 3° le *lapin ;* et parmi les oiseaux : 1° La *perdrix ;* 2° le *faisan ;* 3° le *coq de bruyère ;* 4° le *pigeon ;* 5° la *bécasse.*

Le gibier donne, en général, une chair de facile digestion pour les bons estomacs. Il faut excepter toutefois les oiseaux à long bec. — La chair du gibier ne présente que très-peu de gélatine et très-peu de graisse. Sa digestion pour être facile, exige, du reste, qu'on en prenne avec modération. — L'état de liberté ou de domesticité influe beaucoup sur la qualité de sa chair et sur sa digestibilité : les espèces sauvages et tuées à la chasse sont plus nourrissantes et plus digestives.

Il n'est aucun animal qui soit plus facile à nourrir que le *lapin domestique*, car il mange de tout; il n'en est aucun qui multiplie davantage. Avec des soins, le lapin pourrait devenir l'une des espèces animales les plus précieuses pour l'alimentation du peuple et des petites fortunes. — La chair de cet animal, qu'on peut bonifier à volonté, est très-saine et très-agréable à manger. — Le lapin domestique nourri convenablement et tenu proprement, dans un lieu sec et bien aéré, donnerait une chair tout aussi bonne que celle du lapin de garenne.

§ 4. — *Poissons.*

L'homme mange un assez grand nombre de poissons. Parmi ces poissons, douze espèces principales méritent d'être signalées ; ce sont : 1° Le *merlan* ; 2° la *merluche* ; 3° la *morue fraîche* ou *cabeliau* ; 4° la *sole* ; 5° le *carrelet*; 6° la *truite* ; 7° le *brochet* ; 8° la *carpe* ; 9° le *turbot* ; 10° le *saumon* ; 11° le *maquereau* ; 12° le *hareng* (1).

Suivant leur ordre de digestibilité, les poissons peuvent être classés de la manière suivante : 1° Les poissons de mer à chair blanche; 2° les poissons de mer plats ; aussi à chair blanche ; 3° les poissons d'eau douce ; 4° les poissons à chair rougeâtre.

La chair des poissons est ordinairement considérée comme moins nourrissante que celle des autres animaux. — Quant à sa digestibilité, il y a un certain nombre de poissons que l'on digère avec une grande facilité, tels

(1) D'après Brande, sur 180 parties, le *merlan* donne 82 parties d'eau, 13 d'albumine et de fibrine, et 5 de gélatine; et la *sole* 79 parties d'eau, 15 d'albumine et de fibrine, et 6 de gélatine.

sont : la sole, le merlan, la limande. — La chair de ces animaux est d'une digestion assez difficile pour les convalescents, ainsi que pour les individus atteints de dyspepsie et de gastralgie. — Les estomacs qui ne supportent pas facilement les aliments liquides (et il y en a beaucoup) ne digèrent pas bien non plus le poisson.

Sous le rapport de l'alimentation, — dit M. Lévy, — les poissons et les reptiles tiennent le milieu entre les végétaux et les viandes. La chair des poissons est prompte à se putréfier, aussi faut-il les choisir très-frais ; il n'y a que les raies et les grandes soles qui gagnent à être un peu gardées. Le poisson destiné à notre consommation doit avoir l'aspect bien nourri, le tissu ferme, les ouïes rouges ; parvenu à son développement entier, il est souvent moins digestible, mais il est plus alimentaire et flatte davantage le goût ; le mâle est recherché à cause de sa laitance ; la chair de la femelle est plus délicate. A l'époque du frai, le poisson perd de sa qualité. L'âge modifie la chair de la plupart des espèces et la rend généralement moins digestible... La laitance ou laite est, dans beaucoup d'espèces de poissons mâles, un manger délicat, doux, nutritif et léger quoiqu'un peu fade ; on estime celle des carpes, des harengs et des maquereaux. On recherche le foie dans la raie, la morue, la lotte et le brochet; on doit éviter de le durcir par la cuisson, ce qui le rendrait indigeste.

§ 5. — *Mollusques.*

Parmi ces animaux, nous trouvons : 1° les *huîtres ;* 2° les *clovisses ;* 3° les *moules ;* 4° les *limaçons ;* 5° *diverses autres espèces fluviatiles et marines.* — Ces animaux sont disposés d'après l'ordre de leur digestibilité.

On mange en Europe, en Asie et en Afrique notre

huître commune (*ostrea edulis*), dont on distingue deux variétés.

L'usage de cet aliment remonte à la plus haute antiquité, et les Romains en servaient dans les repas les plus somptueux.

Les *huîtres* fraîches se digèrent facilement pourvu toutefois qu'on n'en prenne pas une quantité trop considérable. Elles doivent leur digestibilité à l'eau salée qu'elles contiennent et au suc biliaire dont leur énorme foie est pénétré.

On mange généralement les *huitres* tout entières et encore vivantes. Quelques personnes enlèvent aux grosses espèces ou variétés le pourtour du manteau et les branchies, et ne mangent que le *coussinet.*

Les *huîtres* crues sont un aliment délicat, savoureux et analeptique. — Les *huîtres* cuites sont indigestes,

Les *clovisses* et les *moules* sont loin d'avoir la réputation des *huîtres.* On mange ces mollusques crus et cuits.

Les *clovisses* ou *vénus* se récoltent en quantités considérables et sont consommées surtout par la classe pauvre.

Les *moules* sont recherchées dans beaucoup de pays.

On mange encore d'autres bivalves d'eau douce ou d'eau salée : par exemple, des *mulettes*, des *anodontes*, des *pélerines*, des *bucardes*, des *avicules*, etc.

Les *limaçons* (*escargots*, *colimaçons*, *hélices*). — On ramasse principalement les limaçons à la fin de l'hiver lorsqu'ils n'ont pas encore pris de nourriture. — Tous les limaçons ne présentent pas la même chair. On prétend que les individus des lieux élevés sont les meilleurs; on assure aussi que l'animal conserve la saveur et le parfum des végétaux qu'il a mangés. Voilà pourquoi, sans doute, les limaçons de certains pays ou de certaines localités ont une réputation particulière.

Les limaçons offrent en général une chair coriace et une saveur à peu près insipide. On est obligé de les préparer avec les assaisonnements les plus actifs, dans lesquels le jambon, les anchois, le persil, les plantes aromatiques, le poivre et l'ail ne sont pas épargnés. — C'est, du reste, un mets d'une assez lourde digestion et qui ne saurait convenir qu'à un estomac robuste.

§ 6. — *Annelés.*

Parmi ces animaux, nous avons : 1° L'*écrevisse*; 2° les *crevettes*; 3° la *langouste*; 4° le *homard*; 5° les *crabes*.

Tous les annelés présentent des fibres serrées, dures, qui résistent plus ou moins à l'action des sucs gastriques. Cependant les *écrevisses* ne sont pas difficiles à digérer ; mais les autres espèces, les *homards* et les *crabes* surtout, sont la source de fréquentes indigestions.

§ 7. — *Des poissons vénéneux.*

Les poissons qui, dans certaines circonstances, ont causé des accidents sont les suivants : l'anchois, l'anguille, les œufs de barbeau, les œufs de brochet, la sardine dorée, le caret, la carpe, le congre, la dorade, le hareng, les œufs de la lotte, le maquereau, la sardine, le saumon, le thon, etc., etc.

On a vu quelquefois les huîtres et les moules occasionner chez l'homme des accidents plus ou moins sérieux ; de la diarrhée, des coliques, des vomissements et des crampes. Parfois il s'est montré quelques phénomènes nerveux, tels que des vertiges, des tremblements, et, enfin, d'une manière exceptionnelle, des convulsions plus ou moins violentes. On a vu ces accidents se terminer par la mort.

Quoiqu'il soit, il sera nécessaire de s'abstenir de l'usage des huitres pendant les chaleurs de l'été; elles sont bonnes depuis le mois de septembre jusqu'au mois d'avril; pendant le reste de l'année ces mollusques ont perdu la saveur qui les fait apprécier dans la saison froide.

On fait généralement cesser les accidents provoqués par l'ingestion de moules et d'huitres malfaisantes, — par l'administration d'un vomitif (10 à 15 centigrammes d'émétique dans un demi-verre d'eau tiède), et de boissons acides ou vinaigrées. — La diète, des infusions légères et excitantes (thé, etc.), aidées quelquefois de purgatifs doux sont également des moyens à recommander.

Nous reviendrons, — avec plus de détails, — sur cette intéressante question.

§ 8. — *Chair d'animaux que l'on mange pour ainsi dire par exception.*

Cheval. — Il y a longtemps qu'il est acquis, pour l'hygiène, que la chair de cheval peut fournir un aliment sain, nourrissant, et dont l'usage ne saurait entraîner aucun inconvénient pour la santé. Mais la même conviction n'est pas répandue dans le public, où une pareille nourriture est l'objet non-seulement d'une vive répugnance, mais encore de préjugés difficiles à surmonter.

La chair de cheval paraît être, sous le rapport alimentaire, l'objet d'une prévention injuste. Elle est aussi nourrissante, d'aussi bon goût que celle du bœuf; la prévention est née de l'usage de vieux chevaux morts de maladie. (*M. Lévy.*)

On peut dire que toutes les personnes qui ont mangé de cette viande l'ont trouvée bonne ou au moins pas mauvaise; que les personnes qui l'ont analysée lui ont trouvé à peu près les mêmes éléments que l'on rencontre dans celle du bœuf, et qu'il y a tout lieu de penser que, dans des conditions de vente semblables à celles imposées au débit de toute autre viande, elle ne sera pas plus nuisible que d'autres, et pourra être consommée en même proportion. (*Rapport au conseil d'hygiène publique et de salubrité, du 14 février 1856.*)

La chair musculaire du cheval, surtout celle du train de derrière, peut servir à la confection de la soupe, surtout si l'on y joint une certaine quantité de lard; elle peut encore être employée en grillades et en bœuf à la mode, avec l'assaisonnement convenable. Le foie peut aussi être employé et préparé de la même manière que celui des bêtes à cornes; il est même, à ce qu'il paraît, plus délicat que celui qui provient de celles-ci. (*Larrey.*)

Enfin, le *bouillon de cheval* jouit d'une certaine réputation depuis quelques temps surtout. (*Is. Geoffroy Saint-Hilaire.*)

Grenouille verte ou commune. — On les choisit bien nourries, vertes, le corps marqué de petites taches noires. On ne mange, en France, que leur train de derrière; les allemands n'en rejettent que la peau et les intestins; en automne, leur chair est plus grasse et plus délicate; blanche, tendre, gélatineuse, elle est analogue à celle du poulet ou des jeunes veaux, et répond aux mêmes indications de régime. (*M. Lévy.*)

Les *tortues* présentent plusieurs espèces alimentaires. La chair des tortues contient beaucoup de gélatine; celle de la tortue verte ne le cède point en délicatesse à la meilleure chair de veau. Les tortues d'eau douce ont une chair plus compacte et moins digestible. On ne mange que leur corps et leurs œufs, qui sont plus salubres un peu gardés que récents; les œufs qui sont tachés et dont la coquille est la plus dure, passent pour les meilleurs ; ils ne le cèdent pas sous le rapport de l'utilité, aux œufs des oiseaux. (*Id.*)

§ 9. — *Des divers modes de cuisson des viandes et chairs comestibles.*

Le mode de préparation influe beaucoup sur la digestibilité des viandes, — et il ne faut pas oublier qu'il ne suffit pas de prendre un bon aliment pour qu'il nourrisse, car il peut être préparé de telle façon qu'il oppose à l'estomac et dans les intestins un obstacle au travail de la digestion. — Les divers modes de préparation des aliments, classés d'après la digestibilité plus ou moins grande qu'ils procurent aux viandes, sont : 1° grillage ; 2° rôtissage ; 3° hachis et cuisson à l'étuvée ; 4° cuisson dans l'eau ; 5° cuisson au four ; 6° fricassée.

1° *Cuisson dans l'eau, — bouillon.* — Le *bouillon*, soit seul, soit mélangé au pain ou à certaines pâtes à l'état de soupe ou de potage, tient une trop grande place dans l'alimentation de notre pays, pour que nous n'en disions pas d'abord quelques mots :

Le *bouillon* est un aliment liquide, consistant en une décoction aqueuse de viande, et plus spécialement de viande de bœuf (1).

(1) Il existe d'autres espèces de bouillons dont quelques-unes sont employées plus rarement ; tels sont : le *bouillon de veau*. Il n'a qu'une faible puissance nutritive ; on l'emploie plutôt comme tisane que comme aliment. — Le *bouillon de poulet* est encore plus léger et moins nourrissant que le précédent. Son usage trop longtemps prolongé dans les convalescences finit quelquefois par le rendre indigeste. — Le *bouillon de grenouille* est fade ; il passe pour rafraîchissant. — Le *bouillon d'huîtres* passe pour restaurant. — Le *bouillon d'écrevisses* est un bouillon analeptique très-anciennement employé.

De la quantité d'eau et de la durée de l'ébullition dépendent la séparation plus ou moins parfaite des principes solubles et le changement plus ou moins complet que subit, par la cuisson, la chair musculaire. En effet, la viande bouillie consommée sans le bouillon, — qui a pris tous les principes solubles, — est d'autant moins nutritive qu'elle a bouilli plus longtemps et dans une plus grande quantité d'eau.

Pour avoir la viande la plus succulente, on n'a qu'à plonger la chair dans l'eau bouillante pendant quelques minutes, puis ajouter de l'eau froide et maintenir pendant plusieurs heures la température à 70 ou 75 degrés. L'albumine immédiatement coagulée, retient alors dans la chair la plus grande quantité de principes solubles; la viande reste aussi savoureuse, aussi tendre que peut l'être le rôti.

Si, au contraire, on veut avoir de bon bouillon, on suit une méthode inverse. On plonge la viande dans l'eau froide et l'on élève la température graduellement, jusqu'à l'ébullition; les principes sapides et solubles se dissolvent dans l'eau, qui a entraîné l'albumine sous forme d'écume; la fibre devient alors coriace, et la viande perd en qualité ce que gagne le bouillon.

La viande est rarement employée seule à la préparation du bouillon. On y ajoute, pour en rendre la saveur plus agréable, des légumes, et principalement des carottes, des navets, des panais, des poireaux, des choux, etc. — Les légumes ne fournissent au bouillon qu'une très-faible proportion de principes animalisés. Les légumes augmentent la densité du bouillon par le sucre et la matière gommeuse qu'ils peuvent lui fournir; mais c'est surtout par leurs parties aromatiques qu'ils concourent à augmenter la qualité du produit. — Les choux, les navets cèdent un principe volatil sulfuré et azoté, analogue à celui qui se rencontre dans toutes les plantes crucifères ; les poireaux, les oignons et l'ail fournissent une huile âcre volatile.

Le bouillon est un aliment très-nourrissant, très-réparateur, très-utile qui exerce une heureuse influence sur l'homme, — et qui est d'autant plus digestif et plus nutritif qu'il est plus concentré et plus chargé d'osmazôme. — Les bouillons trop légers sont moins facilement digérés et plus lourds, en raison de la proportion trop forte d'eau qu'ils renferment. — L'estomac des individus convalescents, atteints de dyspepsie (difficulté de digérer), supporte bien, en général, le bouillon pris en petite quantité. Les bouillons faibles sont également bien digérés, mais il est souvent utile, cependant, de les épaissir un peu avec des fécules légères.

Enfin, le jus de viande est une préparation excellente pour les estomacs faibles et convalescents. Il contient une grande quantité d'osmazôme et peu de gélatine, et il est très-nourrissant et de facile digestion.

2° La *viande grillée* est celle qui est cuite de la manière la plus uniforme ; elle doit cette qualité à ce que la cuisson est opérée très-rapidement. C'est elle qui est le plus facilement digérée.

3° La *viande rôtie* vient après. C'est une préparation excellente et très-saine. Le rôtissage conserve à la viande toutes ses parties solubles, toutes ses qualités nutritives ; sans avoir l'inconvénient des sauces de haut goût, il devient une nourriture excitante et tonique qui convient à presque tous les estomacs. — Les viandes non faites, visqueuses ou glaireuses doivent toujours être rôties. L'agneau, le chevreau, le cochon de lait, ne peuvent guère être préparés autrement.

4° Le *hachis* et les viandes cuites à l'étuvée, — c'est-à-dire dans un vase clos, avec très-peu d'eau, — sont très-nourrissantes, mais sont d'une digestion moins facile. — Le défaut d'insalivation et de mastication des viandes ainsi préparées, ainsi que le mélange intime du gras et du maigre dans le hachis et la viande cuite à l'étuvée, en rendent facilement compte.

5° Les viandes *cuites au four*, doivent leur peu de disgestibilité à ce qu'il se développe presque toujours dans leur préparation une huile empyreumatique, qui est la conséquence de l'absence de ventilation des fours.

6° La *cuisson en fricassée* n'est pas toujours digestive. — La friture nuit à beaucoup d'estomacs faibles et paresseux. — Le *roux* et la plupart des *ragouts* offrent encore de plus grands inconvénients.

En résumé, le rôtissage, le grillage et la cuisson à l'étuvée conservent aux viandes leurs principes nutritifs et excitants ; les autres préparations la dénaturent plus ou moins, donnent lieu à des produits nouveaux et dissocient les principes dont la réunion constitue l'aliment naturel. (*M. Lévy.*)

§ 10. — *Vases et ustensiles de cuisine. — Précautions à prendre dans leur emploi.*

Le cuivre, à l'état métallique ne possède aucune propriété qui puisse le rendre nuisible à la santé ; mais une fois passé à l'état d'oxide ou de sel soluble (*vert de gris*), il acquiert des propriétés toxiques qui peuvent rendre très-dangereux l'usage de vases faits de ce métal, à la surface desquels celui-ci aurait subi de telles transformations. Il suffirait donc, pour le mettre à l'abri de tout danger, de nettoyer ces vases fréquemment, pour enlever la couche d'oxide formée par l'air humide, et de n'y laisser séjourner aucun corps gras, huileux, acide ou alcalin. On a recours à l'étamage pour prévenir ces graves inconvénients.

Mais le défaut de soins et de précautions rendent excessivement fréquents les accidents causés par l'emploi des vases ou ustensiles de cuivre, soit pour les préparations alimentaires, soit pour des usages industriels.

On ne doit jamais rien laisser refroidir dans des vases de cuivre, *fussent-ils mêmes étamés;* car l'étamage, — comme le fait observer le docteur Guersent, — n'inspire qu'une sécurité souvent dangereuse : « C'est une espèce de voile très-léger qui nous cache le danger plutôt qu'un véritable préservatif. » On voit toujours, à la loupe, dans une casserole nouvellement étamée, beaucoup de points rouges qui ont échappé à l'étamage. — Les passoires et les écumoires sont aussi très-dangereuses, à cause de leurs trous où il se forme souvent du vert-de-gris. — Il ne faudrait pas non plus mettre des robinets de cuivre aux tonneaux de vin, de cidre, de bière et de vinaigre, ou, si l'on y a recours, il faut avoir l'attention de jeter les premiers flots de liquide, qui emportent le vert-de-gris du robinet.

Il y a donc un très-grand choix à faire relativement aux ustensiles de cuisine; tous ne doivent pas être employés indifféremment, car il en est qui pourraient altérer les aliments, tels que les vases en plomb, qu'il faut rejeter de la manière la plus absolue. — Les vases en fer et surtout en fer émaillé, en faïence, en porcelaine, en grès et en verre doivent être préférés à tous les autres dans les usages domestiques.

§ 11. — *Du lait.*

Le *lait* est un liquide émulsif sécrété par les glandes mammaires des femelles des mammifères. Ce liquide est opaque, légèrement visqueux, blanc, d'une pesanteur spécifique un peu plus grande que celle de l'eau, d'une odeur agréable qui se dissipe par la chaleur, et d'une saveur douce et sucrée.

Le lait est composé d'une dissolution mucilagineuse, qui tient en suspension une matière grasse divisée en très-petits globules sphériques.

Il est formé d'eau, de caséum, d'albumine, de beurre, de sucre de lait et de plusieurs sels.

Lorsqu'on le chauffe et qu'on le fait évaporer, il se recouvre d'une pellicule qui se renouvelle au fur et à mesure qu'on l'enlève. Cette pellicule est presque entièrement composée de matière caséeuse et de crème.

Les principaux laits sont : celui de *vache*, celui de *brebis*, celui de *chèvre*, celui de *femme*, celui d'*ânesse* et celui de *jument*.

1° Le *lait de vache*, est d'un blanc jaunâtre mat très-opaque, d'une saveur douce. Il contient en moyenne, sur 1,000 parties, 885 parties d'eau, 35 de matière caséeuse soluble et insoluble et d'albumine, 30 de beurre, 40 de sucre de lait, de phosphate de chaux, de magnésie, de potasse, de soude et de fer, de chlorures de potassium et de sodium et de soude.

Dès que le lait est abandonné à lui-même, sa surface se couvre peu à peu d'une couche épaisse et onctueuse jaunâtre : c'est la *crème*, formée par les plus gros globules de la matière butyreuse. Cette crème s'isole lentement, parce que sa densité diffère peu de celle du lait;

elle est composée de matière butyreuse et de lait. Quand on l'agite vivement, le beurre se sépare, et il reste un liquide appelé *lait de beurre.* Ce liquide contient tous les principes du lait, mais peu de matière caséeuse et une proportion assez forte d'acide butyrique. Lorsque presque tout le beurre a été enlevé, le lait est dit *écrémé.* Si l'on abandonne ce lait à lui-même, il s'y développe des acides acétique et lactique qui coagulent la matière caséeuse Il s'en sépare alors un liquide d'un jaunâtre-clair et d'une saveur sucrée : c'est le *petit-lait.* Ordinairement on détermine la coagulation de la matière caséeuse (*lait caillé*) par des moyens artificiels.

La matière caséeuse ou caséine, existe dans le lait, en très-grande partie, sous la forme de globules extrêmement fins; elle est insipide et inodore. Sa composition est la même que celle de l'albumine.

Le beurre, ou matière grasse du lait, s'y trouve sous la forme de globules dont la grosseur varie entre 1/100e et 1/600e de millimètre. Il est composé de trois corps gras : l'oléine, la stéarine et la butyrine.

Le sucre de lait, ou sel de lait (*lactine*), est solide, d'une saveur sucrée, sans odeur. Il craque sous la dent. Il cristallise en prismes réguliers blancs, demi-transparents. A la température ordinaire, l'eau en dissout le neuvième de son poids.

2° Le *lait de brebis* fournit plus de crème et de beurre que celui de vache; mais son beurre est plus mou et plus fusible, et son caséum plus gras et plus visqueux.

3° Le *lait de chèvre* exhale une odeur de chèvre. Sa graisse est épaisse, son beurre ferme et blanc, mais moins abondant que dans les deux précédents.

4° Le *lait de femme* contient beaucoup de sucre de lait et fort peu de caséum. Ce dernier paraît très-mou, visqueux et tremblant. Ce lait a beaucoup de crème.

5° Le *lait d'ânesse* offre la consistance, l'odeur et la saveur du lait de femme. Il a moins de crème ; celle-ci paraît peu épaisse ; son beurre est peu consistant, blanc et fade ; son caséum est peu abondant et mou.

6° Le *lait de jument* présente très-peu de beurre, son caséum est mou ; son sérum paraît assez abondant. Les Kalmoucks font aigrir et fermenter ce lait et en obtiennent l'*Araka*. (*Pallas*.)

Falsification. — Les falsifications du lait ont été bien étudiées dans ces derniers temps. On l'écrème et on le mêle avec de l'eau, et, pour rétablir sa consistance et son opacité, comme aussi pour faire disparaître la teinte bleue qu'il a prise, on y jette du sucre de canne, de la glycose, de la farine, de la dextrine, etc. ; on a recours encore aux infusions de riz, d'orge, de son, etc. ; aux matières gommeuses, à l'albumine, à la colle de poisson, au jus de réglisse, à la teinture de souci, aux carottes cuites au four. (*Chevallier*.)

Conservation du lait. — Le lait se conserve d'autant mieux que la température est plus basse ; mais, pour le garder pendant un temps plus ou moins long sans altération, on a imaginé plusieurs procédés :

1° On le concentre au tiers ou à la moitié, puis on le met dans des flacons bien bouchés qu'on expose pendant deux heures au bain-marie. (*Procédé Appert*.)

2° Le procédé qui vient d'être indiqué est à peu près abandonné. Les suivants sont bien meilleurs. On ajoute par litre de lait 75 à 80 grammes de sucre. On opère la concentration à la vapeur dans un vase à fond plat où le liquide est sans cesse agité pour éviter la formation des pellicules. Réduit au cinquième de son volume, on le verse dans des boîtes de fer-blanc que l'on traite suivant la méthode d'Appert. Quand on veut s'en servir, on y ajoute les trois quarts d'eau. Ainsi préparé, le lait est aussi bon que lorsqu'il est frais.

3° On charge le lait d'acide carbonique au moyen de la machine dont on se sert pour la fabrication de l'eau de seltz, et on le met en bouteilles, à la manière ordinaire.

4° On le conserve sans addition d'aucun corps étranger, sans soustraction de crème, ni évaporation de la partie aqueuse. On le place tout simplement dans un vase de fer-blanc muni d'un tube d'étain. On le chauffe pendant trois-quarts d'heure au bain-marie pour en expulser tout l'air, puis on ferme hermétiquement le tube en rapprochant ses parois à l'aide d'une tenaille.

5° Enfin, un moyen sûr et commode consiste à le rendre légèrement alcalin au moyen d'une légère dose de bi-carbonate de soude, comme un demi-gramme par litre de lait. Cette quantité suffit pour le conserver pendant trois jours, même pendant l'été ; on en met un peu plus quand on veut le garder plus longtemps. Cette addition n'a aucun inconvénient ; elle paraît même favoriser la digestion du lait.

Conservation du beurre. — L'altération du beurre est due au sérum et au caséum qu'il conserve presque toujours infiltrés dans son tissu. — On a conseillé les procédés suivants pour le débarrasser de ces substances :

1° Le lavage à grande eau, après quoi on entoure le beurre de glace ; elle congèle le sérum, et l'exprime en quelque sorte du beurre.

2° La fusion au bain-marie séparant le caséum et le sérum qui surnagent. — Le beurre fondu se conserve bien, mais il a perdu une partie de sa saveur, qu'on lui rend, d'après M. Barruel, en le pétrissant avec de la crème fraîche : il convient de fondre le beurre au bain-marie, non à feu nu, un excès de chaleur décomposant le caséum.

3° La salaison du beurre est employée en Normandie, en Bretagne ; elle lui assure une plus longue durée de conservation et lui laisse un goût agréable et une saveur fine.

Du lait comme aliment et de ses effets sur l'économie humaine. — Régime lacté ; cas où il convient. — Le lait de vache est pour toutes les classes de la société, pour tous les âges et sous des formes diverses, un aliment de première nécessité, et entre dans la consommation des villes et des campagnes pour une part considérable. . . . .

Le lait est la nourriture qui convient le mieux aux enfants. Il réussit bien, du reste, à la plupart des estomacs ; cependant, tout excellent qu'il soit, il n'est pas entièrement exempt d'inconvénients. — Il a pour quelques personnes celui de ne pas se digérer facilement. L'addition d'une petite quantité de sel de cuisine, en rend la digestion plus facile, — aussi bien chez les enfants que chez les adultes, — et exerce de plus une action bienfaisante sur la masse sanguine. — L'usage du lait provoque assez souvent, — principalement chez les adultes, — une sensation de pesanteur à l'estomac, des aigreurs et même la diarrhée. On prévient souvent ces effets en additionnant ce liquide d'une petite quantité de bi-carbonate de soude (1 gramme pour une tasse), — ou d'eau de chaux (une cuillerée à bouche pour 120 grammes de lait), — ou mieux encore en saupoudrant d'un peu de cannelle le lait préalablement bouilli, et en y ajoutant une quantité suffisante de sel de cuisine et de sucre pour obtenir un goût agréable, légérement piquant. Dans le traitement par la diète lactée, cette addition de sel et de sucre, est également favorable. — Un autre inconvénient, c'est la constipation. On l'empêche souvent en épaississant le lait avec de la fleur de farine de froment, ou avec de la farine d'avoine. Cette addition le rend en même temps plus digestible.

La crème est plus indigeste que le lait.

La caséine (caséum) coagulée (c'est elle qui, mêlée avec du beurre, constitue le fromage) est moins facilement digérée que la crème, que le lait écrémé ou non écrémé. Elle constitue un aliment essentiellement réparateur.

Le petit-lait est ordinairement d'une digestion facile, mais il est un peu laxatif. C'est un aliment essentiellement respirateur, par le carbone qu'il contient.

Le lait écrémé est plus facilement digéré que celui qui ne l'est pas ; il est cependant un peu moins nourrissant. Soumis préalablement à l'ébullition, il devient d'une digestion plus facile.

Le régime lacté est conseillé dans un certain nombre de maladies ; on observe toutefois, à cet égard, ce fait remarquable, que, dans des cas en apparence semblables, tantôt il réussit, tantôt il ne réussit pas, et ne peut même être digéré. — On conseille ordinairement le lait dans la gastrite chronique, dans quelques cas de cancer de l'estomac, dans beaucoup de gastralgies. — C'est le premier aliment que l'on conseille dans la convalescence de beaucoup de maladies. — Quelquefois il est employé avec succès dans des diarrhées rebelles avec ou sans inflammation de l'intestin. — Des tentatives, faites avec beaucoup de prudence, peuvent seules indiquer si le lait réussit ou ne réussit pas dans ces cas divers.

Le lait d'ânesse est plus digestif et cependant moins nourrissant que le lait de vache. — Il convient aux estomacs délicats. — Il est vanté dans la phthisie pulmonaire, les catarrhes chroniques.

Le lait de chèvre contient de l'acide hircique, qui

dérange souvent le tube digestif; bien souvent aussi, du reste, ce lait est digéré avec facilité.

Le lait de femme est plus digestible que le lait de vache, ce qu'il doit surtout à la moindre proportion de graisse qu'il renferme; il est tout à fait approprié, du reste, aux conditions d'existence des jeunes enfants.

Rôle du beurre dans l'alimentation.—Les qualités digestives du beurre dépendent de sa pureté, de sa fraîcheur et de la nourriture de la vache qui l'a fourni. Le beurre frais est toujours plus facilement digéré que le beurre salé. Le beurre frais est un aliment agréable, très-sain, nourrissant et adoucissant, plus facile à digérer que les huiles, — et qui convient à presque tous les estomacs, même à ceux qui rejettent ou digèrent difficilement le lait. — Le beurre n'engendre pas un excès de bile, comme on le prétend faussement d'après un préjugé populaire; son usage habituel relâche seulement les premières voies, et les jette dans l'atonie. — Le beurre, associé à d'autres substances, a moins d'inconvénients qu'il n'en a lorsqu'il est pris comme seul aliment; on doit remarquer, en effet, que le beurre est rarement pris seul en quantité un peu notable; aussi la faible proportion qu'on étend sur du pain passe-t-elle, la plupart du temps, sans fatiguer l'estomac. — D'un autre côté, le beurre rend plus faciles à digérer et plus nourrissants les légumes et les viandes auxquels on le mêle dans l'art culinaire, — et dont il favorise d'ailleurs la cuisson. Aussi est-il très-employé dans les usages domestiques; frais, salé ou fondu, il est une des substances dont on se sert le plus pour assaisonner les aliments dont il constitue alors un accessoire qui n'est pas sans importance. — Rappelons que le beurre peut, — en rancissant, — acquérir des propriétés irritantes capables de déterminer des accidents.

Des fromages. — Leur distinction, leur composition. — Leurs propriétés hygiéniques. — Les fromages sont des aliments formés de crème et de caséum isolés ou réunis dans différentes proportions, et préparés de différentes manières. On peut les rattacher, quant à leurs propriétés hygiéniques, à trois espèces :

1° Fromages récents et sans sel, vulgairement nommés fromages *mous* ou *à la pie*, presque entièrement formés de caséum séparé du sérum. Ainsi préparés, ces fromages n'ont d'autres propriétés que celles de la crème et du caséum.

2° Fromages récents et salés. Ceux-ci n'ayant éprouvé encore aucune altération, conservent les mêmes propriétés que les précédents, mais deviennent, à l'aide du sel, d'une digestion plus facile.

3° Fromages fermentés et alcalescents. Cette espèce comprend tous les fromages qui ont subi un commencement de putréfaction, dans lesquels se sont développés des sels ammoniacaux, tels que l'acétate et le caséate, des acides gras et une huile âcre particulière. Dans ces fromages, les matières caséeuse et butyreuse ont totalement changé de propriétés. Elles sont devenues des aliments aussi stimulants que nutritifs, et qui, associés au pain, constituent la matière d'un repas suffisamment réparateur. — On ajoute d'ailleurs à quelques-uns de ces fromages certaines substances aromatiques ou colorantes qui en modifient le goût et la couleur.

Les uns, plus ou moins humides et déliquescents, ont été simplement salés, égouttés, séchés à l'air, et se trouvent enveloppés d'une croûte plus ou moins compacte.

Les autres ont, en outre, été soumis à l'action de la presse et à celle du feu, préparation qui en assure la conservation un temps plus long. — Parmi les fromages appartenant à cette dernière classe, les moins stimulants sont le gruyère, le hollande, le chester, et enfin les plus stimulants sont ceux dits de Roquefort. — Beaucoup de fromages deviennent en vieillissant toxiques comme les viandes corrompues.

§ 12. — *Des œufs.*

Les œufs employés plus communément dans l'alimentation sont les *œufs de poule.*

L'œuf est composé d'une enveloppe calcaire ou *coque* (*coquille*) ; d'une enveloppe membraneuse demi-opaque qui revêt la face interne de la coque ; de ligaments glaireux ou *chalazes,* moyens d'adhérence entre les enveloppes et les parties enveloppées ; du blanc ; ou *albumen,* liqueur transparente à peine jaune-verdâtre, contenue dans des cellules lâches dont la densité n'est pas la même dans toutes les couches ; du jaune, ou *vitellus*, masse globuleuse opaque et dorée, enveloppée d'une membrane très-mince (*membrane vitelline*) suspendue au milieu de l'albumen ; enfin du rudiment de l'oiseau ou *cicatricule,* petit corps arrondi, blanchâtre, adhérent à un des points du jaune.

Les *œufs de poule* contiennent en moyenne 23 grammes 6 décigrammes de blanc, et 15 grammes 2 décigrammes de jaune, — La coque pèse 6 grammes.

Le blanc est une dissolution d'albumine en quantité considérable, présentant quelques sels, un peu de sucre et probablement de la soude carbonatée. Il se dissout presque complètement dans l'eau froide ou tiède ; il ne reste que quelques parties membraneuses. On sait que, dans l'eau bouillante, il se prend en masse compacte et blanche, par la coagulation de son albumine.

Le jaune est composé d'une grande quantité d'eau, de vitelline, de margarine et d'oléine, d'une matière visqueuse, de cholestérine, d'osmazôme, de matière colorante, des sels ordinaires à l'économie, et de quelques traces d'acide lactique. (*Gobley.*)

L'huile de jaune d'œuf se compose d'oléine, de margarine, d'un peu de cholestérine et de la matière colorante.

Les matières colorantes du jaune sont de deux sortes : l'une rouge, contient du fer et ressemble à la matière colorante du sang; l'autre est jaune, et paraît l'analogue de la matière colorante de la bile.

Les œufs sont appelés *frais* quand ils ont été pondus depuis deux jours en été, et depuis six en hiver.

Les œufs s'altèrent à mesure qu'on s'éloigne du moment de leur ponte. L'évaporation de l'eau intérieure s'effectue à travers la coquille, — qui est poreuse, — et il se forme un vide à une des extrémités (*chambre aérienne*). Si l'on fait coaguler le blanc d'un *œuf* qui n'est pas frais, on voit, après avoir cassé la coquille, une dépression ou troncature plus ou moins forte à un des bouts. — Quand les œufs sont un peu anciens, les chalazes se relâchent, n'ont plus la force de soutenir le jaune, et celui-ci, — en vertu de sa pesanteur spécifique, — descend dans la partie inférieure. Les fermiers et les marchands reconnaissent très-bien ce caractère, en regardant un *œuf* devant une bougie allumée, ou seulement devant le soleil.

L'œuf frais secoué légèrement, — dans le sens de sa longueur, — ne laisse distinguer aucun ballottement intérieur. Les vieux, — au contraire, — font sentir un léger choc, résultat du déplacement des matières contenues. — M. Delarue (de Dijon) a publié le procédé suivant pour reconnaître si les œufs sont frais. On fait dissoudre cent vingt-cinq grammes de sel de cuisine dans un litre d'eau pure, et lorsque la solution est complète, on y plonge l'œuf. S'il est du jour, il se précipite au fond du vase; s'il est de la veille, il n'atteint pas le fond; s'il a trois jours, il flotte dans le liquide; s'il a plus de cinq jours, il vient à sa surface, et la coque ressort d'autant plus que l'œuf est plus âgé.

On conserve les œufs frais pendant toute l'année en bouchant les pores de la coque à l'aide d'un vernis, d'une couche de cire ou d'un corps gras. Cadet Gassicourt conseille de placer les *œufs* dans un vase, par couches, et d'y verser de l'eau de chaux contenant un petit excès de chaux pulvérulente, de manière qu'ils soient couverts de quinze à dix-huit centimètres de liquide.

Voici un procédé proposé par M. Delarue. On prend cent grammes de chaux éteinte pour deux cents œufs. On mêle à cette chaux, aussi intimement que possible, dix grammes de sucre en poudre; on délaie le tout dans assez d'eau pour que les œufs y soient plongés. Quinze jours après, l'effet est produit. La petite quantité de saccharate de chaux qui se forme pénètre la coque et empêche l'accès de l'air.

Les Chinois plongent les œufs dans de l'eau tenant en dissolution un dixième de sel marin, jusqu'à ce que leur densité soit devenue plus grande que celle du liquide.

On peut encore les conserver en les plaçant dans de la cendre, du sable sec, du son, du petit millet, de la sciure de bois, du poussier de charbon, etc.

Le jaune se divise parfaitement dans l'eau. Délayé dans une certaine quantité de ce dernier liquide, chaud, sucré et aromatisé avec un peu d'eau de fleurs d'oranger, il forme cette émulsion adoucissante et agréable appelée vulgairement *lait de poule*.

Le blanc d'œuf délayé avec de l'eau sucrée sert à faire des émulsions très-adoucissantes, qui conviennent dans les irritations de l'estomac, dans la diarrhée, — et dans presque tous les empoisonnements, surtout par les substances corrosives. — Enfin, on ferait un long article si l'on voulait énumérer tous les usages que l'on fait des œufs, soit dans l'économie domestique, soit dans les arts.

On sait que les œufs fournissent à l'alimentation de l'homme, — aussi bien chez l'habitant des villes que chez le plus pauvre paysan, — une des ressources les plus précieuses et les plus abondantes. — La consommation annuelle des *œufs de poule*, à Paris seulement, est d'environ cent quinze par individu. Dans le reste de la France, surtout dans les campagnes, ce chiffre doit être porté au double. Le calcul des *œufs* consommés dans notre pays donne le chiffre énorme de sept milliards deux cent trente-un millions cent soixante mille. On ne compte pas ceux employés à la reproduction, ni ceux exportés à l'étranger.

Il n'est pas d'aliment plus naturel, plus sain, plus réparateur et plus facilement digestible. — La quantité d'azote contenue dans l'œuf est égale à peu près au tiers de son poids; c'est ce qui en fait un aliment si nourrissant sous un petit volume. — Il convient beaucoup aux enfants, aux personnes délicates, faibles ou convalescentes, — aux gens âgés, infirmes ou épuisés. — Il constitue le meilleur des déjeuners pour les hommes adonnés aux travaux de la pensée.

Le mode de préparation influe sur la digestibilité de l'œuf. Il est peu d'aliments qui se digèrent aussi aisément qu'un œuf cru ou presque cru. — A la coque et légèrement cuit, — il est également bon et constitue un aliment léger et excellent ; — lorsqu'il est préparé au beurre, il est plus lourd ; — cuit dur, il devient d'une digestion très-difficile, et ne devrait être mangé qu'en salade.

Ajoutons encore que l'œuf est plus facilement digéré quand il est frais que quand il est altéré, et qu'il se décompose très-vite, et bien avant que le goût et l'odorat n'aient pu en avertir. — Enfin, la coquille étant perméable à l'eau, il importe, par ce motif, de les faire cuire dans une eau qui n'ait ni odeur ni saveur désagréables.

IV. — SUBSTANCES VÉGÉTALES ALIMENTAIRES.

En laissant de côté les fruits et les légumes verts, et en ne comprenant parmi les subsistances végétales que les céréales et les légumes secs, nous dirons que l'on désigne le plus ordinairement sous ce nom, pour les premières : le froment, le méteil, le seigle, l'orge, le sarrazin, le riz, le maïs, le millet et l'avoine ; et, pour les secondes : les graines de légumineuses et autres menus grains, auxquels il convient d'ajouter la pomme de terre : ce sont là les principaux fruits de la production agricole, dont le plus grand nombre sert à composer l'aliment par excellence, l'aliment trop exclusif de notre pays, le pain.

Ces substances alimentaires végétales contiennent trois éléments importants, que l'on nomme : *fibrine végétale* (substance extraite du gluten, ou bien contenue dans le suc de beaucoup de végétaux) ; *albumine végétale* (partie soluble des sucs végétaux) ; *caséine végétale* (partie soluble des sucs de beaucoup de légumineuses).

Ces trois principes immédiats sont donc des aliments azotés, destinés à la réparation et à la nutrition des organes et des tissus. Leur digestion s'opère de la même manière que celle de l'albumine, de la fibrine et de la caséine animale.

L'amidon et les diverses fécules, — les diverses espèces de gommes, — les sucres, — les huiles, — les acides, — la soude et la potasse, — la magnésie et la chaux, — le fer et le chlore, — le soufre et le phosphore, — et toutes les substances inorganiques du corps humain, se rencontrent dans des proportions diverses dans les matières végétales. L'énumération rapide que nous venons d'en donner est suffisante pour montrer qu'elles renferment à la fois les éléments nutritifs et respirateurs de nos tissus.

Sous le rapport du pouvoir nutritif et du degré de digestibilité des substances végétales, on peut dire qu'elles sont d'autant plus nutritives qu'elles contiennent plus de fibrine ou gluten, — et d'autant plus indigestes qu'elles contiennent plus de ligneux, c'est-à-dire de tissu végétal inerte.

§ 1. — *Des céréales.*

Les céréales, qu'on a cultivées dès la plus haute antiquité, et qui constituent actuellement la base de l'alimentation générale de la plupart des peuples, représentent, — avec la viande et le lait, — l'aliment moyen le plus convenable à l'espèce humaine, et elles doivent cet avantage à leur composition spéciale.

On admet généralement que les diverses espèces de farines des céréales contiennent des proportions variables de gluten, — et que leurs qualités nutritives sont en rapport avec la proportion de ce principe.

Ainsi, on regarde comme exactes les moyennes suivantes : dans la farine de froment, dix-huit à vingt quatre pour cent de gluten ; dans celle d'avoine, environ six pour cent ; dans celle du riz, cinq ; et enfin, dans la farine de pois, quatre. — Cette opinion n'est pas tout à fait exacte, en ce sens que le gluten est une substance essentiellement composée.

1° *Farine de froment.* — La farine de froment sert surtout à la fabrication du pain (1).

Le *pain*, cet aliment si précieux, est le résultat de la cuisson d'une pâte faite avec la farine de blé et une certaine quantité d'eau additionnée de *levain*, qui y détermine une fermentation appelée autrefois *fermentation panaire*, mais qui n'est autre, — en définitive, — qu'une fermentation *alcoolique*, avec formation d'alcool et dégagement d'acide carbonique. — La pâte, introduite dans des fours, est chauffée par rayonnement. La portion supérieure, la *croûte*, atteint une température de deux cent dix degrés centigrades environ ; elle est comme rissolée, et sa cohésion donne aux pains leurs formes diverses. L'intérieur, au contraire, n'atteint guère plus de cent degrés centigrades, et s'appelle la *mie*. — La température brusque que reçoit la pâte dilate les gaz, vaporise une partie de l'eau, arrête la fermentation, hydrate et fait gonfler la substance amylacée ; elle produit l'adhérence entre toutes les parties hydratées ; le gluten emprisonne les gaz qui le gonflent en bulles nombreuses, et produisent dans la mie les trous qui la rendent légère.

Le pain de bonne qualité doit être convenablement blanc, poreux et léger, bien levé (2) et cuit à propos. Le

(1) Voici, d'après M. Péligot, la composition du froment : eau 13,2 à 15,2 1/2 ; matières grasses 1,8 à 1,9 ; albumine 1,4 à 2,4 ; dextrine 5,4 à 10,5 ; gluten 8,1 à 1,98 1/2 ; amidon 53,1 à 1,9 ; sels minéraux 1,4 à 1,9 ; cellulose 14 à 2,2.

D'après M. Regnault, la composition de la farine brute du froment indigène est la suivante : eau 10,0 ; gluten sec 11,0 ; amidon 71,0 ; glucose 4,7 ; dextrine 3,3.

(2) Le pain *azime*, c'est-à-dire sans levain et non fermenté, est lourd et indigeste et cause souvent de brûlantes acidités.

gluten qu'il contient, — et qui plus particulièrement lui communique ses propriétés nutritives, — doit n'avoir éprouvé aucune altération. — Les caractères du pain varient, d'ailleurs, en raison du genre de farine qui a servi à sa fabrication.

La qualité du pain est nécessairement relative : les hommes de peine, les habitants de la campagne, habitués à se nourrir de gros pain à peine ou mal fermenté, s'accommoderaient mal du pain blanc et léger des boulangeries des villes ; il n'apaiserait leur faim que momentanément : par contre, il est bien probable que les délicats et voluptueux sybarites de nos opulentes cités supporteraient difficilement le pain grossier des gens de la campagne.

Le pain est un aliment à la fois très-léger et très-nourrissant; c'est le plus sain de tous, celui dont on se dégoûte le moins quand il est bien fabriqué, celui peut-être qui convient le mieux dans tous les âges et à toutes les constitutions. (*Tessereau.*)

« Le pain, dit M. Becquerel, est un des aliments les plus précieux pour l'homme.

« Relativement aux qualités qu'il acquiert après avoir été fabriqué, l'observation de chaque jour a démontré ce qui suit :

« Le pain à mie trop compacte, trop épaisse, est essentiellement indigeste. Il en est de même du pain tendre, quand il est encore chaud et qu'il vient de sortir du four.

« Le pain avalé trop rapidement est souvent indigeste; cela tient à ce qu'on ne lui donne pas le temps de s'imbiber de salive.

« Le pain trop cuit n'est pas indigeste, pourvu qu'il ait été bien mâché. Il en est de même du pain rassis, qui doit sa dureté à ce que l'eau qu'il contenait s'est en partie évaporée. Il est considéré comme plus digestif que le pain tendre.

« Le pain est un excellent aliment, car il est à la fois réparateur et respirateur. Les opinions varient relativement aux quantités respectives de pain et d'autres aliments dont on doit faire usage. L'habitude, la faim, la quantité d'aliments autres que le pain dont on peut disposer modifient ces proportions, et il est difficile d'établir quelque chose de précis à cet égard. »

Quoique le pain soit incontestablement l'aliment le plus usité et le plus précieux pour tous les peuples de la terre, — mais surtout pour nous autres Français, qui en faisons la base de notre alimentation, – il ne faut néanmoins jamais oublier *qu'un kilogramme de bonne viande vaut, pour l'ouvrier; trois kilogrammes de bon pain.*

En effet, le pain ne contient, en moyenne, que la moitié des substances albumineuses que contient la viande de bœuf. Il est donc moins nutritif que la viande, et tout individu qui s'alimenterait exclusivement de pain, ne tarderait pas à ressentir les désastreux effets de l'alimentation insuffisante. (*Cruveilhier.*)

« Quelque excellent qu'il soit, — dit M. Fonteret, — quelque richement doué qu'on le suppose, le pain est un aliment incomplet. Il est bien capable, à lui seul, de soutenir la vie; mais, dépourvu de vertu stimulante, il ne communique point au corps l'énergie dont celui-ci a besoin pour résister à d'excessifs travaux et aux rigueurs de l'hiver.

« Et l'on peut dire en toute vérité, même en écartant le sens figuré de cette parole de l'Écriture : *L'homme ne vit pas seulement de pain*, l'homme de labeur surtout.

« C'est au règne animal, c'est à la viande qu'il doit

demander cette propriété particulière, indispensable, complément d'une bonne nourriture.

« La viande n'est pas seulement douée de qualités nutritives et reconstituantes ; il y a en elle un principe excitateur approprié aux besoins de l'homme, et principalement de l'ouvrier.

« Ce principe spécial donne un surcroit d'énergie à toutes les fonctions, accroit et développe la vigueur musculaire, entretient la force de résistance qui permet de braver le froid et le travail les plus rudes. »

La farine de froment est employée à d'autres usages qu'à la fabrication du pain. Elle sert à faire des bouillies pour les enfants. C'est une bonne préparation dont on ne doit cependant pas abuser, dans la crainte de fatiguer l'estomac.

Les vermicelles, les macaronis et les autres pâtes se font avec de la farine de froment. Ces aliments sont constitués par une pâte non levée, non cuite et durcie à l'air. Ils sont nourrissants et faciles à digérer. Le vermicelle est plus digestif que le macaroni.

La farine de froment entre comme accessoire plus ou moins important dans une foule de préparations culinaires. Les sauces dites sauces blanches en contiennent une quantité notable. — Toute préparation culinaire dans laquelle entre une certaine quantité de farine de froment, acquiert des propriétés nutritives un peu plus énergiques, sans pour cela que le degré de sa digestibilité soit changé.

Enfin, avec la même farine, — ainsi qu'avec la fécule de toutes les graminées et celles des autres végétaux, châtaignes, pommes de terre, etc., — on fait toutes sortes de gâteaux fort appréciés des gourmands et recherchés des enfants.

La *pâtisserie* est la plus mauvaise manière de préparer la fécule, parce qu'on l'associe à des œufs, à de la crème, à des corps gras, souvent de mauvaise qualité. Il résulte de tous ces mélanges, presque toujours mal cuits, des gâteaux lourds et indigestes qui incommodent souvent les enfants malades ou convalescents. J'ai vu fréquemment des rechutes occasionnées par des gâteaux, qui, n'ayant pas été digérés par les petits malades, amenaient des vomissements, de la fièvre, et enfin rappelaient une maladie que l'on avait dû croire terminée. Il ne faudrait jamais donner aux enfants des gâteaux feuilletés ou à la crème, les gâteaux secs sont les seuls qui leur conviennent. (*Tessereau.*)

Le *Pâté*, composé de substances dont le mélange produit un aliment lourd et indigeste, s'altère très-facilement et très-vite, et alors il est une des causes les plus fréquentes d'indispositions souvent graves.

2° *Seigle.* — Le seigle (1), comme on sait, fermente, lève et se panifie assez bien. Il fait un pain un peu bis, mat, frais, gras, assez savoureux, d'une odeur agréable, et qui se conserve sept à huit jours sans se dessécher. Le mélange d'un huitième de la farine de seigle avec celle de froment, rend le pain de celui-ci plus substantiel, plus frais et plus agréable : ce mélange a lieu dans la plupart des *pains de ménage*, — et il est même plus usité dans nos campagnes que le pain de froment pur. — Le pain de seigle est mal supporté par beaucoup d'estomacs ; il

(1) D'après Einhoff, la farine de seigle contient : amidon 61,09 ; sucre 3,27 ; mucilage 11,09 ; gluten non desséché, 9,48 ; albumine 3,27 ; enveloppes 6,38 ; perte 5,12.

M. Payen en a donné l'analyse suivante : amidon 67,65 ; matières azotées 12,50 ; dextrines et substances congénères 11,00 ; matières grasses, 2,25 ; cellulose 3,10 ; matières minérales 2,00.

passe pour relâchant et rafraîchissant, — et on le conseille aux personnes surchargées d'embonpoint.

Le seigle est sujet, dans les années pluvieuses, à une maladie (espèce de champignon) qui a reçu le nom de *clou*, de blé *cornu*, d'*ergot*, parce que le grain malade ressemble à une corne ou à un ergot de coq.

L'ergot de seigle ou le seigle ergoté, se présente à l'état naturel sous la forme d'un grain noir et poudreux attaché à la glume de l'épi. — On reconnaît la pâte et le pain contenant du seigle ergoté, aux taches violettes qu'ils présentent.

Mêlé à la farine, l'ergot de seigle est vénéneux et produit des accidents d'inflammation et de gangrène extrêmement redoutables. — Il détermine chaque année, — mais surtout dans les années pluvieuses, — un certain nombre d'empoisonnements et de morts, dans plusieurs provinces de France.

Ces accidents ont très-évidemment pour cause indirecte l'ignorance des populations, car l'ergot de seigle est facilement reconnaissable, et les administrations municipales des communes qui ont à redouter cette affreuse maladie, devraient éclairer les habitants des campagnes sur les précautions qu'il convient de prendre à ce sujet.

3° *Orge*. — L'orge est encore employée comme nourriture dans beaucoup de pays du nord, où la culture du froment réussit mal. Il en est encore de même dans plusieurs départements français.

L'orge contient une quantité considérable de fécule amylacée, mais très-peu de gluten (1). — On trouve dans

(1) Analysée par Einhoff, la farine d'orge contient : amidon 60 ; sucre 5,35 ; albumine et gluten sec, 1 ; enveloppes 10,3 ; eau 11,2.

D'après M. Payen, la composition de l'orge est la suivante : amidon

cette céréale, outre sa grande quantité de matière féculente, un principe mucilagineux qui la rend adoucissante et rafraîchissante. — La germination, comme on sait, y fait développer un principe sucré qui détermine la fermentation vineuse et constitue la base de la bière. — Dépouillée de son écorce, elle remplace, — sous le nom d'*orge mondé*, — le riz dans tous ses usages.

La farine d'orge, mêlée dans la proportion d'un tiers et même de moitié à la farine de froment, donne de très-bon pain; seule, elle en fournit d'une qualité inférieure et difficile à digérer.

Le pain d'orge se dessèche plus vite que le pain de seigle; il est gris, rougeâtre, épais, collant, massif à cause de l'hordéine qu'il renferme: il est proverbialement grossier, mais il est substantiel et *tient au corps*, comme disent les campagnards; chez les Romains, il était l'aliment des gladiateurs, qui en ont tiré leur surnom *hordearii*. (*M. Lévy.*)

4° *Avoine* (1). — On mange encore du pain d'avoine dans plusieurs comtés du nord de l'Angleterre, et surtout en Écosse. — Les Écossais, qui sont très-robustes, en font leur principale nourriture.

Le pain d'avoine, grossier, mais sain, peut être rangé pour ses qualités après celui du froment. (*M. Lévy.*)

Le *gruau*, — qui n'est autre chose que la semence

66,43; matières azotées 12,96; dextrine et substances congénères, 10,00; matières grasses 2,76; cellulose 4,75; matières minérales 3,10.

(1) La farine d'avoine contient, d'après M. Boussingault : amidon 46,1; gluten et albumine 13,7; matières grasses 6,7; sucre (glucose) 6,0; gomme 3,8; ligneux et cendres 21,8.

M. Payen en a donné l'analyse suivante : amidon 60,59; matières azotées 14,39; dextrine et substances congénères 9,25; matières grasses 5,50; cellulose 7,06; matières minérales 3,25.

d'avoine dépouillée de ses enveloppes, — est d'une digestion facile, très-adoucissant pour la poitrine et beaucoup plus nourrissant qu'on ne le croit généralement. — L'estomac le garde souvent volontiers, alors qu'il rejette tout autre liquide nourrissant.

La farine d'avoine, mélangée au lait et en potage ou bouillie, est une bonne nourriture. Elle réussit aux enfants, ainsi que dans les cas de dyspepsie. Elle est généralement regardée comme légèrement laxative, mais cela n'est pas démontré. (*Becquerel.*)

5° — *Riz.* — Cette graminée, originaire de l'Inde, est aujourd'hui cultivée dans les quatre parties du monde. Le chiffre de la consommation du riz est beaucoup plus élevée que celui de toutes les céréales réunies. On estime qu'il nourrit la moitié du genre humain. C'est particulièrement dans l'Inde et la Chine que son usage est le plus répandu ; il est pour leurs habitants ce que le pain est pour nous,

Aucune semence connue ne contient autant de fécule que le riz. On a longtemps considéré le riz comme ne contenant sensiblement pas de gluten. D'après Davy, le riz renferme plus de 10 pour 100 de ce principe, et beaucoup de sucre. D'après MM. Payen et Boussingault, il n'y aurait guère que 7, 5 de gluten et d'albumine.

Le riz est éminemment alimentaire et très-nutritif, et en même-temps émollient et adoucissant. — On a fait du pain de riz, qui se digère assez bien. Le pain de froment dans lequel il entre une certaine proportion de farine de riz ou de bouillie de riz, est agréable au goût (nous en avons mangé souvent), mais il est cependant moins nutritif et moins digestif que le pain de pur froment.

Le riz devient un aliment excellent lorsqu'on lui associe des substances animales, telles que viandes, jus, consommés, etc. Sous ce rapport, il se rapproche beaucoup de la pomme de terre, qui est également très-riche en fécule. — Les habitants des contrées maritimes de l'Inde et de la Chine associent le riz aux poissons et aux laitances.

On prépare aussi avec la farine de riz, cuite dans le lait ou dans l'eau, sucrée et aromatisée, les crèmes de riz, si utiles aux convalescents et aux individus atteints de diarrhées chroniques.

3° *Maïs.* (*Blé d'Inde, blé de Turquie.*) — Le maïs mérite l'attention des hygiénistes sous le double rapport de l'influence profonde qu'il peut avoir sur la santé des populations agricoles, et sur l'importance considérable qu'il possède en agriculture. Son importance est encore plus grande qu'on ne le suppose d'ordinaire. Il tient une place considérable dans la nourriture des paysans des Landes, des Pyrénées, d'une partie de la Bourgogne, du Languedoc, de la Provence, du Dauphiné, etc. Il est généralement connu sous le nom de *millet*, et il contribue à l'alimentation directement et indirectement : indirectement parcequ'il s'utilise en grains, en farine, comme moyen d'engraissement des bestiaux, du bœuf, des vaches dont il augmente le lait, des veaux, des volailles, des pigeons, du cochon surtout, dont la chair est d'un usage continu chez le cultivateur.

On évalue à *huit* millions d'hectolitres le maïs récolté en France.

Son rendement en farine est bien plus considérable que celui du blé. Il donne par sac de 170 livres, 153 livres de farine, et 16 livres de son, lorsque le sac de blé, pesant 180 livres, ne fournit que 150 livres de farine, avec 34 livres de son.

La farine de maïs se compose de fécule (ce sont les 3/4

et plus), de matières sucrée et animalisée, de mucilage, d'albumine, d'eau, de son. D'après quelques auteurs, elle ne contient pas de gluten ; d'après d'autres, au contraire, elle en renferme (1).

Le véritable usage économique de la farine de maïs consiste dans sa conversion en *millas* ou *gaude, polenta, escaouton*, etc., c'est-à-dire en bouillie. — C'est surtout en la convertissant en millas que le paysan se sert de la farine de maïs, — qu'il en absorbe d'énormes quantités au repas du matin, à celui du soir et plusieurs fois dans la journée.

La farine de maïs entre aussi dans la confection de certains gâteaux pour la table du riche. — On la prépare encore au lait et au bouillon ; elle fait la base de la *toulbe* qu'on mange dans le département de l'Isère, — et des galettes de cette partie du département des Hautes-Pyrénées qu'on appelle le Bigorre, etc,

La *transformation du maïs en pain existe.* Le pain dans la composition duquel il entre comme seul élément (*méture*) est fade, insipide, peu levé, visqueux, d'un jaune safrané quand on s'est servi de maïs jaune, d'un jaune blanc lorsqu'il est fait avec le maïs blanc. — Celui qui provient d'un mélange (par parties égales) de maïs et de froment est aussi bon que le pain de méteil, de facile digestion et se conserve longtemps frais.

Sous toutes ces formes, — dit M. Tardieu. — le maïs constitue une immense ressource pour l'alimentation du paysan. Son usage est, il est vrai, moins général que celui du froment; pourtant aux lieux où il existe, on doit en regarder la consommation comme plus considérable.

(1) La farine de maïs contient, d'après M. Payen : amidon 67,55 ; matières azotées 12,50; dextrine et substances congénères 4,00 ; matières grasses 8,80 ; cellulose 5,90 ; matières minérales 1,25.

Là il forme la nourriture principale; après lui, on ne peut en reconnaître que d'accessoires. Les autres céréales elles-mêmes, le froment en particulier, doivent être ainsi appréciées, par comparaison avec cette substance.

L'usage *exclusif* et *exagéré* du maïs est cependant préjudiciable à la santé. Le maïs a le triste privilége de provoquer une maladie endémique très-grave, la *pellagre* ou mal de la rose, dont l'influence est désastreuse dans certaines parties S. O. de la France.

« Toutefois, — dit M. Tardieu, — le maïs, dans son état de parfait développement, est un aliment salutaire; aussi n'est-ce point par ses qualités normales qu'il produit la pellagre, mais seulement par certaines altérations qu'il éprouve d'une manière plus ou moins fréquente, suivant les climats.

« ... L'application des ressources de l'hygiène publique domine tout le traitement de cette affection. En effet, le meilleur moyen de prévenir, de diminuer, de guérir la pellagre, qui a sa cause dans un aliment altéré, consistera à changer l'alimentation.

« C'est donc à l'hygiène fondée sur une intervention active de la science et de l'autorité publique qu'il faut demander l'extirpation de la maladie. Il faudrait que les médecins indiquassent, d'une manière spéciale pour chaque pays, les mesures les plus urgentes, et que les autorités fissent exécuter ces mesures, qui nécessairement pourraient être très-différentes suivant les diverses localités. »

7° *Millet.* — Le *panic d'Italie*, *millet à grappe*, est alimentaire; l'autre sert à nourrir les volailles. — Le millet, comme le maïs, est très-nourrissant, assez facile à digérer et se mange cuit à l'eau ou au lait.

8° — *Sarrasin* (*blé noir*). — La farine de sarrasin (1) est d'une grande utilité pour l'alimentation des habitants des campagnes. Plusieurs provinces de France (Basse-Normandie, Haute-Bretagne, etc.) en font presque exclusivement usage pour se nourrir. Le grand avantage que présente cette plante, c'est qu'elle peut venir dans les terres les plus maigres; et que dans celles qui sont les plus substantielles, on peut la semer après la récolte du seigle. Les fruits mûrs sont recueillis en septembre et en octobre. La farine de blé noir sert à faire une espèce de pain, assez indigeste du reste, ce qui est peut-être dû à la manière grossière dont il est fabriqué. On en fait encore des galettes et de la bouillie. (*Becquerel.*)

La farine de sarrasin, — dit M. Lévy, — assez blanche et bien que riche en gluten, fournit un pain mal levé, lourd et indigeste, si ce n'est pour les robustes estomacs de la campagne : c'est le plus mauvais et le moins nourrissant des pains.

Ajoutons néanmoins que la galette de sarrasin *bien préparée* est assez bonne, nourrit bien et est légèrement tonique. — On a vu certains estomacs, dégoûtés et fatigués de toute espèce d'aliment, supporter parfaitement le blé noir.

9° *Châtaigne.* — On ne possède pas d'analyse quantitative de farine de châtaigne, on sait seulement qu'elle contient une grande quantité de fécule, de gluten, qui a la plus grande analogie avec celui qu'on retire de la farine des graminées, et d'un principe sucré. Elle est saine et

(1) La farine de sarrasin contient beaucoup de principes nutritifs. Voici sa composition, d'après Zeuneck : ligneux 26,943; amidon 52,295; gluten 10,473; albumine 9,228; extractif 2,538; gomme et mucus 2,803; extractif et sucre 3,068; résine 0,364; perte 1,250.

très-nourrissante. Cuite, elle sert à nourrir une partie de l'année un grand nombre des habitants du Limousin, du Périgord et de la Corse. Dans quelques localités de ces pays, on a essayé d'en faire du pain, mais ces tentatives n'ont pas eu de suite; il est probable cependant qu'avec une manutention intelligente et soignée on y parviendrait facilement. (*Becquerel.*)

10° Nous ne parlerons pas ici des *fécules orientales* telles que — le *sagou*, qui provient de la moelle de plusieurs espèces de palmiers; — le *salept*, fait avec les bulbes de plusieurs orchidées qui croissent en Perse; — l'*arrow-root* (1), tiré de la racine du *marantia indica*, etc, toutes ces fécules ne sont pas supérieures à nos fécules indigènes, — et celle de pommes de terre remplace parfaitement toutes les fécules exotiques apportées à grands frais et souvent falsifiées.

Certaines fécules sont unies à une substance vénéneuse. Ce sont celles du *manioc*, de la *bryone*, et de l'*arum maculatum* (ou pied de veau, jolie plante, commune dans nos haies). La châtaigne d'eau, *Trapa natans*, infiniment moins dangereuse, appartient à cette classe. — Ces plantes sont traitées par l'eau, qui emporte le principe âcre et vénéneux et laisse au fond du vase la fécule insoluble dans l'eau froide. — C'est du manioc que l'on tire le *tapioka* ou le sagou blanc. — Toutes ces fécules sont très-salubres et très-nutritives. — Dans les céréales on ne connaît guère que l'*ivraie* qui recèle un principe malfaisant ou toxique ; dans les légumineuses on cite les graines de cytise.

(1) Selon Chevallier, la fécule d'avoine est très-analogue à celle de l'arrow-root.

§ 2. — *Légumineuses.*

1° *Légumes secs.* — Les pois, les haricots, les fèves et les lentilles, classés ensemble sous le nom de légumineuses, contiennent un corps albumineux très-abondant, désigné par les chimistes sous le nom de *légumine* (1). Ils contiennent, en outre, une assez grande quantité d'amidon accompagné de dextrine, de sucre, de cellulose, qui forme en se dessèchant, l'enveloppe ligneuse de la graine, quelques traces de graisse et la plupart des chlorures et des sels du sang.

La légumine est soluble dans l'eau bouillante. — Il y a bénéfice pour le sang à ne pas manger les pois, les haricots et les lentilles comme légumes, mais sous forme de soupe, car les parties les plus alimentaires, les plus nutritives et les plus digestives sont dissoutes dans le bouillon et seraient gaspillées si on n'utilisait ce dernier.

Pour obtenir des pois une soupe fortifiante, il faut les mettre, — quand on veut les faire cuire, — dans l'eau de pluie froide, et si on les mettait d'abord dans l'eau bouillante, une grande partie de la légumine se coagulerait et resterait improductive.

Les légumineuses tiennent le milieu entre la viande et le pain pour la digestibilité. Car si la fibrine et l'albumine de la viande ont plus de rapport avec les parties de notre sang, la légumine est plus soluble que le gluten du pain, — mais si l'eau est chargée de chaux (2), et l'écorce très-

(1) Braconnot a donné le nom de *légumine* à un principe immédiat qu'il a découvert dans les semences de plusieurs légumineuses. Einhoff l'a appelé *matière végeto-animale des légumineuses*, et Liébig *caséine* ou *caséum végétal*. Elle contient du soufre, comme le gluten.

(2) Lorsque l'eau contient de la chaux, ce sel terreux s'unit à la légu-

épaisse, ces substances alimentaires deviennent flatueuses et indigestes. Il est donc utile de préparer à l'eau de pluie la soupe aux pois, et de les passer au tamis, après la cuisson, qui rompt leur écorce, car les estomacs vigoureux peuvent seuls digérer les pois, les haricots et les lentilles avec leur écorce.

Les légumineuses l'emportent en parties solides sur la viande. L'eau forme à peine un septième de leur poids, et si elles contiennent moins d'albumine soluble que la viande, la fécule et les sels s'y trouvent en plus grande abondance. Elles contiennent aussi beaucoup de phosphore et de soufre, qui entrent normalement dans la composition de nos tissus, et elles doivent être, à ces divers titres, considérées comme la consolation du pauvre, auquel la viande est si rarement et si parcimonieusement départie. (*L. Cruveilhier.*)

Suivant Hallé, la lentille et le haricot rouge sont, — de tous les farineux légumineux, — les plus digestibles, les moins venteux et qui occasionnent le moins dans l'estomac ce sentiment de gonflement et de plénitude qu'y causent la plupart des autres graines de la même classe : il leur attribue une certaine propriété tonique en raison de la matière extractive et colorante que renferment ces graines féculentes. L'expérience paraît confirmer la vérité de ces assertions.

La *farine de pois* renferme une très-grande quantité de caséine végétale. On s'en sert pour épaissir les soupes, principalement à bord des vaisseaux.

La *farine de fèves de marais*, se combine très-bien avec la farine de froment pour la panification. — Il est certain

mine et la change en un corps très-dur. L'eau de pluie contenant moins de chaux que l'eau de fontaine ou de puits, — les pois y restent plus tendres que dans celle-ci.

que la fève de marais qui contient de l'azote est très-nourrissante; elle nourrit plus que le pois, mais elle est plus flatulente.

2° *Légumes frais les plus en usage comme aliments.* — 1° *Pomme de terre.* — Ce précieux tubercule nous fournit un des aliments les plus utiles et les plus salutaires en raison de la grande quantité de fécule (1) qu'il contient et des nombreuses et faciles préparations auxquelles il se prête.

La pomme de terre unie à un peu de farine de froment donne un pain d'une saveur douceâtre, assez agréable et bien nutritif. — La pomme de terre subit les préparations culinaires les plus variées. On la fait cuire sous la cendre, à la flamme, au four, ou à la vapeur d'eau dans des vaisseaux couverts (2). Elle devient ainsi un aliment très-sain pour l'homme. Les autres préparations qu'elle subit peuvent la rendre plus agréable au goût, plus nourrissante, mais aussi moins facile à digérer. — La fécule extraite des tubercules de pommes de terre est la base de tous les potages restaurants.

La pomme de terre, lorsqu'on l'associe à des aliments azotés, tels que les viandes, le laitage, etc., constitue pour tous un aliment de premier choix, et lorsqu'elle est assaisonnée d'un peu de lard ou de graisse, elle acquiert des propriétés nutritives qui la rendent utile aux populations des villes et des campagnes.

La pomme de terre est plus spécialement la pitance du pauvre, et son introduction en France, n'ayant point arrêté le progrès de la culture du blé, a été un véritable

(1) Leur analyse donne, d'après M. Payen : eau 74; fécule amylacée 20,06; substances azotées 1,60; matières grasses, huile essentielle 0,10; substances sucrées 1,69; cellulose 1,65; sels 1,56.

(2) Cuite à grande eau elle perd de sa qualité.

bienfait. — C'est de plus une immense ressource en temps de disette et pour préserver l'Europe de ces horribles famines qui l'ont jadis si souvent désolée. La pomme de terre, — dit Virey, — « est une moisson souterraine préservée par la nature contre les tempêtes et les calamités du ciel. »

Quand le tubercule n'est pas mûr, il conserve quelque chose du caractère vénéneux de la famille à laquelle il appartient; il agit, même après la coction, à la manière des poisons âcres et drastiques, pris à faible dose; il cause la diarrhée avec des coliques quelquefois très-vives. La pomme de terre, bien mûre au contraire est fort agréable, très-salubre, légère et de facile digestion. Depuis quelques années ce tubercule, qui était recherché pour sa pâte farineuse, sa saveur de châtaigne, est devenu, sous l'influence de la mauvaise température et des exigences agricoles, fade, insipide, gras, moins féculent, par conséquent moins nutritif et plus difficile à digérer. (*Ancelon.*)

Une alimentation *exclusivement composée* de pommes de terre ne serait pas sans inconvénients.

En effet, « la pomme de terre, comme les légumes verts — dit M. Cruveilhier, — appartient aux aliments peu nourrissants, et comme la proportion d'albumine et d'amidon qu'elle contient (n'oublions pas que, sous l'influence de la digestion, l'amidon se convertit en graisse) est en raison inverse de celle du sang, il en résulte qu'elle ne peut donner aux muscles ni fibrine ni forces, et qu'elle ne donne en réalité au cerveau ni albumine, ni graisse phosphorée. Aussi, par un effet naturel de l'influence du physique sur le moral de l'homme, les populations qui consomment une trop grande quantité de pommes de terre, faute d'une alimentation plus réparatrice, sont généralement faibles, débiles, incapables d'efforts prolongés, et sans énergie morale. »

2° *Champignons.* — Un grand nombre de ces végétaux contenant un principe vénéneux, ce genre d'alimentation n'est pas sans offrir de graves dangers.

« Les champignons, — dit M. Lévy, — se rapprochent des substances animales par l'abondance de leurs principes azotés... C'est à tort que l'on a mis en doute les propriétés alimentaires des champignons. Dans plusieurs contrées de l'Europe, notamment en Pologne, en Lithuanie et en Russie, ils sont l'une des principales ressources d'alimentation des gens de la campagne.. Malgré sa grande proportion d'eau et de cellulose, le champignon doit aux principes azotés, au sucre et à la mannite qu'il contient, une valeur réelle dans l'alimentation ; sous ce rapport, il se place entre le pain brun et le pois.

« L'emploi des champignons exige des précautions : pour peu qu'ils soient suspects, il faut avoir soin de les faire macérer quelque temps dans l'eau fortement vinaigrée ; on rejette le liquide employé et qui s'est chargé peut être d'un principe délétère. On mange les champignons crus ou cuits, tantôt comme aliment, tantôt comme assaisonnement ; mieux vaut les griller, procédé qui, en cas d'erreur de choix, peut détruire ou dénaturer le poison qu'ils recèlent. »

En somme, le champignon est un aliment suspect et d'une digestion très-difficile ; c'est un point qu'il ne faut pas perdre de vue. — On devrait en faire usage plutôt comme assaisonnement à cause de son arôme, que comme aliment proprement dit. — Il vaudrait mieux, — dit le docteur Briand, — que tous les champignons indistinctement fussent bannis de nos tables, puisque tous sont indigestes, et que tous peuvent dans certaines circonstances devenir malfaisants, soit par l'effet de certaines qualités du sol, soit à raison de la température régnante de la saison ou de l'âge. L'examen des caractères botaniques et une longue expérience ne peuvent pas même rassurer complètement, puisque l'on voit des gens qui croyaient ne pas pouvoir s'y tromper être victimes de leur sécurité.

Dans l'empoisonnement par les champignons, le premier moyen à employer, c'est de faire avaler *trois ou quatre grains d'émétique* (15 à 20 centigrammes) dissous dans deux ou trois cuillerées d'eau tiède. — A défaut d'émétique, on fait boire de l'eau tiède à haute dose et on favorise le vomissement par l'introduction des doigts dans l'arrière-bouche, ou en chatouillant le gosier avec les barbes d'une plume. — Le succès dépendra de la promptitude qu'on aura mise à faire vomir le malade. — Après les vomissements on donnera de l'eau vinaigrée, ou mieux du jus de citron.

Les *truffes*, qui sont une espèce de champignon, — et que les anciens désignaient sous la dénomination un peu ambitieuse de diamant végétal,— sont comestibles et fort innocentes ; elles tendent à conserver les volailles qui en sont farcies, et en rendent la digestion plus facile ; elles constituent un aliment ou plutôt un assaisonnement, à la fois sain et agréable. -- Quant à la propriété *échauffante* qu'on leur attribue de temps immémorial, elle est contestée par le spirituel auteur de la *physiologie du goût*, — qui résout aussi négativement la question de savoir si les truffes sont indigestes.

3° *Légumes herbacés. — Herbes potagères.* — Les herbes potagères se divisent en plusieurs groupes, sur lesquels nous devons nous arrêter quelques instants.

1° *Herbes potagères parenchymateuses.* — Ce groupe

contient un assez grand nombre de substances fort importantes, parmi lesquelles nous citerons : le cardon, — la scorsonère, — le salsifis, — l'artichaut, — l'asperge, — le chou-fleur, — les espèces de laitues, — le cèleri, — les diverses espèces de choux, — la carotte, — la betterave, — le navet, — le panais, — le topinambour, etc.

Toutes ces substances ne sont pas également nutritives et digestives. C'est ainsi que le cardon, la scorsonère, l'artichaut cuit et l'asperge fournissent un aliment nourrissant et léger. Ces deux dernières paraissent en outre exciter légèrement la secrétion urinaire. Elles conviennent aux convalescents. — Le chou-fleur et la laitue cuite sont d'une digestion facile, mais sont peu substantiels. — Le céleri cuit, la carotte, le navet, le panais et les choux contiennent peu de principes réparateurs et sont lourds pour l'estomac. Les choux et le navet donnent lieu souvent à des coliques avec dégagement de gaz. On prépare, par la fermentation acéteuse des choux, la *choucroute*, — fort goûtée dans le nord de la France et dans une partie de l'Allemagne : c'est un aliment de facile digestion, tonique, stimulant et éminemment anti-scorbutique. Son usage habituel a quelquefois déterminé de l'irritation dans l'estomac.

Parmi ces herbes potagères, il en est qui se mangent parfois à l'état de crudité. Ce sont : l'artichaut, le cèleri, auxquels il convient d'ajouter les racines de plusieurs crucifères, comme le petit radis et le radis noir. Ils sont alors difficiles à digérer, lourds, et fatiguent les estomacs délicats. — Broyé par de bonnes dents, mâché avec soin, le radis est un aliment frais, apéritif et agréable, mais il nourrit peu. — Le radis noir est un apéritif énergique et un puissant stimulant. Il est d'une digestion assez difficile.

2° *Herbes proprement dites.* — Nous trouvons ici la chicorée, l'oseille, les épinards et le pourpier. Leur pouvoir nutritif est presque nul ; et, sous le rapport de leur digestibilité, les épinards et la chicorée passent vite, — mais l'oseille est excitante.

3° *Herbes légumineuses.* — Dans cette section, on place ces plantes encore très-jeunes, à l'état vert, et sans attendre qu'elles soient parvenues à leur maturité ; on peut y comprendre les pois verts, — haricots dits haricots verts, qui ne sont que des haricots encore très-petits, et entourés de leurs jeunes gousses, — les haricots proprement dits, encore jeunes et tendres ; — enfin, les fèves nouvelles.

Ces légumes sont herbacés et verts ; leurs fibres végétales sont molles, douces, tendres, et se laissent facilement hydrater par la cuisson dans l'eau. Les parties nutritives qu'elles contiennent renferment peu de fécule, peu de dextrine et peu de sucre, mais beaucoup de caséine végétale ; leur enveloppe corticale ne résiste pas à la digestion. Dans cet état, et bien cuits, ce sont des aliments excellents, nourrissant bien et se digérant avec une certaine facilité. On ne peut toutefois se dissimuler qu'à l'exception peut-être des haricots verts, les autres espèces, c'est-à-dire les pois, les petits haricots et les fèves, donnent presque toujours naissance, pendant le travail de la digestion, à une certaine quantité de gaz ; on doit en conclure qu'il ne faut jamais en manger beaucoup, et qu'il est bon, lorsque cela est possible, de les associer à une certaine quantité de viande. (*Becquerel.*)

Beaucoup de gens de la campagne mangent les gousses vertes de fèves, — accommodées avec du lard fumé : cet aliment, pour passer, a besoin de toute la puissance digestive des ouvriers employés à de rudes travaux.

4° *Les salades.* — Les aliments employés en salade sont la laitue et ses variétés, la chicorée, la mâche, le céleri, le cresson de fontaine, le cresson de jardin.

Les salades sont servies à l'état de crudité, et aromatisées avec des condiments plus ou moins forts. L'huile, le vinaigre, le sel et le poivre, quelquefois un peu d'ail, sont ceux qu'on emploie de préférence. Elles constituent un aliment peu nourrissant, dont l'albumine végétale, associée à un arôme spécial pour chaque espèce, fait la base. Les estomacs solides et robustes les digèrent parfaitement; elles sont, au contraire, essentiellement indigestes pour les estomacs faibles, débiles, pour les convalescents et les dyspeptiques, etc. Les salades servent souvent à faciliter la digestion des viandes nourrissantes, et à atténuer leurs qualités stimulantes. Quelques-unes d'entre elles, et en particulier le cresson et la chicorée, conviennent parfaitement aux individus disposés aux affections scorbutiques. (*Becquerel.*)

Une bonne salade est le condiment le plus agréable et le meilleur auxiliaire d'une digestion fatiguée par un long dîner. (*Raspail.*)

Enfin, dans les repas en commun, la salade est assaisonnée d'une égale façon. C'est un tort, car ce qui convient à l'un ne convient pas à l'autre : chacun devrait être libre de préparer l'assaisonnement qui convient à son estomac et à son goût. (*Caron.*)

Pouvoir nutritif et degré de digestibilité des légumes herbacés. — En résumé, « les légumes verts, tels que l'oseille, les épinards, la salade, l'asperge, le pourpier, contiennent neuf dixièmes d'eau et très-peu de substances féculentes et amylacées. — On y trouve, au contraire, plusieurs acides organiques, entre autres les acides oxalique et malique, qui aident à la digestion de la viande, dont l'albumine soluble est tenue par eux en dissolution. Ils contiennent aussi beaucoup de chlorures et de sels de potasse et de soude ; dans le chou blanc et l'asperge, la salade et le chou de Bruxelles, la potasse l'emporte de beaucoup sur la soude, tandis que cette dernière est deux fois plus abondante dans l'épinard. L'asperge contient, en outre, un principe azoté qui lui donne une saveur spéciale.

« Tous ces légumes fournissent très-peu au sang et sont peu nutritifs ; mais ils aident, par les sels qu'ils contiennent, à la dissolution des corps albumineux de la viande, et ils peuvent, après s'être mêlés au sang, maintenir à l'état liquide son albumine et sa fibrine. C'est donc avec raison qu'on dit vulgairement que les légumes verts ont la propriété de rendre le sang plus léger et de le rafraîchir.

« Il résulte d'ailleurs de leur composition, que les légumes seuls ne peuvent réparer qu'en faible partie les substances du sang, que leur usage exclusif ne fournit aux tissus qu'une nourriture insuffisante, et qu'ils ne rassasient que pour peu de temps. » (*Cruveilhier.*)

§ 3. — *Des fruits. — Leurs effets sur l'économie. — Leur utilité comme substances alimentaires.*

Les fruits font une partie importante de l'alimentation de l'homme.

On a souvent cherché à établir, sous le rapport de l'alimentation, une classification des diverses espèces de fruits. La division que l'on admet généralement comprend les classes suivantes : 1° fruits charnus ; 2° fruits pulpeux ; 3° fruits à noyau ; 4° noix. Il est néanmoins assez difficile de rester fidèle à cette classification, et il est plus utile d'examiner à part chaque espèce de fruit. (*Becquerel.*)

Les fruits, composés de mucilage, de gélatine végétale, de sucre, d'eau, d'acides végétaux, séjournent peu dans le tube digestif, surtout à l'état frais, — et cela d'autant moins que le sucre et le mucilage y sont plus étendus d'eau.

Les fruits ne peuvent nuire que par défaut de maturité ou par une consommation immodérée.

« Disculpons-les d'abord d'une accusation très-grave et très-répandue.

« On reproche à quelques-uns de produire des flux de ventre dangereux, le flux de sang même.

« C'est une affirmation erronée et vulgaire, qui ne résiste pas à l'examen attentif des faits, et à laquelle l'expérience a cent fois donné le plus complet démenti.

« Loin de produire la dyssenterie, les fruits *bien mûrs,* les raisins principalement, la guérissent.

« Ceci bien entendu, j'ajoute : les meilleures choses sont susceptibles de devenir mauvaises dès qu'on en abuse ... Les fruits ne font pas exception à cette règle. Les plus beaux, les plus exquis, les plus parfaits de maturité seront capables de déterminer des indigestions fatales, si l'on en fait un usage immodéré. » (*Fonteret.*)

La consommation de fruits encore verts, parvenus à peine au premier degré de maturité, est-elle nuisible à la santé, et surtout à la santé des enfants? — Il est impossible d'élever le moindre doute sur la qualité nuisible de fruits mangés encore verts. L'expérience de tous les temps et de tous les pays a prouvé que l'usage de ces aliments donnait lieu à des maladies des organes digestifs, les unes passagères et bornées à la saison des fruits, les autres durables, et altérant pour un temps plus long une des fonctions qui importe le plus à la santé des hommes. Des diarrhées, des dyssenteries, des digestions laborieuses et accompagnées de flatuosités, des affections vermineuses, des irritations de l'estomac et des intestins, etc., ont été le plus souvent observées à la suite de ce genre d'alimentation. (*Rapport du conseil d'hygiène*, 1837.)

1° *Raisins*. — Le raisin par son utilité dans l'économie domestique, par les nombreux produits qu'il fournit aux arts, est incontestablement l'un des fruits les plus précieux que l'on connaisse. — Cet excellent fruit jouit de propriétés différentes, suivant qu'il est vert ou mûr; dans le premier cas, il est astringent; dans l'autre, il est fort agréable, — succulent, — rafraichissant (laxatif même) et apéritif. — Il figure sur nos tables à l'état de demi-dessication (raisin sec), et fait partie des fruits dits *quatre-mendiants*. C'est surtout celui du midi qui sert à cet usage.

On prépare avec le raisin une confiture composée (*raisiné*) dans laquelle on ajoute au jus de ce fruit, — des citrons ou des cédrats coupés par tranches, — ou des quartiers de poires, de pommes, de coings, et quelquefois du miel ou de la cassonade. — Cette confiture est, dans certains pays, l'objet d'un commerce assez important : elle offre une utile ressource aux gens peu aisés; elle les aide à nourrir leurs enfants pendant la saison rigoureuse; elle leur entretient le ventre libre ; mais elle doit néanmoins leur être donnée avec discernement, car il est des circonstances dans lesquelles son usage pourrait être dangereux, — surtout si l'on n'a pas le soin d'enlever de sa surface la pellicule formée par l'accumulation de sels de tartre, et conséquemment très-purgative.

2° *Oranges*. — Les oranges mûres sont délicieuses et

rafraîchissantes. Les usages alimentaires de l'orange sont parfaitement connus; c'est un mets d'agrément qu'on peut assaisonner de diverses manières, avec du sucre, de l'eau-de-vie, du vin de Madère, de l'huile, substances qui masquent et annulent même la propriété rafraîchissante. — On les confit; on en fait des glaces, des gelées. — L'orange coupée par tranches, est fréquemment donnée dans les convalescences comme désaltérante ou pour exciter un peu les organes gastriques. — On en fait aussi de l'orangeade. — Ce fruit est généralement considéré comme un aliment antiscorbutique.

3° *Citron.* — A cause de son acidité, on n'en fait guère que de la limonade. — On s'en sert aussi comme assaisonnement. Dans l'art culinaire, le suc de citron sert à relever le goût des viandes blanches ou autres mets. — Le suc de citron pris pur et dans des proportions suffisantes peut être considéré comme le véritable spécifique du scorbut.

4° *Groseilles.* — Les groseilles rouges ou blanches (les blanches sont généralement plus douces), forment un aliment tempérant et rafraîchissant très-agréable et très-salutaire. On peut les assaisonner avec du sucre et du vin, etc. On ne doit en manger cependant qu'avec modération. On en prépare des glaces, des sorbets, des sirops, des confitures excellentes, — qui jouent un rôle important dans le régime diététique des convalescents, des vieillards et des enfants.

La *groseille à maquereau,* fruit du groseiller épineux, est plus sucrée, moins acide et plus laxative. Lorsque cette groseille a atteint son entière maturité, elle est saine et agréable. L'ingestion de ce fruit *vert* détermine souvent l'indigestion chez les enfants, et un usage abusif, la formation de vers intestinaux.

La *groseille noire* ou *cassis* est peu agréable à manger seule. Le cassis contient une huile volatile, un principe amer et aromatique. On en prépare une liqueur de table (sorte de ratafia), très-estimée et considérée vulgairement comme un bon stomachique.

5° *Fraises. — Framboises.* — L'estomac les supporte bien. Les fraises et les framboises bien mûres, mâchées avec soin, sont facilement digérées, surtout lorsqu'elles sont assaisonnées avec du sucre, du vin, etc. — Les framboises sont plus douces que les fraises. — Il est quelques personnes pour lesquelles ces dernières sont lourdes et pesantes.

6° *Cerises.* — La cerise est un des meilleurs fruits connus. Elle forme un aliment très-sain et rafraîchissant, agréable surtout aux convalescents. On en fait une excellente confiture ou marmelade. Certaines variétés de cerises ont la chair très-ferme et indigeste.

Beaucoup de personnes contractent la mauvaise habitude d'avaler les noyaux de cerises. Cette habitude peut déterminer des accidents fort graves : asphyxie, indigestions, suffocations. — Chez les enfants, la constipation n'a souvent pas d'autre cause dans la saison des fruits. — Il n'est pas rare de voir les accidents, provoqués par ces sortes d'obstacles, donner lieu à des dyssenteries mortelles.

7° *Prunes.* — Elles sont alimentaires, soit fraîches, soit sèches. Bien mûres, elles sont fort agréables. Elles le sont également, lorsque desséchées (pruneaux) on les fait cuire. Elles forment dans cet état un aliment d'autant plus utile qu'il s'applique à tous les régimes.

8° *Pêches.* — Ce fruit est par la beauté de sa forme, la vivacité de sa couleur, la délicatesse de son parfum, la suavité de son goût, l'un des plus savoureux de notre climat. — La chair ou pulpe de pêche s'associe agréablement et utilement avec le sucre et le vin, elle est dans ce cas, moins froide, comme on dit vulgeirement, et partant d'une digestion plus facile.

9° *Abricots.* — Ils sont d'autant plus légers pour l'estomac qu'ils sont plus sucrés. On en prépare des marmelades d'une utilité incontestable dans le régime diététique.

10° *Melon.* — Il doit être en parfaite maturité. Il est nourrissant et rafraîchissant à la fois, — tempère la soif et offre conséquemment une ressource alimentaire très-précieuse, surtout peur les pays chauds. — Comme la pêche, il est froid, et la trop grande quantité d'eau de végétation qu'il contient le rend parfois indigeste : pour obvier à ces inconvénients, on doit,— sinon l'associer au vin, — en boire au moins après l'avoir mangé. Cette boisson en stimulant, en réchauffant l'estomac, est incontestablement l'antidote le plus puissant contre les excès gastronomiques que l'on peut faire du melon.

Le melon et l'abricot sont accusés, — dit M. Tessereau, d'être insalubres et de donner la fièvre : c'est une erreur. L'abricot, un des fruits les plus savoureux et les plus exquis de notre France, se digère très-bien et n'incommode point, quand il est parfaitement mûr et pris en quantité modérée : il en est de même du melon. Cependant une tranche de melon très-froide, mangée très-vite, et quand on a bien chaud, peut en effet troubler la digestion. — J'ai vu vendre à Paris, de petits abricots tombés avant leur maturité ; les enfants, heureux d'en avoir cinq ou six pour un sou, s'empressaient d'en acheter. Ce sont ces abricots qui rendent malades ; il ne faut point en laisser manger aux enfants.

11° *Pommes et poires.* — Celles qui sont douces, d'une

saveur sucrée sont préférables. Parvenues à complète maturité, elles se digèrent assez bien ; cependant elles sont lourdes et occasionnent des vents chez quelques personnes. — Les poires et les pommes cuites sont des aliments assez nourrissants, d'une digestion facile et que supportent très-bien les estomacs faibles, débiles, ainsi que les convalescents ; ils conviennent surtout aux personnes habituellement constipées. Ces fruits servent à composer des compotes, des gélées, des marmelades utiles en diététique.

12° *Amandes.* — *Noix.* — *Noisettes.* — Les *amandes* douces (1), les noix et les noisettes, contiennent de la fécule unie à un principe huileux qui rend leur digestion plus difficile, surtout quand elles sont sèches. — Les noix ne présentent pas, comme aliment, les inconvénients qu'on leur attribue ; elles ne peuvent offrir de dangers que lorsquelles sont vieilles et rances : elles irritent alors fortement l'estomac, et peuvent même déterminer le vomissement. Mangées en trop grande abondance, elles sont indigestes, — et c'est un de ces aliments bons et sains dont il ne faut user qu'avec modération.

Quoiqu'il en soit de l'utilité des fruits, on doit les considérer moins comme un aliment que comme un accessoire agréable ajouté aux repas, et leur usage ne saurait être exclusif, — ces produits ne contenant en effet que peu ou point d'azote, ne fourniraient qu'une alimentation insuffisante, et comme l'a dit fort spirituellement l'auteur de la *physiologie du goût* : « Dans l'état de civilisation ou nous sommes maintenant, il est difficile de se figurer un

(1) Il existe dans les amandes amères un principe aromatique d'où l'on retire de l'acide cyanhydrique, l'un des plus violents poisons du règne végétal.

peuple qui vivrait uniquement de fruits et de légumes. Cette nation, si elle existait, serait infailliblement subjuguée par les armées carnivores, commes les Indous, qui ont été successivement la proie de tous ceux qui ont voulu les attaquer; ou bien elle serait convertie par la cuisine de ses voisins, comme jadis les Béotiens qui devinrent gourmands après la bataille de Leuctres. »

V. — DES CONDIMENTS OU ASSAISONNEMENTS.

On entend par condiments des substances destinées, — soit par leur goût relevé, soit par leurs propriétés excitantes, — à ajouter à la saveur des aliments, et à stimuler les fonctions digestives.

Les condiments sont divisés, — par M. le professeur Requin, — en : 1° *salins*, qui comprennent le sel, ingrédient indispensable de la nourriture de l'homme ; 2° *acides*, vinaigre, verjus, citron; 3° *âcres*, ail, ciboule, civette, échalotte, oignon, poireau, moutarde, raifort, radis, cresson, câpres, capucines; 4° *aromatiques*, persil, cerfeuil, anis, estragon, thym, serpolet, vanille, cannelle, girofle; 5° *aromatico-âcres*, poivre, piment, muscade, gingembre; 6° *aromatico-amers*, amandes, eau de fleurs d'oranger, safran ; 7° *sucrés*, sucre, miel ; 8° *gras*, huiles d'olive, de noix, d'amandes, graisse et beurre. — Il faut y joindre les condiments composés, tels que les *Viandes fumées*, les *vinaigres aromatisés*, les *fruits confits dans le vinaigre*, les poissons conservés et marinés, *anchois*, thon, etc.

1° *Sel* (*chlorure de sodium, muriate de soude, sel marin, sel de cuisine, sel commun*). — « Le sel est un des principes constituants les plus importants de notre économie. Il y en a près de 5/1000 dans le sang. Il fait partie de tous nos tissus, de tous nos produits de sécrétion, et sa proportion est toujours beaucoup plus considérable que celle de tous les autres sels inorganiques réunis. Un corps si répandu ne peut jouer un rôle secondaire...

« Le sel est donc un condiment indispensable à l'homme, et sans lequel la digestion s'effectuerait mal, ou quelque fois même pas du tout. Le sel doit être pris dans des proportions convenables. En trop grande quantité, il stimule l'estomac, et sympathiquement le pharynx et la bouche; il détermine une irritation légere et superficielle de la membrane muqueuse de ces parties, et provoque la soif.

« En trop petite quantité, il rend la digestion languissante. On peut admettre d'une manière générale que plus les aliments sont difficilement assimilables, plus le sel est essentiel dans le régime. Les matières oléagineuses et les formes pures des principes amylacés demandent à être accompagnées d'une proportion de sel plus considérable que les matières alimentaires animales ou végétales plus composées et moins pures.

« Un régime animal trop exclusif, et qui n'est pas accompagné d'une quantité suffisante de substances végétales, ne peut compenser ce défaut que par l'addition d'une certaine quantité de sel.

« La quantité de sel que l'homme doit consommer en vingt-quatre heures à l'état de pureté ou plutôt mélangé aux aliments, est estimée par Barbier, de 12 à 30 grammes. — D'après M. Plouvier, le sel est un aliment en même temps qu'un condiment; il donne de la force, de la vigueur, favorise l'embonpoint et convient aux constitutions faibles et délicates. La privation du sel dans plusieurs provinces de la Russie, dans lesquelles on avait essayé de le supprimer aux serfs, a permis de reconnaître qu'elle détermine la langueur, la faiblesse, la tendance à l'œdème des membres inférieurs, enfin, les symptômes de l'anhémie, par diminution de la proportion des globules et de l'albumine du sang. » (*Becquerel.*)

Condiment de tous les pays et de tous les temps, — dit M. Lévy, — le sel de cuisine est, à peu d'exceptions près, un besoin pour l'homme ; le goût universel dont il est l'objet est l'expression d'un instinct... La privation de ce condiment est surtout fâcheuse pour les individus qui se nourrissent principalement de matières féculentes ; leurs digestions en sont plus laborieuses et s'accompagnent d'un plus grand dégagement de gaz,

Le sel marin, — ajoute Raspail, — est un excellent vermifuge. Tous les animaux domestiques le recherchent, car dans leur prison ils trouvent peu de ces condiments qui abondent pour eux dans la nature. L'homme pauvre, qui a si peu de condiments à son tour, le recherche avec autant d'avidité que nos animaux domestiques. Il tombe malade dès qu'il en manque, et il en consomme beaucoup dès qu'il en a à sa disposition (1).

On peut conclure de tout cela que le sel est un condiment non-seulement indispensable à la facilité de la digestion, mais encore essentiel à l'entretien de la vie et à la régularité des diverses fonctions ; il faut donc toutoujours en faire usage et le considérer comme l'assaisonnement indispensable de tous nos aliments. Il doit être employé en quantité modérée et ne jamais aller jusqu'à exciter la soif et irriter l'estomac. (*Becquerel.*)

2° *Condiments acides* (vinaigre, verjus, citron). — Les effets des condiments acides mélangés avec les aliments varient beaucoup suivant les circonstances. En très-

(1) Il entre dans l'alimentation des hommes une énorme quantité de sel, puisque la France seule en consomme 216 millions de kilogrammes.

petite quantité et mêlés au sauces et aux mets, ils en relèvent le goût, les rendent plus apéritifs, plus frais, et facilitent leur dissolution dans le suc gastrique. Il est deux circonstances dans lesquelles leur emploi est plus immédiatement utile : c'est, d'abord, lorsqu'il s'agit d'aliments oléagineux; nul doute que les acides ne facilitent beaucoup leur digestion ; le deuxième cas, c'est lorsque les aliments ont subi un commencement d'altération et tendent à se putréfier; les condiments acides agissent alors comme antiseptiques et s'opposent à leurs mauvais effets sur l'économie.

On peut conclure que l'emploi des condiments acides, spécialement dans ces deux derniers cas, est une chose avantageuse; il faut toutefois n'en faire usage qu'avec une grande modération. (*Becquerel.*)

Malheureusement la sophistication du vinaigre est telle aujourd'hui, — et depuis quelques années l'ingestion du vinaigre du commerce est suivie si fréquemment de pincements, de dérangements, de douleurs d'estomac — qu'on est embarrassé lorsqu'il s'agit de conseiller ou d'interdire l'usage de ce condiment. — Pris pur il est nuisible, irrite l'estomac et fait naître des maladies graves. On ne saurait donc assez condamner la funeste pensée des personnes qui boivent du vinaigre dans le dessein de se faire maigrir. Si elles atteignent leur but, ce n'est qu'au détriment de leur santé, souvent compromise pour le reste de leurs jours,

3° *Condiments âcres* (*sulfurés de certains auteurs*). — Ils contiennent une huile volatile sulfurée qui en fait des assaisonnements agréables et utiles, — qu'il faut néanmoins employer avec modération. Ces condiments, — et en particulier la moutarde, — sont capables de faciliter la digestion d'un grand nombre de substances alimentaires. — Dès la plus haute antiquité, l'*ail* a été considéré comme un *puissant vermifuge*, et a eu la réputation d'être un préservatif des maladies pestilentielles. « Il imprime, — dit M. Lévy, — une stimulation énergique à l'estomac, facilite la digestion des substances les plus grossières, et par son passage dans le sang, il détermine un mouvement de réaction du centre à la périphérie, mouvement qui a pour effet d'expulser les miasmes; peut-être aussi l'ail a-t-il la faculté spécifique de les neutraliser; du moins son utilité à titre de prophylactique paraît éprouvée dans les pays de marais, dans les constitutions épidémiques. » — L'oignon, l'échalotte, le poireau, la ciboule et la civette sont également des assaisonnements usités dès la plus haute antiquité, et dont les propriétés se rapprochent beaucoup de celles de l'ail commun, quoiqu'elles soient bien moins énergiques.

4° *Condiments aromatiques.* — Employés dans une *juste mesure*, ces assaisonnements aromatisent fort agréablement les mets — et stimulent doucement et convenablement les fonctions digestives.

5° *Condiments aromatico-âcres.* — On ne saurait trop recommander d'employer tous ces assaisonnements avec les plus grands ménagements. — Leur abus amène des irritations aigües et chroniques de l'estomac. — C'est à tort qu'on regarde le poivre comme un rafraîchissant; c'est un de ces préjugés qu'une connaissance plus exacte des principes que contiennent les substances végétales doit détruire infailliblement.

6° *Condiments aromatico-amers.* — Leur emploi modéré ne saurait avoir une mauvaise influence sur la santé.

7° *Condiments sucrés.* — Soit qu'il provienne de la canne ou de la betterave, les propriétés du *sucre* sont absolument identiques. « La saveur qu'il développe, le rend agréable à tous les animaux ; tous le recherchent. Il excite dans son trajet, depuis la bouche jusqu'à l'estomac, une sensation de chaleur douce et une sécrétion assez abondante de fluides muqueux ; il stimule légèrement l'estomac, rend la digestion plus prompte, donne peu de résidu, fournit, d'après Magendie, un chyle abondant plus aqueux que celui de l'huile ; favorise, d'après Chossat, la formation de la graisse ou la sécrétion biliaire ; mangé en quantité assez considérable, il émousse l'appétit. M. Londe l'a souvent trouvé nuisible aux personnes qui offrent des symptômes de gastralgie. M. Donné n'a jamais constaté qu'il eut, comme on dit, l'inconvénient d'échauffer, de resserrer les enfants. Insuffisant à titre d'aliment, on peut dire qu'il convient comme assaisonnement à tous les âges, à tous les tempéraments, à tous les climats. » (*M. Lévy.*)

Envisagé comme condiment, — conclut M. Becquerel, — le sucre, ainsi que tous ses dérivés, est un des plus précieux que nous possédions, et si on sait en user avec modération, il rend de grands services. Sans parler ici de son goût agréable et du plaisir avec lequel il fait prendre des substances qu'on n'aurait peut-être pu avaler sans lui, ce qui est déjà une condition nécessaire pour une bonne digestion, il est encore utile par la stimulation qu'il détermine dans l'estomac. Cette stimulation, conséquence de la sécrétion et de l'intervention d'une quantité plus considérable de suc gastrique, contribue à la digestion et à l'assimilation des substances dans lesquelles il est incorporé, et qui n'auraient probablement pas été digérées aussi facilement sans lui ; l'usage du sucre, dans des limites convenables, est donc une chose avantageuse, et il est à souhaiter que le prix auquel il revient s'abaisse encore, pour qu'une partie plus considérable de la population puisse y avoir recours.

La *mélasse* est la partie incristallisable du sucre; beaucoup d'enfants préfèrent ce sirop aux confitures, il est laxatif, fatigue l'estomac et dispose au développement des vers.

Le *miel* est un mélange de sucre de canne et de sucre de raisin, de mucilage, de cire et d'huile essentielle aromatique. — Les qualités et les effets du *miel* sont très-variables. La nature des fleurs avec lesquelles il est préparé influe sur sa couleur, sur son goût, sur son parfum et sur ses qualités. — Le *miel* est plus laxatif que la mélasse et présente tous les inconvénients des substances sucrées. On a remarqué que le miel en gâteaux (*en rayon*) se digère plus facilement que le miel privé de cire.

8° *Condiments gras.* — Les diverses espèces d'huiles d'origine animale ou végétale, ainsi que le beurre, sont fréquemment employées comme condiments, et cette association avec des aliments, lorsquelle est faite dans des proportions modérées, enlève à ces matières grasses une partie de leurs qualités indigestes. On les emploie à la température ordinaire et à l'état de simple mélange avec du vinaigre, — ou bien cuits.

Mélangés au vinaigre et battus avec lui, les condiments huileux servent à assaisonner les salades (1), quelques végétaux crus, et un certain nombre de viandes et de substances végétales cuites, mais froides; ils contribuent à faciliter leur digestion. En cette circonstance, le rôle des matières grasses consiste surtout à étendre le

(1) Dans certaines campagnes, on remplace souvent l'huile des salades, par un amalgame très-indigeste de crème et de lard frit très-chaud.

vinaigre et à l'empêcher d'exercer une action aussi irritante sur la muqueuse gastrique.

Cuits, les condiments huileux constituent les éléments de certaines sauces. Leur rôle consiste alors à pénétrer et à ramollir des substances alimentaires que la simple cuisson dans l'eau ne pourrait effectuer, et à permettre d'opérer cette même cuisson à une température beaucoup plus élevée qu'on n'aurait pu le faire avec des liquides aqueux. De cette manière, ils ramollissent les tissus, dissocient leurs fibres et rendent les aliments plus facilement digestibles. A l'état de condiment, les matières grasses ne doivent pas être prises en trop grande quantité, car alors elles reprendraient toutes leurs propriétés indigestes. (*Becquerel.*)

Rôle, utilité et usage des condiments. — « Le rôle des condiments est indiqué par l'influence que les principes aromatiques exercent sur la digestibilité et sur la puissance nutritive des aliments dont ils font naturellement partie, ils sont essentiellement caractérisés par la propriété de stimuler les organes de l'odorat, du goût, de l'insalivation, de la digestion ; ils concourent au but final de la nutrition en provoquant, dans la mesure nécessaire, les forces et les sécrétions qui doivent agir sur la matière assimilable ; ils satisfont en même temps au besoin physiologique de stimulation, qui varie suivant les climats et il est impossible de ne pas reconnaître un rapport admirable entre la distribution des substances condimentaires sur le globe et les convenances générales du régime des nations. Les limites qui séparent l'aliment de la boisson, et ces deux substances du condiment, ne peuvent être rigoureusement définies. Le vin nourrit, le lait désaltère, la fibre rouge porte en elle son condiment. Il y a des assaisonnements qui sont plus ou moins alimentaires, tels que le raifort, le beurre, etc. L'aliment, la boisson, le condiment, sont donc les ingrédiens d'une substance unique qui correspond aux besoins multiples de la réparation organique : l'aliment aux matériaux solides du sang, la boisson à ses parties liquides, le condiment à ce qu'il y a de dynamique dans l'acte de la chymification.

« L'usage des condiments est relatif : 1° A la nature des aliments. Tous ne sont pas pourvus de principes stimulants qui dispensent de l'addition d'un condiment... ; un peu de sel, d'ail, d'oignon ou de cumin, doublent souvent la force réparatrice et la digestibilité d'un aliment.

« 2° Aux climats et aux localités. L'indigène des tropiques réveille à l'aide des condiments âcres et caustiques la langueur de ses fonctions digestives, et lutte ainsi, par l'excitation factice du tégument interne, contre la prédominance tyrannique de l'enveloppe cutanée. La nature, en lui prodiguant les poivres, les piments, la cannelle, la muscade, le girofle, etc., semble lui conseiller l'emploi de ces moyens propres à ranimer en lui la vitalité défaillante des organes centraux ; mais l'intempérance de l'homme dépasse la limite des indications naturelles, et l'abus qu'il fait des substances les plus incendiaires abrège encore sa vie, dont la durée moyenne est déjà si courte dans ces climats. Dans les contrées moins ardentes ou le corps subit en été une surcharge de calorique plutôt qu'une prostration réelle, les condiments acides apaisent la soif et tempèrent l'activité des fonctions périphériques. Aux peuples des zônes polaires les condiments qui provoquent et entretiennent une stimulation générale dans toute l'économie et lui permettent de secouer incessamment les influences torpides du froid ; aux habitants des régions humides et froides les condiments dits antiscorbutiques (raifort, radis, moutarde, etc.), qui corrigent le caractère strumeux de leur constitution ; à eux encore, comme aux pâles riverains des marais, les aromatiques et les stimulants âcres ou diffusibles qui fomentent la puissance de réaction organique, et déterminent l'effort éliminateur du tégument externe.

« 3° Aux conditions individuelles d'âge, de sexe, de tempérament, de santé, de convalescence, etc. Les bilieux et les nerveux repoussent les condiments âcres, irritants, qui conviennent aux lymphatiques. Si le vieillard a besoin de réveiller ses forces digestives et recherche les délices aiguës du palais, il n'est pour l'enfant qu'un seul condiment, le sucre : loin de lui les provocations prématurées qui, portées sur le tube digestif, retentiront sympathiquement dans l'encéphale... Résistez aux appétences dangereuses de cet âge. Rappelez aux femmes, rappelez aux personnes délicates, mobiles, valétudinaires, que les condiments qui charment d'abord leur sensualité énervent le palais, le blasent, échauffent, constipent, ressuscitent les phlegmasies des organes digestifs, les exaspèrent et les enracinent, projettent vers la peau des irritations exanthématiques, etc. Mais combattez l'habitude de cette sobriété maladive qui pèse les grains de sel ou de poivre, et divise en demi-degrés l'échelle de la sensibilité gastrique. » (*M. Lévy.*)

VI. — CONSERVATION DES SUBSTANCES ALIMENTAIRES. — CONSERVES.

On donne le nom de *conserves* à des substances alimentaires destinées à être consommées plus ou moins longtemps après leur préparation.

Conserver les substances alimentaires de nature animale sans nuire à ses propriétés, en rendre le transport et l'approvisionnement faciles et peu coûteux, tel est le problème posé depuis des siècles.

« J'ai été chargé, pour ma part, — dit M. Vernois, — d'examiner un grand nombre de produits conservés par des méthodes bien diverses, et avec des résultats, je dois le dire, presque toujours imparfaits, insuffisants et parfois dangereux.

« Les conserves d'aliments, et de viandes en particulier, ont d'autant plus d'importance, qu'elles laissent aux substances leur état *cru*, leur *saveur* et leur *fraîcheur*, pendant un temps qui puisse être de vingt-cinq à trente jours, et par les températures les plus élevées. — Avec une viande conservée *crue*, on peut faire du bouillon et du rôti, et toutes les autres préparations habituelles. — Avec une viande conservée *cuite*, on est privé de presque tous ces avantages, et, de plus, on ne peut plus en général accommoder la substance conservée à une autre sauce que celle sous laquelle elle se présente. La *saveur* est presque toujours modifiée, et le goût finit par se fatiguer de manger un aliment qui a toujours la même saveur.

« Un oubli impardonnable, commis par presque tous les hommes qui se sont occupés de la conservation des viandes, c'est qu'il ne suffit pas d'arrêter la fermentation de la matière, mais bien de produire une viande nouvelle pour ainsi dire, qui tôt ou tard puisse être mangée à l'égal des viandes ordinaires de boucherie, sous le rapport de la couleur, de la saveur, du jus.

« Enfin, autant que possible, il faut conserver à la viande son état solide et sa forme habituelle.

« Toutes ces conditions réunies peuvent expliquer la supériorité de certains produits, et l'état d'abandon dans lequel sont tombées tant de préparations. »

Voici quelques-uns des principaux moyens employés

pour la conservation des substances alimentaires. Nous allons les suivre dans quelques détails de la pratique : nous renvoyons pour le reste aux articles spéciaux : lait, beurre, œufs, etc.

1° *Boucanage.* — C'est un procédé qui consiste à soumettre à l'action de la fumée, — après l'avoir légèrement salée, — la viande de bœufs ou de porcs.

D'après M. Becquerel, la viande ainsi préparée est dure, coriace et difficile à digérer.

2° *Salaisons et saumures.* — Le chlorure de sodium (*sel marin, sel de cuisine*), est l'agent le plus propre à opérer la dessiccation nécessaire à la conservation des substances animales. Ce sel absorbe successivement les liquides, à mesure qu'ils se séparent de la viande; mais on ne doit pas borner là ses effets, et l'on ne saurait contester la vertu *antiseptique* qui lui a été attribuée depuis bien des siècles, puisque la pratique des salaisons remonte aux Egyptiens. — C'est donc par le salage qu'on peut surtout se proposer de conserver longtemps les viandes dans un état qui les rende encore propres à la nourriture de l'homme.

Malheureusement, ce qu'il y a de bien connu, c'est que la viande ainsi accommodée a perdu ses sucs séreux, son arôme et son albumine. Modifiée désormais dans sa constitution, elle se rapproche des aliments respiratoires, ne satisfait plus seule aux besoins de la nutrition, et peut ainsi compromettre plus ou moins la santé du consommateur.

Ces procédés, — dit M. Vernois, — ont leurs avantages et leurs inconvénients; et, parmi ces derniers, ceux de ne jamais donner de viande *fraîche* et *douce*, et d'exposer ceux qui se nourrissent longtemps avec ces préparations à des maladies accidentelles ou durables d'une certaine gravité.

« Les gens de la campagne et les ouvriers des villes, — dit M. Ancelon, — mangent la viande de porc salée et fumée : c'est à peu près leur seule nourriture animale. L'usage de cette viande salée, joint à l'humidité de l'air, à un dur travail et à la misère, concourt puissamment à la production du goître et du crétinisme, si commun en Lorraine.

Ajoutons cependant que les hygiénistes sont loin d'être d'accord sur les inconvénients attachés à l'usage des salaisons.

Voici, sur ce sujet, l'opinion de M. Tardieu : « On a longtemps exagéré, — dit-il, — les inconvénients attachés à l'alimentation avec des viandes salées. Quelque avantage qu'il pût y avoir à trouver le moyen de conserver les viandes par un procédé autre que le salage, l'usage des salaisons bien préparées n'est pas aussi nuisible qu'on a pu le supposer. Il n'est pas impossible de corriger l'âcreté des salaisons, et d'adoucir ce genre d'aliments. Ainsi, en mélangeant la chair salée avec des végétaux au moment où on la consomme, elle s'adoucit et perd de sa causticité. »

Quoi qu'il en soit de ces différentes opinions, — les viandes salées sont d'une digestion difficile. — Elles sont longues à digérer, mais aussi elles satisfont l'appétit pour longtemps. — Elles sont très-mal supportées par les estomacs malades.

3° *Conservation des viandes fraîches*. — On a imaginé divers procédés destinés à conserver les viandes fraîches pendant un temps plus ou moins long. Ceux dont nous allons parler sont de beaucoup supérieurs aux autres.

Le premier est le procédé Appert. Il consiste à renfermer les viandes ou les aliments qu'on veut conserver dans des boîtes de verre, ou mieux de fer-blanc, à les fermer hermétiquement, et à les soumettre ensuite pendant quelque temps au bain-marie, à une température de 75 à 100 degrés. — Le procédé Appert conserve parfaitement, il est vrai, et avec toute leur fraîcheur, les viandes, ainsi que toute espèce d'aliments ; malheureusement, les conserves ainsi préparées sont d'un prix trop élevé. Et, en somme, si cette méthode offre des avantages incontestables quant aux résultats, on peut lui reprocher de n'être pas suffisamment pratique, et de ne pouvoir être vulgarisée et exploitée en grand dans l'intérêt de l'alimentation animale des gens livrés aux professions agricoles.

4° *Soufrage.* — Ce moyen est conseillé par M. Vernois. « Je crois, — dit-il, — faire une chose utile en disant quel est le procédé qui pourrait être recommandé à l'autorité dans les circonstances où elle a besoin de recourir à la conservation des viandes (disettes locales, absence habituelle de viandes dans un pays ; — nécessité de bouillon et de viandes fraîches à la suite d'épidémies ; — nécessité d'un approvisionnement certain et rapide des armées en campagne, pendant de longs voyages sur terre et sur mer ; — amélioration de la nutrition des populations).

« Ce procédé, qui me paraît supérieur à tous les autres, est la préparation des viandes fraîches par le gaz acide sulfureux. Il suffit de soumettre dans une boîte en bois, hermétiquement fermée, pendant quinze à vingt minutes, un morceau de viande à l'action des vapeurs de ce corps (soit de la fleur de soufre, soit d'une mèche soufrée allumée), pour que la viande soit modifiée de telle façon, qu'elle puisse être conservée pendant vingt et trente jours, par des températures d'été très-élevées, et soustraite à toute fermentation. — Si le morceau dépasse en poids trois kilogrammes, on peut y pratiquer des hachures, des sections incomplètes. C'est le moyen de faire pénétrer les vapeurs plus profondément. La viande ainsi traitée a un aspect noirâtre, un peu ridé, avec une teinte blanchâtre à sa surface, et a perdu un peu de son poids par l'évaporation due à la chaleur de la combustion du soufre. — Mais cette viande n'est pas cuite. On peut faire avec elle un excellent bouillon, — obtenir des rôtis dont la chair ruisselle de jus savoureux. — La fumigation sulfureuse n'a laissé aucune trace de son passage et de son action. J'ai moi-même souvent préparé des viandes de toute espèce par ce procédé. Après quinze et vingt jours, j'ai obtenu des mets dont on n'a pu soupçonner l'origine.

« Je ne suis pas le seul de mon avis. On a écrit (*Ann. d'hyg.*, juillet 1857) qu'on ne concevait pas comment chaque boucher, en France, n'était pas pourvu d'une boîte à *soufrer* la viande. — Espérons que le temps et l'expérience éclaireront l'autorité, les industriels et les populations. »

5° *Plantes légumineuses.* — La conservation des légumes se pratique par des procédés qui, quoique brévetés, sont à peu près connus de tout le monde. D'après l'attention et la perfection avec lesquelles on travaille, les produits sont plus ou moins parfaits. — Il y a cependant des cas où il semble que le tour de main n'ait aucune influence. Les conserves, selon les localités (ce qui veut dire selon la nature du légume, du sol qui l'a porté, des eaux qui l'ont arrosé), sont bonnes ou défectueuses. Ce fait, quoique observé, est cependant exceptionnel. (*M. Vernois.*)

VII. — DES BOISSONS.

On désigne en hygiène, sous le nom de *boissons*, tout liquide introduit dans les voies digestives, — soit pour calmer la sensation de la soif, — soit pour aider à l'accomplissement de la digestion, — soit, enfin, pour flatter le goût et stimuler les organes. — Les boissons dans lesquelles réside soit la propriété alimentaire, soit l'action médicamenteuse, rentrent dans les aliments ou dans les médicaments.

Si l'on prend pour base de la division des boissons leur composition et leur mode d'action sur l'organisme, on distinguera : 1° les boissons aqueuses ; — 2° les boissons fermentées ; — 3° les boissons alcooliques ; — 4° et les boissons aromatiques.

Les premières sont constituées par l'eau d'abord et par les solutions ou infusions légères dont la partie aqueuse fait la base. — Les boissons aqueuses ont surtout pour objet de satisfaire la soif, d'aider à la digestion, en étendant les principes alimentaires.

Les *boissons alcooliques fermentées*, comme le vin, la bière, le cidre, etc., agissent non-seulement comme désaltérants, — mais encore comme toniques ou légèrement stimulants, quand elles sont prises à une dose modérée. — Généralement favorables à la santé, et même nécessaires dans certaines conditions de constitution ou d'habitude, elles peuvent devenir, — par l'abus qu'on en fait, — la source d'altérations profondes et irremédiables dans la santé et dans les facultés morales ou intellectuelles.

Les *boissons alcooliques distillées* n'agissent que comme stimulants, — et sont presque uniquement recherchées pour flatter des goûts qui deviennent souvent de funestes passions. — En effet, ce que l'on peut dire des effets nuisibles des boissons fermentées, s'applique au plus haut degré aux boissons alcooliques ; cependant l'usage de ces dernières peut être utile dans certaines conditions de climat ou de genre de vie.

Les *boissons aromatiques*, comme le café, le thé, etc., sont pareillement stimulantes ; mais la stimulation modérée, agréable et souvent médicamenteuse qu'elles produisent, ne saurait exercer d'effets comparables à ceux des boissons précédentes. — L'usage des boissons aromatiques est surtout un résultat de la mode et de l'habitude ; elles sont quelquefois nuisibles et rarement nécessaires.

§ 1. — *Boissons aqueuses.*

Eau. — L'air et l'eau sont les deux fluides universels de la nature et leur étude est d'une égale importance pour l'hygiène. L'état de l'un est intimement lié avec celui de l'autre ; ce que l'air recèle, l'eau peut l'absorber ; et ce que l'eau peut absorber ou dissoudre, elle peut aussi l'abandonner à l'air. (*M. Lévy.*)

L'eau répandue dans l'univers sous toutes les formes que peut revêtir la matière, joue bien réellement ce rôle d'élément que lui attribuait la science antique. Mêlée à la trame organique depuis ses rudiments jusqu'au plus haut degré de perfection qu'elle puisse atteindre, combinée à l'atmosphère, ou formant à elle seule près des trois quarts du globe, elle est, après l'air, le principal agent de la vie universelle, non-seulement par elle-même mais encore par les principes secondaires auxquels elle sert de véhicule. Indispensable dans l'ordre naturel, elle ne sert pas moins dans les arts, où le génie de l'homme a su en faire son plus utile auxiliaire, et reculer, pour ainsi dire, les bornes de sa puissance. Aussi les applications de l'eau sont-elles véritablement innombrables, et, pour les énumérer seulement, nous devrions reculer devant la grandeur de la tâche. (*Tardieu.*)

On ne trouvera dans ce livre, — on le comprend, — qu'une indication très-sommaire des propriétés et des usages de l'eau, considérée — soit comme boisson, soit comme moyen de propreté.

1º *Des eaux potables.* — L'eau considérée comme boisson et dans ses usages culinaires ou domestiques, exige des qualités spéciales sans lesquelles elles peut devenir d'une insalubrité d'autant plus fâcheuse que son action est incessante et souvent presque inévitable.

Pour résumer en peu de mots les *propriétés caractéristiques* des eaux potables, nous emprunterons les paroles suivantes à l'excellent traité d'hygiène de M. Lévy :

L'eau est potable quand elle est limpide, légère, aérée, douce, froide en été, tiède en hiver, sans odeur, d'une saveur fraîche, vive, agréable; elle ne doit être ni fade, ni piquante, ou salée, ou douceâtre, ni acerbe, ni sulfureuse, elle doit bouillir sans se troubler, et sans former de dépôt; cuire les légumes secs et les viandes sans les durcir, dissoudre les savons sans former de grumeaux ; enfin elle ne doit occasionner aucune pesanteur ni aucun trouble dans la digestion.

Le préjugé du vulgaire, — ajoute M. Lévy, — est en faveur des eaux de sources, tandis que pour beaucoup de savants les meilleures eaux sont celles des fleuves et des rivières ; l'erreur est égale des deux côtés. Il est impossible d'établir une opinion *à priori* sur ce sujet; les sources diffèrent à l'infini, et s'il en est de bonnes, il y en a de mauvaises ; elles se chargent de matières diverses, qui proviennent des couches qu'elles ont traversées. L'analyse chimique et l'expérience médicale peuvent seules prononcer sur leurs qualités.

En somme, qu'elles viennent de source ou de rivière, *ou même de mares* , toutes les eaux seront bonnes si elles ont les *propriétés caractéristiques* des eaux potables.

Ces caractères des eaux potables ne se rencontrent pas toujours dans les eaux dont l'homme peut disposer, et il a dû chercher les moyens de corriger leur insalubrité de manière à les approprier à son usage.

2° Le premier moyen employé dans ce but consiste dans la *clarification* des eaux qui tiennent en suspension des matières étrangères, enlevées au sol sur lequel elles coulent. — Le procédé de clarification le plus répandu est le filtrage, qui s'opère à l'aide d'appareils plus ou moins compliqués. Le plus simple se compose d'un vase de terre dont le fond, criblé de trous, est recouvert d'une couche de sable, qui arrête les substances étrangères; — ou même d'un vase de pierre poreuse, à travers laquelle l'eau suinte en se clarifiant (1).

Dans les filtres au charbon le liquide traverse une couche de charbon réduit en fragments très-petits. Le charbon très-divisé n'agit pas seulement en clarifiant l'eau qui le traverse; il a de plus la propriété extrêmement précieuse de purifier les eaux dont les qualités sont altérées, soit par des gaz fétides, soit par des substances organiques en décomposition. — Un excellent moyen consiste à placer une couche de charbon entre deux couches de sable de rivière très-fin.

(1) Il serait fort à désirer que l'usage des *filtres domestiques (fontaines à filtrer)*, fut plus répandu qu'il ne l'est à la campagne et dans les petits ménages à la ville.

Diverses substances peuvent servir encore à clarifier les eaux, et des systèmes de filtrage très-perfectionnés sont maintenant fort répandus.

L'impureté de l'eau tient quelquefois aux vases où elle est conservée. — L'eau qu'on laisse séjourner dans les seaux de bois ou dans des tonneaux ne tarde pas à se corrompre. — Les vases de grès sont préférables aux vases de bois.

Les meilleurs réservoirs sont ceux que l'on confectionne en fer. Ils se rouillent et s'oxident, il est vrai, mais le carbonate de fer, qui prend ainsi naissance, n'a rien de nuisible et ne saurait compromettre la santé.

Les tuyaux de conduite sont ordinairement construits en bois, en fonte ou en plomb ; ces derniers s'oxident peu à peu par le contact de l'eau, donnent naissance au carbonate de plomb, qui est un poison énergique, et ont déterminé fréquemment les accidents les plus graves. Il sera donc toujours préférable de se servir de tuyaux de fonte revêtus d'une couche inoxidable qui n'ait aucun inconvénient pour la santé.

3° *Influence sur l'homme de l'eau prise en boisson.* — L'eau pure et fraîche, humecte, désaltère et rafraîchit; elle donne du ton à l'estomac; elle aide la digestion, fournit un véhicule nécessaire aux humeurs, dissout les matières excrémentitielles, et les entraîne avec elle hors du corps. Les buveurs d'eau mangent ordinairement beaucoup, digèrent bien et parviennent à une grande vieillesse, exempts des infirmités auxquelles sont sujets les autres hommes. Cette boisson convient à tous les âges et à toutes les constitutions. — Il en est de l'eau comme des autres choses les plus salutaires; elle fait du bien tant qu'on en use sobrement, et devient nuisible dès qu'on en abuse. Il est préjudiciable à la digestion de boire beaucoup d'eau immédiatement ou peu de temps après le repas. (*Tourtelle.*)

Dans des conditions régulières d'organisation, de régime, d'habitation, d'activité physique et morale, — dit M. Lévy, — il n'est point de breuvage qui convienne mieux à l'homme ; elle ne stimule ni ne ralentit aucune fonction ; elle facilite l'accomplissement de toutes ; elle ne contrarie jamais le maintien de leur harmonie ou leur retour à l'équilibre ; sous son influence, les révolutions d'âge s'opèrent en leur temps opportun, sans secousse ni maladie, elle tempère l'effervescence des passions, conserve la force et la fraîcheur de l'esprit... c'est donc à tort que l'on a reproché à l'eau d'affaiblir le physique et le moral ; elle est la boisson la mieux appropriée aux constitutions saines et la plus favorable à la longévité ; elle ne doit être remplacée par les liquides fermentés que là où sévissent des causes d'insalubrité ou de maladie ayant leur racine dans le sol, dans l'atmosphère, ou dans le fonds héréditaire de l'organisation humaine. Partout elle convient aux tempéraments sanguins et nerveux, aux sujets chez qui prédomine l'appareil hépatique, aux enfants et aux femmes qui témoignent une excessive excitabilité du système nerveux, aux sujets convalescents d'affections phlegmasiques des organes de la digestion, à ceux dont la poitrine est très-irritable, aux hémorrhoïdaires, aux goutteux, à toutes les personnes qui font usage d'une nourriture très-azotée, savoureuse et fortement assaisonnée... Si l'usage exclusif de l'eau nuit à la santé dans les pays de marais, dans les climats froids et humides, dans les contrées ardentes, où la surface muqueuse s'affaiblit de tout l'excès d'activité que la peau acquiert, il faut se rappeler toutefois que, dans le Midi, l'excitabilité du système nerveux marque aux plus minimes doses d'alcool la limite de l'usage et de l'abus, et fait de l'eau la boisson salutaire des indigènes ; dans le nord même, l'eau est encore la boisson des masses.

D'après le même auteur, la quantité exagérée de l'eau avalée comme boisson, présente de sérieux inconvénients pour l'homme. « Prise en quantité excessive pendant les repas ou dans leur intervalle, — poursuit-il, — l'eau s'accumule comme les aliments dans le grand cul-de-sac, et dans la partie moyenne de l'estomac, détermine le redressement de ce viscère, le resserrement du pylore, la distension de l'abdomen. Si elle est ingérée rapidement, les parois de l'estomac, trop brusquement dilatées, réagissent sur le liquide dont une partie peut être rejetée par le vomissement; quand cet effet n'a pas lieu, elle délaye outre mesure le suc gastrique, abaisse le degré d'excitation qui est nécessaire à l'estomac, l'empêche par la distension de ses parois de réagir sur les aliments, ralentit ou trouble les digestions.

« Ces phénomènes se développent surtout chez les sujets dont l'appareil digestif a peu d'énergie, et dans la saison des chaleurs qui énervent les fonctions d'assimilation ; il survient alors des nausées, des rapports, des pesanteurs à l'épigastre; bientôt les aliments, non élaborés, sont rejetés par le vomissement qui continue après leur expulsion ; quelquefois des flux dyssentériques se déclarent avec ou sans crampes. L'excès habituel des boissons aqueuses détruit l'appétit, produit l'atonie du tube digestif, des coliques, des diarrhées, la pléthore aqueuse du système vasculaire, l'affaiblissement des centres nerveux, la mollesse et l'inertie des organes de la locomotion, la décoloration du tégument externe et interne, l'augmentation de la sécrétion urinaire. »

On a beau dire, — ajoute le célèbre Percy, — que

l'eau est la boisson la plus naturelle, la plus salubre, la plus propre à entretenir l'homme en état de santé : malheur au peuple réduit à boire de l'eau. En supposant qu'il en soit plus doux, plus docile, il en devient peut-être aussi plus dissimulé, plus perfide, et on prétend qu'il dégénère plus facilement, ce que pourtant l'observation n'a pas encore confirmé. Il faut à l'homme des boissons fermentées, on en trouve le goût et l'habitude jusque dans les peuplades les plus sauvages; et si les romains avaient leur *accentatum*, nos ancêtres avaient leur *cervoise* qui leur donnait de la force, de l'embonpoint et de la gaité.

Les propriétés bienfaisantes de l'eau n'excluent donc pas l'utilité des boissons fermentées et nous verrons plus loin que, — dans toutes les professions qui exigent une grande dépense de forces, — comme dans les situations qui affaiblissent l'énergie radicale de l'économie, — l'emploi du vin ou des liqueurs toniques est de première nécessité.

Les effets de l'eau en boisson sur notre économie varient selon son degré de température — et les conditions dans lesquelles se trouvent ceux qui en font usage.

4° *Température de l'eau.* — A une température ordinaire (de 10 à 15 degrés), l'eau ne produit que des effets salutaires ; mais il n'en est pas toujours ainsi, — et l'eau peut être froide ou chaude.

Lorsque l'homme est dans son état ordinaire et que la surface de la peau n'est pas couverte de sueur, — l'introduction dans l'estomac, d'une certaine quantité d'*eau froide à* 0 *ou au-dessous,* agit en même temps, — d'abord comme sédatif du système nerveux de cet organe, — et secondairement comme un tonique léger et un digestif salutaire.

Lorsque le corps est en sueur et qu'on introduit dans l'estomac, — soit de l'eau simplement très-froide, soit de l'eau glacée, — les effets sont variables, et souvent bien graves. — Il peut en résulter un refroidissement général du corps. Mais rarement les choses en restent là, — et le refoulement du sang vers les parties internes peut donner lieu à des accidents qui se manifestent : du côté du système nerveux, par des douleurs locales, des convulsions, des syncopes, la mort instantanée ; — du côté des organes de la digestion, par des vomissements spasmodiques, la diarrhée, la dyssenterie, le choléra sporadique, la gastro-entérite, et même la péritonite aiguë ; — enfin du côté des organes de la respiration, par la bronchite, l'hémoptysie, la pneumonie aiguë, la pleurésie.

Pour prévenir de tels accidents, — quand on est pressé par la soif, — on a conseillé l'observation des préceptes hygiéniques suivants : Ajouter à l'eau froide quelque substance étrangère, ou au moins du sucre ou un peu de vin ; — faire précéder l'ingestion de la boisson glacée d'un aliment solide, fut-il en très-petite quantité, tel que pain, biscuit, chocolat, etc.; — plonger les mains à l'eau froide. — L'expérience démontre chaque jour l'infidélité de ces moyens. Il est bien plus rationnel de ne boire que très-lentement, à petites gorgées, et de conserver le plus longtemps possible le liquide dans la bouche avant de l'introduire dans l'estomac. — Dans les bals et les réunions, il est préférable, lorsqu'on est échauffé, de faire usage de thé léger, de punch, et d'une boisson chaude quelconque.—Si, à la suite des bals, où l'on sert des glaces, des sorbets et des boissons glacées, les accidents ne sont pas plus fréquents et plus nombreux, c'est que le mouvement, la danse, la température élevée du lieu, et des boissons chaudes telles que le punch et le vin chaud, rétablissent l'équilibre momentanément rompu.

L'eau *chaude* ou *tiède* est loin d'avoir les inconvénients qui sont attachés à l'eau froide. — Mais l'eau chaude ne désaltère pas : elle stimule les organes et pousse à la sueur. « Les boissons chaudes, — dit Raspail, — pèsent sur l'estomac, parce qu'elles sont dépouillées d'air, ce principe vital de toute fermentation et surtout de la fermentation digestive. » — Quand l'eau n'est que *tiède*, elle provoque ordinairement des indigestions et le vomissement. L'action des eaux *tièdes* est éminemment débilitante, et il est infiniment probable que les maladies que l'on voit régner, — surtout dans les mois de juillet et d'août, — seraient beaucoup moins fréquentes si l'on avait soin de s'abstenir de boissons aqueuses entre les repas, ou de n'en boire qu'une petite quantité.

On peut résumer ainsi, d'une manière générale, les règles hygiéniques relatives à l'eau : L'homme doit boire, dans l'espace de vingt-quatre heures, une quantité d'eau modérée (1), — à une température de 10 à 15 degrés, — suffisamment aérée — et réunissant les autres propriétés caractéristiques des eaux potables, qui ont été indiquées précédemment.

§ 2. — *Boissons alcooliques fermentées.*

1° *Vin.* — On donne le nom de vin au produit de la fermentation alcoolique du jus des différentes variétés de raisins.

(1) La quantité moyenne d'eau nécessaire à l'entretien de la vie est d'environ un litre dans les vingt-quatre heures. — Le villageois qui, pendant les chaleurs de l'été, travaille sous l'ardeur du soleil, pourra, sans inconvénient, en absorber plus d'un litre, quantité qui est suffisante dans les circonstances ordinaires.

Le vin est un composé d'une grande quantité d'eau, — d'alcool dont la quantité varie depuis 7 jusqu'à 25 p. 0/0 du vin distillé, — de matière sucrée, — d'un ou plusieurs acides libres unis à diverses matières alcalines et terreuses (*acides acétique, tannique, tartrique, malique, carbonique, tartrate acidulé de potasse,* etc.), — d'une matière colorante contenue dans l'enveloppe du raisin, — et quelquefois d'une substance aromatique ou *bouquet.*

Les analyses chimiques modernes ont montré combien la composition des vins naturels est variable ; on peut en juger par les nombreuses différences qui se constatent dans leur goût et dans leurs couleurs.

Les conditions principales qui influent sur la qualité des vins sont : la contrée de production ; — la nature du terrain ; — l'exposition ; — le mode de culture ; — les procédés de vinification ; — l'année de la récolte et par dessus tout la nature du cépage. — Il est établi, d'après M. Bouchardat, que le cépage a, pour le centre de la France, beaucoup plus d'importance que le climat, — et il conseille aux consommateurs riches et instruits de se préoccuper davantage du plant, de l'exposition et de l'année, que du pays de production.

Sous le point de vue des différences dans leurs effets physiologiques, on peut distribuer les vins en quatre groupes : vins acides ; — vins alcooliques ; — vins sucrés ; — vins mixtes ou parfaits.

Vins acides. — Il est, poursuit M. Bouchardat, auquel nous empruntons cette classification, — des vins récoltés dans les pays froids, fournis par certains cépages, tels que ceux des environs de Paris, qui contiennent ordinairement un grand excès de crème de tartre et d'acides libres. Ces vins ne conviennent pas pour l'usage ordinaire de la vie ; ils peuvent avoir une action purgative ou tempérante exagérée ; ils délabrent l'estomac et ne donnent pas de forces. Le *gros gamay* fournit dans les mauvaises années un vin qui n'est pas potable, plus nuisible à l'estomac que profitable. Le *gouais blanc* donne plutôt une liqueur propre à faire de la limonade que du vin. Étendu de trois fois son poids d'eau, c'est la boisson la plus salutaire que l'on puisse donner aux moissonneurs exposés à l'ardeur du soleil ; l'association des acides tartrique et malique avec un peu d'alcool est très-favorable aux travailleurs qui supportent une chaleur élevée.

Les *vins alcooliques* contiennent un grand excès d'alcool qui a souvent été ajouté après la fermentation ; la crème de tartre et les acides organiques y sont en trop faible proportion ; ils ont la plupart des inconvénients de l'alcool étendu d'eau. — Ces vins, très-généreux, ainsi que ceux du groupe suivant, stimulent fortement l'estomac, accélèrent le travail digestif, augmentent promptement la circulation et la chaleur ; en un mot, ils sont diffusibles et cordiaux. Ils conviennent, en petite quantité, aux estomacs faibles et paresseux, et sur la fin des repas : ce sont, comme on sait, des vins de dessert ; ils ne conviennent pas aux personnes sanguines, irritables, dont la circulation s'accélère par la moindre excitation.

Les *vins sucrés* pèchent en général par le défaut d'acides libres et par l'excès d'alcool qui préserve le sucre de la fermentation alcoolique. — Ces vins possèdent la plupart des inconvénients des vins alcooliques.

Les *vins mixtes* ou *parfaits* sont remarquables par l'heureuse harmonie des principes qui les composent : l'alcool y existe en quantité moyenne de 10 p. 0/0 ; les acides libres et les crèmes de tartre ne s'y trouvent qu'en proportion modérée pour donner à cette boisson une agréable acidité, suffisante pour ralentir, après leur absorption, la combustion trop vive de l'alcool, mais pas assez pour troubler la digestion. Le tannin et la matière colorante qu'ils renferment sont favorables à l'estomac; le principe aromatique qui s'y développe avec le temps flatte singulièrement le goût, et doit avoir une influence favorable sur la nutrition en facilitant la digestion des aliments réparateurs.

Les bons vins de ce groupe peuvent, d'après M. Bouchardat, être considérés comme un aliment tout préparé qui peut offrir une ressource précieuse pour les malades menacés d'inanition, dont les fonctions digestives sont affaiblies, parce que les organes ne sécrètent plus ces liquides qui contiennent ces matières spéciales possédant la propriété admirable de favoriser la dissolution des aliments solides; c'est dans ce sens qu'on a pu dire avec une grande raison que le bon vin était le lait des vieillards.

Du rôle des vins dans la nutrition. — Sans doute l'alcool joue dans les vins le rôle le plus important; mais les autres substances que ce liquide contient lui sont très-heureusement associées. Les acides libres agissent comme tempérants; ils modèrent l'action de l'alcool en saturant partiellement l'alcali du sang; ils rendent la destruction de l'alcool plus lente et plus durable. Le vin agit moins rapidement que l'alcool étendu, mais son effet est plus modéré et plus continu. L'influence excitatrice sur le système nerveux, qui est toujours mauvaise lorsqu'elle sort des limites, est moins à craindre avec le vin qu'avec l'alcool étendu. (*Bouchardat.*)

« La proportion plus grande de l'alcool est, après tout, — dit M. Lévy, — ce qui distingue les boissons fermentées simples et les boissons fermentées et distillées. Toutefois les premières contiennent plus de matières nutritives, notamment les bières; et, quant aux vins, le tannin, l'acide, les sels, le bouquet, corrigent en partie la stimulation brutale de l'alcool. »

« Un litre de vin, — dit-il encore, — contient en moyenne 0 grammes 15 d'azote, 40 grammes de carbone et 900 grammes d'eau; il a donc au moins la valeur d'un aliment dit respiratoire, il est réparateur sous un petit volume, son arôme le rend plus digestible, et son rapide passage dans la circulation explique l'axiome d'Hippocrate : *Famem vini potio solvit.* »

Voici comment s'exprime à ce sujet un médecin légiste et hygiéniste célèbre, Fodéré : Les qualités de fortifier et de nourrir sont assez prouvées par ce que l'on voit tous les jours arriver à plusieurs malades, dont l'existence n'est soutenue que par quelques cuillerées de vin; par l'exemple d'hommes naufragés qui n'ont eu pendant un assez long espace de temps qu'un peu de vin pour toute alimentation, et entre autres les naufragés de la frégate *la Méduse*, qui ont vécu treize jours avec ce seul secours; par l'observation que les buveurs consomment très-peu de substances solides, et par celles des paysans et de tous les hommes de peine, qui supportent beaucoup mieux la fatigue avec de mauvais aliments et un peu de vin, qu'avec une bonne nourriture, mais sans vin ; enfin par la nécessité, pour ainsi dire instinctive, où se trouvent les habitants des pays froids et des pays humides de recourir aux boissons fermentées pour jouir de quelque énergie et combattre efficacement l'influence de leur climat.

Enfin, de toutes les boissons spiritueuses, le vin est celle qui peut le plus utilement suppléer à l'insuffisante alimentation, et dont l'action est la plus bienfaisante sur l'économie. Pris avec modération, il nourrit, relève les forces, excite le cerveau, active les facultés, facilite les mouvements, éteint la fatigue et fait naître un sentiment de bien-être et de joie, de force et de courage, qui chassent les humeurs sombres, rend plus expansif et plus sympathique, et dissipe la crainte et le chagrin. (*Cruveilhier.*)

Des falsifications du vin. — Les falsifications du vin sont très-nombreuses. Nous ne parlons point ici de l'imitation des vins étrangers avec les vins du Midi, des coupages et mélanges parfois avantageux pour corriger les propriétés des vins de cru médiocre; mais on introduit dans les vins des substances étrangères telles que de l'alun qui les rend irritants, — de la craie qui les rend indigestes, — de la litharge qui donne lieu à des empoisonnements, etc., etc. ; — on fabrique des vins artificiels, et l'on fait des préparations dégoûtantes, alors même qu'elles ne compromettent pas la santé.

On n'en finirait pas à mentionner toutes les manœuvres du genre sophisticateur opérant sur les vins. — Celles qui s'opèrent à Paris sont estimées à 160,000 hectolitres par an, et l'on estime que les vins falsifiés entrent pour un tiers dans la consommation totale.

Il est donc vrai de dire, — avec M. Devay, de Lyon, — que les denrées les plus nécessaires à la vie sont celles qui exercent le plus le talent des empoisonneurs patentés.

Résumé. — *Règles hygiéniques.* — En résumé, le vin potable doit avoir au moins un an; les vins nouveaux, c'est-à-dire ceux qui ont trois à quatre mois, retiennent la plupart des qualités du moût et n'ont déposé qu'une petite portion de leur lie ; ils sont lourds, laissent dégager dans les premières voies une grande quantité d'acide carbonique donnant lieu à des rapports aigres, à des coliques, etc. Les vins vieux sont plus digestibles, plus moelleux, moins spiritueux, meilleurs en goût, en parfums; ils restaurent l'estomac et relèvent promptement les forces; l'ivresse qu'ils occasionnent s'accompagne moins souvent de phénomènes d'indigestion. L'extrême vétusté ôte aux vins leur force et leur goût sans les rendre insalubres. Le sol et le climat déterminent en grande partie les propriétés des différentes espèces de vins;... rappelons seulement pour notre France, qui est une terre privilégiée pour la variété et la délicatesse de ses crus, que la Gironde nous fournit nos vins rouges les moins excitants et toniques par excellence, la Provence, le Languedoc et le Roussillon nos vins rouges les plus capiteux, la Bourgogne, des vins qui, par leurs qualités stimulantes, tiennent le milieu entre ceux du Midi et ceux de Bordeaux, mais qui ne le cèdent à aucun vin du monde sous le rapport de la saveur et de la digestibilité : les vins que l'on récolte entre Dijon et Châlons, seront toujours le type des vins de table. (*M. Lévy.*)

On peut résumer ainsi, d'une manière générale, les règles hygiéniques relatives au vin. — L'instant des repas est le plus opportun pour faire usage du vin. — On ne doit guère consommer à chaque repas qu'une quantité de 20 centilitres de vin mêlé à deux tiers d'eau (40 *centilitres.*) — Lorsqu'on prend du vin entre les repas et pour apaiser la soif pendant les grandes chaleurs de l'été, le mélange doit contenir moins de vin et une plus grande proportion d'eau (trois quarts au moins). — Enfin, le vin blanc pris à jeun le matin est un excitant qui ne doit point être donné à l'estomac quand il est vide d'aliments. Cette mauvaise habitude détermine le tremblement des membres et des maladies de l'estomac.

2° *De la bière.* — La bière est une boisson fermentée fabriquée avec le houblon et les graines céréales, particulièrement l'orge. On la connaissait au moyen âge, sous le nom de *cervoise*.

On distingue plusieurs sortes de bières : la *bière double*, ou *bière de table*, la *bière blanche ;* la *bière simple*, ou *petite bière*, faite avec les liquides de la troisième trempe du malt et passée sur du houblon ayant servi à faire la bière forte ; la *bière* dite *de Strasbourg*, ou *bière de garde*, intermédiaire entre l'ale et la bière de Paris, ou bière de luxe, qui se consomme quelques jours après sa fabrication ; l'*ale ;* le *porter ;* la *bière de Louvain*, etc. Ces diverses variétés de bière proviennent du degré de concentration du moût, du degré de torréfaction et des proportions de malt et de houblon.

« La bière est une des liqueurs fermentées les plus précieuses, non-seulement parce qu'elle remplace le vin dans les pays où la vigne ne peut croître, mais encore parce qu'à ses qualités excitantes ou rafraîchissantes, suivant l'usage qu'on en fait, elle paraît joindre des propriétés réparatrices. Boire quelques pots de bière, dit le docteur Roesch, non sans quelque exagération, c'est à la fois boire et manger.

« Dans les pays même où le vin existe en abondance, on fait aujourd'hui une consommation considérable de bière... La bière est bien en général une liqueur spiritueuse, et, comme telle, elle exerce sur l'organisation la même influence que l'alcool ; mais celui-ci s'y trouve étendu d'une si grande quantité d'eau, que ses effets sont considérablement modifiés, affaiblis et corrigés à certains égards (1). D'un autre côté, les principes nourriciers que cette boisson renferme doivent la rendre excellente pour les classes ouvrières.

(1) Suivant M. Chevallier, la bière double donne à la distillation de 6 à 8 pour 100 d'alcool ; la bière forte, de 3 à 6 pour 100 ; l'ale, de 8 à 8

« Les bières fortes, et particulièrement les bières brunes, sont difficilement supportées par quelques personnes. Ces liqueurs exercent sur l'économie animale une action particulière et donnent lieu quelquefois à une ivresse qui offre des caractères très-différents de ceux que présente l'ivresse du vin, et souvent plus dangereuse. La bière, prise modérément, stimule légèrement l'estomac, aide à la digestion, accroît la sécrétion urinaire; prise habituellement en trop grande quantité, elle peut donner lieu à de la diarrhée ou à des écoulements urétraux. (*A. Tardieu.*)

La bière, -- dit Raspail, — est un pain liquide, et renferme, sous cette forme même, après la fermentation la plus complète, tous les éléments nutritifs que contient le meilleur pain sous forme solide. Les peuples qui en font usage, boivent le pain que nous dévorons, nous, à belles dents.

« La bière houblonnée, – ajoute M. Lévy, — agit, comme les amers, en raison de la lupuline qu'elle contient. La présence du gluten, du sucre, de l'amidon et de la gomme, fait de la bière une boisson très-nourrissante : elle développe rapidement l'embonpoint chez beaucoup de personnes : les 48 grammes d'éléments solides qui existent dans chaque litre de bière, se composent de matières non azotées analogues à la dextrine, à la glucose, et de matières azotées analogues à celles du pain; M. Payen les considère comme aussi nutritives qu'un poids égal de pain.

« Ses propriétés stimulantes, en raison peut-être de l'odeur vireuse du houblon, sont moins agréables, moins

pour 100; le porter, 4 pour 100. — D'après les analyses de Bley, les différentes espèces de bières allemandes renferment de 0,95 à 9,5 pour 100 d'alcool; le plus grand nombre en contiennent de 5 à 8 pour 100.

exhilarantes que celles de nos vins, doués d'arôme doux et variés ; elles dépendent, quant à leur intensité, de la quantité d'alcool qu'elle contient, et qui est très-variable.

« Prise aux repas, seule ou coupée avec un peu d'eau, elle apaise la soif, excite la chymification ; prise en quantité plus grande, elle active la sécrétion urinaire, l'exhalation cutanée, les sécrétions muqueuses, et principalement celles du conduit intestinal, et de l'urèthre. »

Enfin, dit le docteur Roesch, il faut que la bière ne soit pas trop nouvelle, trop riche ou trop pauvre en drèche, trouble ou acide, épaisse et mucilagineuse. Elle ne doit point causer de coliques ni d'affections des voies urinaires, ne pas charger l'estomac, ne point alourdir la tête.

En somme, la bière est une boisson saine, agréable, nourrissante, et que l'hygiène doit recommander toutes les fois qu'elle est supportée par l'estomac.

3° *Du cidre.* — Le cidre est une boisson fermentée, obtenue par l'extraction du jus des pommes et des poires fraîches, et usitée surtout en Normandie et en Picardie.

Le cidre récent et trouble est indigeste et même laxatif. Quand sa fermentation est plus avancée, il produit les mêmes effets que les vins mousseux et sucrés ; plus tard, sa proportion d'alcool augmente (1) ; ses propriétés stimulantes en font une boisson généreuse. Les cidres limpides plus ou moins sucrés, alcooliques et gazeux sont, pour de nombreuses populations, une boisson aromatique et acidulée, agréable et salubre, offrant à la nutrition une certaine quantité d'aliments respiratoires (*sucre et alcool*). Le cidre de pomme flatte plus le goût par son arôme ; ce-

(1) Brandes a établi que le cidre de première qualité contient 9,84 pour 100 d'alcool pur, le cidre de qualité inférieure 5,21 pour 100 ; le poiré 7,26 pour 100. — M. Girardin a trouvé que du poiré contenait de 8 à 8,66 d'alcool pur.

lui de poire passe pour plus enivrant, parce qu'il renferme en général deux fois plus d'alcool que celui de pomme, particularité dont les consommateurs, non avertis, ne tiennent pas compte. (*M. Lévy.*)

Le bon cidre, — dit Lehmann, — est, après la bière, le meilleur succédané de l'eau-de-vie ; pris avec modération, il convient à la plupart des hommes qui le trouvent agréable et désaltérant. C'est à son bon marché, dans plusieurs cantons de la Suisse, tels que Thurgovie, Appenzel, Saint-Gall, Zurich, qu'on doit attribuer que les résultats de l'abus de l'eau de-vie, si communs dans d'autres cantons, soient inconnus. En consultant les médecins du pays, on acquiert la conviction que le cidre n'y entraîne pas de suites fâcheuses particulières, à moins qu'il n'ait été préparé avec des fruits verts, ou qu'il ne soit mal fait, ou altéré.

Enfin, — ajoute M. Max. Simon, l'on s'imagine que les excès de cette boisson sont moins dangereux que les excès du vin ; c'est une erreur complète. Ces excès, s'ils n'aboutissent pas à une ivresse aussi rapide, sont plus dangereux peut-être, et altèrent plus profondément et d'une manière plus irrémédiable, la texture de l'estomac ; vous donc, dont la boisson habituelle est le cidre, prenez garde aux excès, car ils sont également funestes.

4° *Piquette. — Boissons dites hygiéniques.* — La piquette est une boisson de qualité inférieure, préparée ordinairement avec les marcs de raisin qui ont passé au pressoir, auxquels on ajoute quantité suffisante d'eau ; c'est la boisson du pauvre. De tout temps, — comme dit Percy, — les riches ont bu le vin et les pauvres la piquette.

Toutes les boissons principales ou majeures comme le vin, la bière, le cidre, etc., ont leur piquette ou leur produit secondaire (*potus secundarius*). Il est, du reste, peu de fruits avec lesquels on ne puisse faire de la piquette. Les cormes ou sorbes, seuls (ce qui fera du *cormé* ou du *sorbé*) ou mêlés à d'autres fruits, comme ceux du cornouiller, de l'aubépine, du nèflier, du prunellier, les mûres sauvages, les baies du troëne, de genièvre ; tous ces fruits, et beaucoup d'autres encore, peuvent donner des piquettes.

Les piquettes, le râpé sont toujours plus ou moins aigres. — Cette boisson ralentit la digestion, dispose à la diarrhée et provoque la toux chez les sujets dont les organes pulmonaires ne sont pas dans un état de parfaite intégrité.

Consommées à défaut de vin, les boissons dites *hygiéniques*, ne fortifient point ; et, loin de nourrir, comme le vin ou la bière, elles *creusent*, suivant l'expression populaire, justement et énergiquement caractéristique de leurs effets. (*Fonteret.*)

Le même hygiéniste les appelle des *tisanes bâtardes* plus ou moins fermentées, qu'on débite partout aujourd'hui sous le nom usurpé de *boissons hygiéniques*.

§ 3. — *Boissons alcooliques distillées.*

L'alcool est le produit de la décomposition du sucre en présence de certains ferments : il se dédouble en alcool et acide carbonique. L'alcool est un liquide incolore, d'une odeur plus ou moins agréable, selon sa provenance, d'une saveur brûlante, s'il est concentré ; agréable, s'il est assez étendu. Sa densité égale 79 degrés, son point d'ébullition, 78 degrés. Il ne se congèle jamais ; si on le mêle à une certaine quantité d'eau, le volume résultant est moindre que la somme des volumes primitifs ; il est éminemment inflammable, sa vapeur elle-même, plus dense que l'air, peut prendre feu et donner lieu à des incendies rapides et difficiles à éteindre. On ne l'emploie presque jamais dans l'industrie à l'état anhydre ; on apprécie la richesse des mélanges d'alcool et d'eau au moyen des aéromètres. (*M. Vernois.*)

Les alcools et eaux-de-vie (1) sont désignés par des noms particuliers qui rappellent en général la substance d'où ils sont tirés : *alcool* ou *eau-de-vie* de *vin*, de *grain*, de *pomme de terre*, de *fécule* ; *rhum*, produit de la fermentation de la mélasse de canne ; *tafia*, produit de la fermentation du jus de canne ; *kirsch*, ou eau-de-vie de cerises ; *genièvre* ou *gïn*, obtenu par la distillation de l'eau-de-vie de grain sur du genièvre ; *wiskey*, produit de la fermentation de la drèche ; *marasquin*, eau-de-vie de prune et de pêche ; etc., etc.

Effets des boissons alcooliques distillées sur l'organisme. — L'eau-de-vie est une boisson si répandue et dont l'usage est malheureusement devenu si général, que ses effets sur l'organisme sembleraient ne devoir donner lieu à aucune dissidence. Il n'en est rien cependant, et les opinions à cet égard sont bien partagées.

A dose modérée, l'eau-de-vie, selon Roesch, Robertson et d'autres, est une boisson essentiellement salutaire, que le peuple peut se procurer facilement à cause de son bas prix, qui flatte son goût, lui donne du courage, lui permet de résister aux intempéries de l'air ; elle n'exerce enfin aucune action nuisible sur la santé.

(1) Les liqueurs qui renferment de 50 à 55 pour 100 d'alcool sont appelées *eaux-de-vie ;* celles qui en renferment davantage s'appellent *esprits ;* l'alcool entièrement privé d'eau est dit *absolu.* — Les esprits sont souvent désignés sous la dénomination de *trois-six.* Ils doivent ce nom à ce que 3 parties mêlées à 3 parties d'eau donnent 6 parties à 19 degrés cartier.

S'il en est ainsi, que penser de l'opinion des médecins qui croient que l'usage d'un petit verre d'eau-de-vie, à jeun, tous les matins, est capable d'exercer une grande influence sur le développement du cancer de l'estomac ?

Avant les auteurs que je viens de citer, Franck avait émis une opinion favorable relativement à l'usage de l'eau-de-vie : il la regardait, lorsqu'elle est prise en petite quantité, comme une boisson salutaire et précieuse, qui réchauffe l'homme, le ranime, donne du courage à l'ouvrier et au pauvre. D'après ce médecin, elle contribue à lui fournir le calorique nécessaire pour résister aux intempéries de l'atmosphère à laquelle il est exposé, favorise sa circulation, supplée en quelque sorte aux vêtements qui ne le couvrent pas assez chaudement, et est enfin surtout utile dans les pays froids et pendant les saisons froides des climats tempérés. (*Becquerel.*)

M. Bouchardat, qui s'est occupé à préciser avec soin le rôle de l'alcool dans la nutrition, s'exprime comme il suit sur cet important sujet : « Les boissons alcooliques, prises en quantité modérée et convenablement étendues d'eau, sont immédiatement absorbées aussitôt leur introduction dans l'estomac, sans nécessiter aucun travail digestif ; transportées dans le sang, elles sont rapidement brûlées en produisant de la chaleur et de la force. Parmi tous les aliments, aucun n'a un effet aussi prompt et aussi actif, mais aussi il n'en est pas dont l'utilité soit plus passagère. »

Il est incontestable, sans doute, que la substance principale du vin et de l'eau-de-vie ne se change en aucune partie essentielle du sang, et qu'elle ne mérite, à aucun titre, le nom de principe alimentaire ; mais il n'en résulte pas qu'on doive la considérer comme inutile ou nuisible. L'alcool passe, en effet, dans le sang, fournit un aliment à l'oxigène qu'introduit la respiration, détourne ce grand dissolvant de l'albumine et de la graisse qu'il contient, protége l'une et l'autre contre la combustion qui s'opère à chaque instant dans sa propre substance, et affaiblit ainsi la première cause du besoin de réparation. (*Cruveilhier.*)

L'alcool est une caisse d'épargne pour les tissus,— dit M. Moleschott, — et celui qui mange peu et boit modérément d'alcool conserve autant dans le sang et dans les tissus que celui qui, dans les mêmes circonstances, mange davantage et ne boit ni bière, ni vin, ni eau-de-vie.

L'alcool, — dit à son tour M. Lévy, — est un aliment respiratoire, impropre par lui-même à la nutrition; il peut l'aider indirectement dans les organes dont il est un excitant général; mais c'est à la condition qu'il soit pris à menues doses et qu'il n'apporte aucun trouble aux fonctions de la digestion; mais celles-ci ne tardent point à se déranger quand il y a abus ou excès; et les buveurs finissent par s'émacier, soit par l'effet de l'alimentation insuffisante à laquelle les réduit leur anorexie habituelle, soit par l'altération des organes et des fonctions de la digestion, soit par le développement d'une des autres lésions qu'entraîne l'ivrognerie.

Les effets de l'eau-de-vie prise en quantité trop considérable ne sont mis en doute par aucun médecin, et l'abus de ce liquide peut avoir les plus fâcheuses conséquences.

« Les alcooliques, pris en quantité trop élevée, — dit encore M. Bouchardat, — peuvent déterminer la mort dans un espace de temps très-court, et agir alors comme des poisons très-énergiques. Nous pouvons nous rendre compte avec précision du mode d'action de l'alcool : introduit dans le torrent circulatoire, c'est sur lui que se porte immédiatement l'action comburante de l'oxigène, et les globules, étant privés de l'influence de ce principe vivificateur, ne prennent plus leur couleur vermeille : ils sont asphyxiés, et l'animal meurt comme si on l'avait plongé dans de l'air privé d'oxigène.

« Leur influence sur le système nerveux n'est pas moins remarquable.... Je ne rappellerai pas les symptômes de l'ivresse, je ne ferai que mentionner les maladies qui sont sous la dépendance de l'excitation incessamment renouvelée de l'appareil nerveux par l'abus des alcooliques, ce *délire tremblant* (1), ces convulsions et cette épilepsie alcoolique plus fatale encore. Disons-le bien, et ce fait a de l'importance, c'est plutôt l'abus de l'alcool étendu d'eau (*eau-de-vie, kirsch, rhum*) qui détermine promptement ces accidents, que celui du vin.

« Sans produire des ébranlements nerveux aussi prompts et aussi funestes, l'abus des alcooliques peut avoir des effets qui ne sont pas moins désastreux... Prend-on habituellement des substances qui agissent sur le système nerveux central comme l'alcool, le suc gastrique n'est plus sécrété en quantité convenable ; l'appétit diminue, la digestion est troublée, la nutrition n'est plus normale, l'individu dépérit, ses facultés intellectuelles comme ses fonctions physiques décroissent chaque jour en puissance, il s'abrutit et meurt. »

L'eau-de-vie, par son action sur les nerfs, — dit le savant Liébig, — est comme une lettre de change tirée sur la santé de l'ouvrier, et qu'il lui faut toujours renoûveler faute de ressources pour l'acquitter. Il consomme ainsi son capital au lieu des intérêts, et de là inévitablement la banqueroute de son corps.

Parmi toutes les liqueurs alcooliques obtenues par dis-

(1) *Délire* ou *folie des ivrognes, œnomanie.*

tillation, s'il fallait choisir celle qui est capable d'exercer l'action la moins fâcheuse sur la santé, l'eau-de-vie de vin est certainement celle qui est la plus saine et la moins pernicieuse. (*Becquerel.*)

Toutes les eaux-de-vie retirées par distillation des farines fermentées de seigle, d'orge ou de pomme de terre, contiennent une certaine proportion d'huile empyreumatique qui les rend plus enivrantes et plus dangereuses que celles qui proviennent de la distillation des vins. (*Tardieu.*)

On ne saurait dire, — en effet, — avec quelle rapidité les eaux-de-vie de pomme de terre et de grains désorganisent les tissus de l'estomac, produisent l'abolition de toutes les facultés intellectuelles par leur action désastreuse sur le système nerveux et le cerveau, — et conduisent à l'abrutissement et à une vieillesse prématurée.

Règles hygiéniques touchant l'usage de l'eau-de-vie, — de l'absinthe, — du rhum, — du kirsch, et autres liqueurs fortes, sans en excepter même les liqueurs adoucies des ménages et toutes celles dites liqueurs de table ou de dessert.

L'alcool étendu d'eau (*eau-de-vie, rhum*, etc.) n'est utile à l'homme que pris en *quantité modérée* et dans des circonstances particulières, pour animer les forces quand on doit immédiatement les utiliser, pour donner de la chaleur quand on doit être exposé à un grand froid ; à part ces conditions, l'alcool étendu est beaucoup plus nuisible que profitable. Il est plus dangereux dans les climats chauds que dans les contrées froides ; l'abus des liquides alcooliques a fait plus de victimes dans notre Algérie que le plomb des Arabes. (*Bouchardat.*)

1° Les enfants, les jeunes gens et les femmes, sont, à raison de leur organisation tendre, sensible et inflammable, tout à fait antipathiques aux boissons de cette nature, même prises exceptionnellement, et l'expérience prouve qu'ils doivent s'en abstenir partout et toujours. En ce qui les concerne, l'interdiction est franche, absolue, inflexible.

2° L'homme, pour qui nous pouvons nous départir de cette extrême rigueur, n'usera des alcooliques que sobrement, rarement, de loin en loin, de manière à n'en pas contracter l'habitude.

3° Il n'y aura jamais recours *à jeun* : il ne recherchera donc pas l'excitation du petit verre du matin, sans y avoir au moins préparé l'estomac par quelques bouchées de pain. (*Fonteret.*)

On ne saurait trop répéter aux ouvriers qui ont cette fâcheuse habitude : *Ne prenez jamais à jeun, le matin, ni vin blanc ni eau-de-vie, ou, avant que vous arriviez à la vieillesse, vos membres seront tremblants et vos estomacs incapables de digérer.*

§ 4. — *Soins qu'exige l'état d'ivresse.*

L'abus des liqueurs alcooliques, poussé jusqu'à produire cet état de dégradation physique et morale que l'on nomme l'ivresse, est malheureusement si commun, qu'il est bon de vulgariser les moyens de faire dissiper rapidement l'état du malheureux qui vient de se livrer à cette coupable faiblesse.

Rencontrez-vous un homme ivre, — dit M. Simon, — soyez ses pieds, ses yeux, son intelligence, car il a perdu tout cela ; ne l'abandonnez pas, car il peut se tuer ou tuer, n'en riez pas surtout, car si la vie n'est pas la plus ridicule de toutes les plaisanteries, rien n'est plus triste qu'un tel spectacle.

L'homme ivre, — ajoute M. Lévy, — doit être considéré

et traité comme un malade qui réclame toujours des soins hygiéniques et qu'il est souvent urgent de secourir. Le reléguer dans l'isolement, le jeter dans un cachot, dans une salle de police, c'est parfois l'exposer à périr... L'ivresse déclarée, il faut placer le malade dans un air pur et frais, le débarrasser promptement des vêtements qui exercent une compression sur différentes parties du corps, notamment au cou ; on l'abritera soigneusement contre le froid ; les ivrognes qui cuvent leur vin ont une grande tendance à se refroidir ; de là le ralentissement de la circulation et par suite l'augmentation de la congestion des vaisseaux profonds, beaucoup d'entre eux périssent ainsi d'asphyxie ; l'usage vulgaire de les entourer de paille, de fumier, etc., est donc fondé sur l'expérience.

Le premier degré cède à quelques tasses de café, ou de thé léger, à une potion composée d'un demi-verre d'eau et de dix à douze gouttes d'ammoniaque. Les nausées avec vertiges sont une indication naturelle pour le vomissement, que l'on provoque alors par l'ingestion de l'eau tiède, par la titillation de la luette à l'aide d'une plume dont on a trempé les barbes dans l'huile, au besoin par l'administration de l'émétique à la dose de 10 à 15 centigrammes. On apaise ensuite la soif avec de la limonade, ou toute autre boisson acidulée ; d'après Roesch, le vinaigre serait l'antidote direct de l'alcool ; il est certain qu'on a souvent obtenu d'excellents effets avec l'eau vinaigrée employée en boisson, en lavement, en fomentation et en affusion (1). Dans le deuxième degré, on dé-

(1) Dans l'ivresse commençante l'eau vinaigrée, — *trois cuillerées à bouche de vinaigre dans trois demi-verres d'eau à boire en trois fois,* — nous a souvent mieux réussi que l'ammoniaque.

bute par les mêmes moyens ; mais on élève la dose de l'ammoniaque (acétate ou carbonate) à 40 gouttes et au-delà ; j'ai donné avec succès jusqu'à une once d'acétate d'ammoniaque.

§ 5. — *Boissons Aromatiques.*

1°. *Café.* — Le café (*graine du caféier*), cède à l'eau jusqu'à 40 pour cent de parties solubles, et il s'y développe, — par la torréfaction à l'air libre, — un principe aromatique qui diminue en même temps que les parties solubles du café, à mesure que la torréfaction est plus avancée. Il y a, suivant M. Girardin, peu de substances végétales aussi riches en fer que le café ; on en extrait jusqu'à 0 gr. 01 de ses cendres.

M. Payen a déterminé par des observations remarquables, la composition et les propriétés nutritives du café, — ainsi que les proportions de substances azotées qu'il contient.

Les extraits renferment en moyenne le quart de leur poids de substances azotées. Le surplus, se composant de sels utiles à l'alimentation, il est évident qu'une telle réunion peut être considérée comme douée de propriétés nutritives.

Le café à l'eau, préparé avec cent grammes pour un litre, contient vingt grammes de substances alimentaires ; il représenterait trois fois plus de substance solide qu'un litre de liquide obtenu en faisant infuser vingt grammes de thé et plus du double de substance azotée.

Si on établit la comparaison en ajoutant l'influence du lait, on trouve que ce liquide alimentaire représenterait six fois plus de substance azotée que le bouillon. (*Académie des Sciences*, séance du 4 mai 1846.)

« L'usage du café est universel, — dit M. Lévy, — et la consommation qui s'en fait est immense... Louis XIV fut le premier qui en prit en France ; et, malgré le haut prix de la graine, dont la livre coûta, dans l'origine, jusqu'à 140 fr., malgré le mot de madame de Sévigné (Racine passera comme le café), malgré l'avis des médecins, qui le jugèrent nuisible à la santé, il est devenu, pour les femmes et pour un grand nombre d'hommes, la base du premier repas du jour ; pour les mangeurs et même pour beaucoup de gens sobres, l'auxiliaire obligé de la digestion ; pour les populations méridionales, presque un spécifique contre l'action débilitante des chaleurs ; pour les classes intellectuelles, une liqueur à laquelle le génie se plaît à rapporter une partie de ses inspirations. Poison, disent les uns ; ambroisie, si l'on en croit les autres : exagération des deux côtés. Le danger ou l'avantage est ici, comme pour toute autre substance bromatologique, dans le rapport de son action avec une organisation donnée. L'infusion de café, bien préparée, est une boisson extrêmement agréable, d'une saveur exquise. Avant de l'ingérer, on en hume avec délices la suave vapeur ; dès qu'elle arrive dans l'estomac, elle y fait naître une douce chaleur et une sensation de bien-être qui se répandent dans toute l'économie... Les effets du café sont modifiés par la température du liquide, par l'état de vacuité ou de plénitude gastrique, par l'âge et le tempérament, par l'habitude, par la nature du climat et des localités ; et c'est pour n'avoir pas tenu un compte suffisant de ces circonstances, que l'on a tant déclamé pour ou contre le café. Pris froid, il s'en faut qu'il développe le même degré de stimulation ; le calorique est donc un élément capital de ses vertus. L'immense majorité des amateurs le prennent après le repas ; il n'agit alors sur l'estomac que d'une manière presque indirecte à travers la masse des aliments qui l'emplissent, et son influence sur l'économie est diminuée de tout le secours qu'il fournit à la digestion. C'est surtout à la fin des grands repas qu'il est désiré et bien supporté ; il rehausse l'énergie de l'estomac, aux prises avec une quantité considérable d'aliments divers ; il en rend la chymification plus prompte et plus facile ; il abat les fumées stupéfiantes du vin, prévient l'ivresse et ses suites. Au contraire, pris à jeun, il ne détermine qu'une excitation sans fond, suivie de tiraillement à l'épigastre, d'une sensation de vide, d'un malaise qui rappelle celui de la faim ; c'est alors aussi qu'il émeut le plus fortement le système nerveux ; et, pour peu que l'on continue d'en user à cette guise, il détermine les accidents qui se rapportent à la prépondérance morbide de ce système. Les constitutions caractérisées par la prédominance des élaborations blanches et la langueur des actions vitales, puisent dans le café une stimulation favorable à leur digestion, et qui tourne au profit de leur ensemble. L'âge, en ralentissant l'activité des organes et en relâchant leurs liens sympathiques, semble aussi faire du café l'excitant fonctionnel par excellence des vieillards, en même temps que, par la même proportion de ses éléments nutritifs, il répond à leur menu besoin d'alimentation. Aussi le savourent-ils avec délices ; il réveille leur sensibilité émoussée, et restaure, pour ainsi dire, en eux, la conscience de la vie.

« En général, tous ceux dont la circulation s'ébranle difficilement peuvent faire usage du café sans inconvénient... Dans les pays froids et humides, il aide l'organisme à réagir contre les influences déprimantes de l'atmosphère ; dans les localités marécageuses, il provoque et entretient le mouvement éliminateur vers le tégument externe; dans les climats chauds, il semble agir à la fois comme amer sur les organes digestifs et comme excitant sur l'économie qu'il fait sortir du collapsus où la jettent les chaleurs excessives... L'habitude du café fait partie en quelque sorte de notre civilisation. Médecins, résignez-vous à l'absoudre. Et qu'importe à l'artiste, au littérateur, au philosophe que son pouls s'accélère de quelques pulsations une ou deux fois par jour, si, comme Barthez, il peut dire du café : « Il me débêtise. » L'habitude, d'ailleurs, atténue singulièrement les mauvais effets du café, si elle n'en fait pas une boisson entièrement innocente. Fontenelle, Voltaire, Frédéric II, Delille et tant d'autres qui en ont fait excès, ont pu croire qu'il ne nuisait pas à la longévité. Avant de le défendre, examinez soigneusement les conditions de santé de ceux qui y sont accoutumés; pesez les inconvénients de l'usage et ceux de l'abstinence. J'ai vu des personnes qui avaient entrepris de s'en sevrer, s'affaisser chaque jour sous le poids de leurs digestions, tomber dans une sorte de mélancolie, perdre de leur activité intellectuelle. Je me suis pressé de leur rendre la liqueur vivifiante, dont l'arôme seul, aspiré à longs traits, leur était une ineffable jouissance... Loin d'appesantir les facultés intellectuelles, il les excite, il les dilate... Le café n'a jamais occasionné une gastrite véritable. Vous dites qu'il maigrit, qu'il ôte l'appétit, qu'il congestionne le cerveau; mais ces fâcheux effets, vous les avez observés sans doute chez des personnes qui se condamnent à la docte réclusion du cabinet. Or, la vie cellulaire suffit à les produire sans le concours du café; non que l'abus de cette liqueur soit exempt de périls, non que l'on puisse en permettre l'usage à tous les types d'organisation et avec tous les genres de vie : telle n'est point notre pensée. Les personnes éminemment nerveuses, dont la sensibilité est très-mobile et l'esprit très-irritable; les individus à prédominance bilieuse, ceux qui sont enclins à l'hypocondrie, aux affections hémorrhoïdaires et goutteuses; ceux qui sont atteints d'irritation gastrique ou de quelque inflammation chronique sujette à recrudescence, doivent s'en abstenir. Les doses excessives du café font naître, chez ceux-là même qui n'offrent aucune de ces dispositions, un état permanent d'exaltation et d'irritabilité qui, avec l'intervention des causes occasionnelles, peut amener l'explosion de certaines maladies et en aggraver la marche.

« Le café exerce-t-il une action spécifique sur le dynamisme cérébral? Il y a exagération certainement à le qualifier de boisson intellectuelle, mais il n'y en a pas moins peut-être à lui refuser toute influence sur le rhythme physiologique de l'encéphale... Les esprits les plus lourds puisent dans le café une certaine facilité pour les œuvres de l'intelligence; il ne fait pas éclore la pensée dans la cervelle de l'idiot, mais il ranime les facultés engourdies de l'homme sain, il épanouit l'imagination du poète, il ravive la mémoire du professeur, il fait couler les idées de la plume et les paroles des lèvres... Le café, utile contre l'asthme, les fièvres intermittentes, les diarrhées atoniques, etc., neutralise les effets stupéfiants de l'opium, sans doute en dissipant la congestion de l'encéphale par l'accélération qu'il imprime au cours du sang : c'est de cette manière qu'il remédie souvent aux céphalalgies symptomatiques d'une légère hypérémie du cerveau. Aussi ne comprend-on pas le reproche injuste qu'on lui a fait de favoriser les congestions sanguines vers la tête, de disposer à l'apoplexie, etc.; il les éloigne plutôt, soit en dissipant les stases sanguines qui s'opèrent dans le cerveau, soit en facilitant les digestions dont l'embarras est une cause si fréquente d'accidents vers la tête.

« Le café au lait et à la crème est d'un usage presque universel : présomption d'innocuité. Agréable au goût et à l'odorat, il passe bien, accélère la digestion, entretient la liberté du ventre, et remplace, pour beaucoup de personnes, l'emploi d'un laxatif. Le peuple en use avec prédilection... Combien de femmes sacrifient toute autre nourriture à leur ration quotidienne de café au lait? On l'accuse de causer des tremblements, des mouvements fébriles, des dyspnées, des palpitations, de diminuer l'énergie des tissus, etc.; banales énonciations dont pas une n'est fondée sur une observation exacte et régulière. Il convient seulement de fixer la proportion du lait et du café suivant le degré d'irritabilité nerveuse de ceux qui en font usage. »

2° *Thé.* — On donne le nom de thé aux feuilles desséchées et préparées d'un arbrisseau du Japon et de la Chine. — On distingue les thés commerciaux en *thés verts* plus âcres et plus aromatiques, — et *thés noirs* plus doux. On est généralement d'accord pour admettre que c'est le même arbrisseau qui produit ces deux sortes de thé. De l'époque de la récolte, ou du mode de dessiccation paraissent résulter toutes les variétés que nous connaissons.

La *théine* (1) est un principe absolument identique à la caféine et contenant comme elle une quantité énorme d'azote (20 p. 0/0). Cette proportion d'azote est plus forte que celle qui existe dans aucun des végétaux examinés jusqu'à ce jour, soit dans les plantes fourragères (*Bous-*

(1) C'est le principe cristallisable découvert dans les feuilles du thé, d'où le nom de *théine*.

singault), soit dans les végétaux employés comme engrais. (*Payen* et *Boussingault.*)

Le thé doit ses principales propriétés, non à la théine, mais à une espèce d'huile aromatique qu'on voit surnager dans une forte infusion de ses feuilles non sucrée. Cette huile, retirée au moyen d'un syphon, enlève à l'infusion la plus grande partie de son goût et la prive de son action excitante. Ainsi ce n'est ni au tannin, ni à aucun autre de ses principes fixes qu'il doit ses propriétés stimulantes et digestives, mais bien à l'huile essentielle qu'il contient en assez forte proportion.

« L'importance de ce produit végétal est immense, — dit M. Lévy, — et affecte non-seulement l'hygiène et la médecine, mais le commerce et la civilisation. L'infusion de thé est la boisson commune dans toute l'Asie orientale; l'Europe et le nouveau monde en font une énorme consommation; il est, pour la navigation au long-cours, un mobile puissant; pour les peuples, un moyen d'échange; pour les gouvernements, la source d'un revenu considérable; pour l'homme sain, un stimulant d'une suavité sans égale; pour le malade, un agent prophylactique et curatif en beaucoup de cas; pour les familles, une délectation salubre et un prétexte d'agréables réunions; pour la vie sociale, un lien de plus.

« La valeur nutritive du thé se jugera, non par des habitudes même nationales, mais par des expériences; il importe d'ailleurs de distinguer les divers modes d'emploi du thé : l'infusion légère et sucrée ne constitue pas un aliment; sans être entièrement dépourvue de matériaux nutritifs, elle est alors un stimulant général, et, sous cette forme, elle est en usage à la fin des repas chez les Anglais et les Hollandais qui consomment le plus de thé en Europe. Quand le thé sert de demi-repas, comme pour le premier déjeuner et le second souper, il est accompagné de pâtisseries, de pain au beurre, etc... Ces repas au thé sont réparateurs, à coup sûr, mais plus peut-être par les accessoires farineux, gras et sucrés, que par le thé lui-même ; le rôle principal de ce liquide consistant à favoriser la complète assimilation des autres substances ingérées avec lui... Le thé trompe la faim par la surexcitation passagère de l'estomac ; si les Chinois en usent largement, c'est qu'ils y puisent une stimulation nécessaire dans un climat dont les chaleurs énervent et où pullulent les foyers d'intoxication paludique. Si les Anglais et les Hollandais s'en gorgent, c'est qu'ils vivent plongés dans une atmosphère brumeuse, froide et humide ; c'est qu'ils ont les chairs flasques et molles, le caractère lourd et flegmatique. Les grands mangeurs ont besoin d'un stimulant pour l'énorme labeur de leurs digestions ; en général, ils prennent du thé, non quand ils ont faim, mais quand leurs estomacs repus languissent sous le poids des aliments.

« Si le thé est pris après un repas, il favorise l'élaboration des aliments. Presque indispensable aux grands mangeurs, il serait inutile à la digestion des gens sobres, si les conditions de notre état social et la vie sédentaire d'une si grande partie de la population n'avaient généralement pour résultat la diminution des forces digestives : toutes les fois qu'il y aura lieu de les relever à l'aide d'une boisson légèrement excitante, c'est au thé que la préférence est due.

« Le sentiment de défaillance et de vide qui creuse l'épigastre est un reproche fait au thé ; peut-être provient-il de la marche plus rapide que cette boisson imprime à la digestion et à tous les actes de la vie plastique : d'où le retour plus fréquent du besoin de nourriture ; mais le plus souvent il s'y joint une titillation pénible, un pincement; ce qui indique qu'il y a excès, abus, ou simple intolérance du thé; le plus sage est alors d'y renoncer. L'usage trop répété de cette boisson finit d'ailleurs par débiliter l'estomac, tant par ses propres effets que par ceux du calorique : la nutrition est alors compromise. En Chine, les grands buveurs de thé sont maigres et faibles; la sensibilité s'émousse, la stimulation ne rayonne plus du centre à la périphérie; concentrée sur l'estomac, elle épuise son énergie.

« Il est évident que l'usage hygiénique du thé doit coïncider avec certaines conditions d'organisation individuelle d'âge, de régime, de morbidité et de climat. Prescrivez-le aux personnes replètes, lymphatiques, plus disposées à l'inertie qu'à l'exercice, aux constitutions catarrhales et rhumatisantes, à ceux qui se nourrissent d'aliments gras, huileux, farineux, mucilagineux, etc.; à ceux dont les organes sont en quelque sorte macérés par l'humidité permanente du climat, ou sans cesse baignés par des miasmes toxiques en suspension dans l'atmosphère; aux vieillards qui trouvent dans les arômes suaves le dernier plaisir des sens, et dans une stimulation de quelques heures l'illusion de la force. Conseillez encore le thé aux personnes qui souffrent de constipations opiniâtres, de flatulences, de vomissements glaireux. Il agit avec une merveilleuse efficacité dans les fatigues d'estomac, dans les paresses de digestion qui succèdent aux excès de table, aux excès de veilles. Il aide souvent à combattre de funestes habitudes d'ivrognerie; les hommes qui abusent des boissons spiritueuses voient baisser leurs facultés digestives, et pourtant, s'ils interrompent leurs libations, ils tombent dans un état de prostration physique et morale pire encore que l'excitation alcoolique : alors le thé devient, pour ainsi dire, le succédané de l'alcool, moins l'action nuisible de celui-ci; il ranime le système nerveux, il redonne à l'estomac sa puissance digestive, il remplace l'hypocondrie par une exaltation qui n'a point les inconvénients de l'ébriété. »

Le thé se prend en infusion, et il faut, — d'après M. Lévy, — que cette préparation soit prompte (6 à 8 minutes) si l'on veut lui conserver tout son parfum; si elle se prolonge, le thé perd de son arôme et contracte un goût de feuilles séchées soumises à l'ébullition; en même temps, il devient astringent, happe à la langue et y laisse de l'amertume. Si on le fait bouillir, l'amertume, l'astringence et le goût de feuilles séchées augmentent encore davantage, et la boisson n'a plus rien de flatteur pour les organes du goût. — Il faut 8 grammes de thé ou environ une forte cuillerée à café pour deux tasses; pour quatre tasses, 12 grammes; 30 grammes pour douze tasses. On se rappellera qu'à volume égal, le thé noir pèse presque moitié moins que le thé vert. L'eau doit être bouillante, la finesse et l'arôme du thé en dépendent. — Les théières métalliques, meilleures conductrices du calorique, s'imprègnent mieux de l'arôme du thé. — Le thé sera conservé loin de tout objet odoriférant, dans des boîtes de plomb ou doublées en fer-blanc.

3° *Cacao, — chocolat.* — On fait usage de la graine du cacao (*theobroma cacao*) en simple décoction, que l'on prépare avec sa fève ou amande écrasée, — ou bien sous forme de *chocolat.* — Le chocolat est le produit de la trituration, à chaud, de la fève du cacao et du sucre : c'est ce qu'on appelle mal à propos *chocolat de santé.* On doit lui préférer celui qui est aromatisé avec *une très-petite quantité* de cannelle fine et de bonne vanille; cette légère addition d'aromates excitants le rend plus facile à digérer.— Malheureusement, les fabricants peu consciencieux ajoutent, le plus souvent, à la pâte du chocolat, de la fécule, de l'amidon, de la farine, etc.; ainsi altéré, le chocolat est un mauvais aliment, lourd, pesant, très-indigeste, — parce que la substance féculente qu'on y a mêlée ne se cuit pas suffisamment et ne fait pas avec le cacao et le sucre, un tout parfaitement homogène.

La valeur nutritive du chocolat, — dit M. Lévy, — est démontrée par l'expérience comme par l'analyse; l'amande du cacao contient deux fois plus de matière azotée que la farine du froment, vingt-cinq fois plus environ de matière grasse, une proportion assez marquée d'amidon, des sels minéraux et un arôme d'une suavité qui sollicite les sécrétions salivaires et gastriques; avec l'addition du sucre pour la fabrication du chocolat, le cacao offre un aliment complet; par le sucre, la gomme, l'amidon, etc., il subvient aux combustions respiratoires; par son beurre ou matière grasse, à la régénération des tissus graisseux; par ses principes azotés, à l'entretien et à la réparation du tissu musculaire, du sang, etc... Préparé à l'eau, il se digère mieux qu'au lait, à la crème. Il plaît généralement à tous les estomacs, il est le déjeuner par excellence des valétudinaires, des convalescents d'un petit appétit, des femmes délicates, des vieillards.

VIII. — DU RÉGIME.

On doit l'envisager sous le rapport de la quantité et de la qualité.

Relativement à la quantité, il agit différemment, selon qu'il est surabondant ou insuffisant. — On a comparé l'estomac à une machine à vapeur. Si l'on ne donne pas à la machine la quantité de combustible et d'eau qui lui est nécessaire, elle ne fonctionne pas, — ou elle fonctionne mal; si on lui en donne trop, elle éclate : de même, si l'on ne donne pas à l'estomac la quantité d'aliments nutritifs dont il a un besoin indispensable, il dépérit; si on lui en donne trop, il étouffe — ou meurt d'indigestion.

Ration normale. — « Toute fixation quantitative absolue de la ration est nécessairement fausse : la nature des aliments en est le premier régulateur. Un régime exclusivement animal ou végétal entraîne des fixations bien différentes... En principe, la ration doit être proportionnelle à la dépense, mais celle-ci présente des fluctuations aussi nombreuses que les causes qui agissent sur l'organisme et modifient la direction de la vie. La quantité de nourriture nécessaire dépend entièrement de la situation actuelle où se trouve le corps, et n'a rien de constant ni d'absolu. Un sentiment instinctif partant de l'estomac suggère à tout homme, à tout animal, la conduite qu'il leur convient de tenir relativement à leur alimentation. L'homme sain de corps et d'esprit, dit avec raison Moreau de la Sarthe, peut trouver dans ses sensations un guide plus sûr, une mesure plus exacte que la balance de Sanctorius. Il n'y a de règle générale à formuler ici que la sobriété. La nature se contente de peu; à l'état de civilisation, les hommes consomment plus que n'exige l'entretien de la vie : l'impunité d'une première surcharge de l'estomac conduit à la répétition des mêmes excès, et de même que l'habitude renforce la sobriété, plus on mange, plus on devient mangeur. L'art des gourmets surexcite les organes blasés du goût et de l'odorat, fait naître les appétits factices, dilate la capacité des estomacs; mais l'intempérance la plus raffinée ne peut éviter la satiété; l'instinct qui marque en nous la juste mesure de l'aliment, cet instinct qui est à notre conservation organique ce que la conscience est à l'âme ne peut être étouffé complétement ; et quand sa voix est méconnue, des désagréments plus ou moins profonds de la santé ne tardent pas à éprouver la fausseté de cet axiôme : *quod sapit nutrit.*

« L'alimentation est excessive toutes les fois qu'elle est poussée au delà du sentiment naissant de la satiété. « L'estomac, a dit Reveillé-Parise, est le protecteur de la santé. » Un ancien a appelé ce viscère le *père de famille.* Quand l'organisme sollicite des matériaux de reconstruction, l'estomac le déclare par la sensation impérieuse de la faim ; quand l'organisme est saturé, il le manifeste encore par une autre sensation qui exprime et l'état général du corps, et l'état des forces digestives. C'est à cette limite qu'il faut s'arrêter ; si on la dépasse, il survient des phénomènes dont la marche et la gravité sont en rapport avec l'énormité du repas et la susceptibilité des individus. » (*M. Lévy.*)

Mais le plus souvent, dans le régime, ce n'est pas tant la *quantité* qui agit sur l'homme que la *qualité.* — Sous le rapport de la qualité, le régime peut être animal, végétal ou mixte.

Le règne animal présente la matière nutritive à son plus haut degré de concentration ; employé exclusivement, il engendre la pléthore, dispose aux phlegmasies, aux sécrétions anormales des reins et de la peau. L'usage exclusif du régime végétal produit les flatuosités, la dispepsie, la surcharge graisseuse, la faiblesse musculaire ; le premier sert à rehausser l'action vitale, le second à l'abaisser ; le régime mixte tend à la maintenir en ses justes limites : toute la diététique découle de ce principe. (*M. Lévy.*)

Dans l'état actuel des choses — et par suite des modifications que l'état social a fait éprouver à l'homme, — les meilleures conditions d'une bonne alimentation sont donc, — en France et dans les autres pays tempérés, — un mélange d'aliments végétaux et animaux.

Les règles hygiéniques touchant la quantité et la nature des aliments, sont relatives à l'âge, au sexe, à la saison, aux habitudes, aux heures des repas, etc.

Alimentation de l'enfance. — Après le sevrage, — dit M. Lévy, — il convient d'acheminer graduellement l'enfant, pour l'ordre et la composition des repas, au régime ordinaire des ménages, dont on exclura constamment la charcuterie, les viandes fumées, les épices, le gibier faisandé, les pâtisseries, les vins forts, etc., etc. Au lever, une soupe, soit au lait, soit au bouillon, avec du pain ou quelque fécule ; vers onze heures, un second déjeuner un peu plus substantiel et composé le plus souvent d'une soupe encore et d'un œuf à la coque ou d'un peu de viande; vers trois heures, un petit repas fait à la promenade, à l'air libre, avec du pain, des confitures, un peu de chocolat, etc. ; le soir, il dînera ou soupera avec de la soupe, de la viande, un légume de saison et quelque friandise pour dessert. Des aliments simples, doux, d'une préparation naturelle, mais assaisonnés d'un peu de sel; des viandes bien cuites, sans être desséchées, en proportion médiocre et uniforme; des heures bien réglées. La grande excitabilité des organes digestifs chez les enfants est cause que beaucoup de médecins préfèrent pour eux le régime végétal et les privent entièrement de vin. Cette conduite n'est pas applicable à tous les enfants ; dans nos grandes villes et dans nos climats, on sent le besoin de leur donner une nourriture substantielle, et partout on doit repousser l'erreur de cette austérité populaire qui recommande d'endurcir de bonne heure les enfants pour les disposer aux privations de la vie. Il est reconnu que, dans nos climats, la plupart des affections morbides (scrofule, tubercule, etc.) atteignent les individus frêles et chétifs, et la plus sûre prophylaxie consiste dans l'augmentation de la puissance de réaction organique par la grâce d'un bon régime. L'eau rougie légèrement sucrée convient aux enfants; en y trempant un peu de pain, on en fait une espèce de soupe proposée par M. Donné et qui leur réussit bien; comme lui, nous admettons quelque peu le vin dans le régime de cet âge: « Je soutiens qu'il faut donner de préférence aux enfants du vin aussi coupé d'eau qu'il est possible. » (*Hippocrate.*)

Vieillesse. — Les vieillards recherchent les aliments d'une consistance médiocre, à cause de l'imperfection de leur mastication et du défaut d'insalivation convenable qui en résulte; ces deux causes s'ajoutent à l'affaiblissement graduel de leur estomac et de leurs intestins pour leur rendre les digestions le plus souvent pénibles et lentes; aussi ont-ils besoin de substances éminemment digestibles. Leur appétit diminue avec le besoin de réparation; beaucoup d'entre eux se contentent d'un seul repas par jour; encore ne consomment-ils qu'une portion des aliments qui constituaient autrefois leur ration. Cette tempérance est la condition de leur bien-être; convenable à tout âge, elle est pour eux une nécessité qu'ils ne peuvent enfreindre sans péril : on peut dire qu'ils ne sauraient trop réduire la quantité de leur nourriture, s'ils désirent conserver les attributs d'une vieillesse paisible et valide. Tous les exemples de longévité sont fournis par des vieillards qui ont apporté dans leur régime une stricte et invariable mesure. Tous ne savent pas rompre en temps opportun avec les habitudes de bonne chère et les plaisirs de table : la vivace intégrité du sens du goût, qui est l'un des rares privilèges de cet âge, les entraîne au delà des limites que leur impose la médiocrité de leurs besoins : leur palais parle plus haut que leur estomac. Enclins à la gourmandise, ils s'exposent à tous les inconvénients de la surcharge gastrique ; les éructations, les flatuosités, les diarrhées les fatiguent, et chaque indigestion les penche un peu plus vers leur ruine. Le régime de cette période de la vie n'admet rien qui soit de nature à précipiter les actes organiques, à exalter passagèrement les forces : il doit tendre à conserver, non à développer ; il se composera de viandes peu riches en fibrine, légères, bien tendres, de pain bien fermenté et bien cuit, de végétaux nourrissants, de soupe, de panade (*Lorry*) ; point d'aliments farineux, visqueux, acides, salés, gras et pesants. Le principal repas sera pris vers le milieu du jour ; celui du soir sera avancé et très-léger : les assaisonnements énergiques seront exclus de l'un et de l'autre. Néanmoins, et surtout dans la vieillesse extrême, il est nécessaire de réveiller l'énergie des organes digestifs par quelques stimulants savoureux ; il convient alors d'augmenter le nombre des repas en diminuant la quantité des aliments qui seront à la fois mous et fortifiants. (*M. Lévy.*)

Habitude. — « D'un repos prolongé ou d'occupations sédentaires, — poursuit M. Lévy, — il ne faut point passer immédiatement à table : un exercice modéré doit précéder le repas ; mais poussé jusqu'à la fatigue, il peut empêcher l'appétit et rendre la digestion pénible. Le calme moral n'est pas moins nécessaire : on ne doit point faire usage d'aliments aussitôt après avoir éprouvé une forte agitation de l'esprit. Les stomachiques pris en guise d'excitants de l'appétit (absinthe, graine de moutarde blanche, etc.) ont souvent pour effet de l'émousser. Le vin apaise la faim, a dit Hippocrate; on peut appliquer cet axiôme à tous les stimulants; ou quand ils provoquent l'appétit, c'est dans une mesure excessive et factice; la surexcitation de l'estomac porte alors à manger plus que ses forces réelles ne lui permettent de digérer. L'appétit légitime se manifeste spontanément; il est peu de cas où il faille vaincre l'aversion pour les aliments ou seulement l'inappétence; cet état, aussi bien que les irrégularités de l'appétit, dénote la souffrance, l'altération des organes digestifs. L'appétit, qui s'annonce franchement, veut être satisfait; il ne faut pas attendre qu'il s'exagère jusqu'à la sensation d'une faim incommode et douloureuse; celle-ci doit être modérée d'abord par un verre d'eau sucrée, par un bouillon, avant que l'on ingère des aliments solides; de même après une abstinence ou des privations de quelque durée, un repas très-excitant et réparateur ne serait pas sans danger. En vertu de ses rites, l'Israélite ne peut manger qu'après avoir procédé à une ablution de ses mains; usage bon à imiter : la propreté doit régner non-seulement sur nos tables, mais sur nous-mêmes et sur tout ce qui nous environne.

« Les heures de repas ne doivent être ni trop rapprochées ni trop éloignées... Le temps nécessaire à la digestion des aliments varie de deux à cinq heures; c'est en général après ce dernier terme que l'appétit renaît; cette périodicité de nos sensations concorde à merveille avec celle des affaires communes de la vie, et dans notre état social l'intervalle le plus convenable à observer entre les repas est de six heures : ce qui porterait à trois le nombre des repas journaliers. Cette distribution convient aux sujets qui sont dans la vigueur de l'âge, qui se livrent à des travaux pénibles; les personnes sédentaires qui digèrent plus lentement se contentent de deux repas et s'en trouvent mieux; les individus faibles et délicats, les vieillards, les enfants, mangent moins et plus souvent; il n'y a donc point de précepte absolu sur ce point... L'essentiel est que les repas petits et fréquents, rares et plus copieux, se répètent journellement avec régularité, que l'habitude ramène la faim aux mêmes heures, afin que, tout étant disposé d'après cette périodicité convenue, nos besoins puissent être satisfaits au moment où ils se font sentir. Les heures de repas une fois distribuées, il faut s'abstenir de manger dans les intervalles : l'appétit qui se manifeste alors étant le plus souvent illusoire et prompt à se dissiper.

« Pendant le repas, on doit respirer un air pur et qui se renouvelle : rien de plus insalubre que l'entassement des convives dans des salles à manger étroites où la température s'élève rapidement, et dont l'air se charge des émanations de la table et des hommes. Point de vêtements qui compriment, qui gênent la respiration et s'opposent à l'ampliation abdominale. Les contentions trop fortes de l'esprit, les discussions animées, les sensations tristes nuisent beaucoup pendant les repas... Les repas pris en compagnie délectent plus; l'excitation agréable qui règne parmi les convives sollicite l'appétit, facilite les digestions.

« La répartition de la ration journalière ne se fait pas d'une manière égale sur les repas; la quantité et la nature des aliments que l'on prend en une fois varient nécessairement suivant l'emploi du temps, les coutumes de chaque pays, les exigences des intérêts privés ou publics. Les Romains prenaient leur repas le plus copieux après la clôture des affaires du jour, et telle est encore la coutume à Paris, tandis qu'en Allemagne il se prend vers le milieu du jour... Les enfants font quatre ou cinq repas par jour, les adultes trois, les vieillards deux ou même un seul. Dans beaucoup de localités, comme à Paris, les adultes ne mangent que deux fois par jour, et leur santé s'en trouve bien. Les citadins oisifs ont moins besoin de nourriture que les travailleurs; et tandis que ces derniers éprouvent, comme les enfants, le besoin de manger dès leur réveil, les premiers ne doivent déjeuner que plusieurs heures après. Dans les contrées basses où l'air est peu vif, l'appétit se manifeste moins souvent que dans les pays de montagnes; dans les pays chauds où la diète doit être légère, les heures de repas peuvent être plus éloignées que dans les climats froids, où l'assimilation est plus active et la dépense plus forte. Les mêmes règles s'appliquent aux saisons. « Pendant l'été et l'automne, la nourriture est supportée le plus difficilement, le plus facilement pendant l'hiver; en second lieu, pendant le printemps. » (*Hippocrate.*)

« Manger de peu et peu est la règle universelle; elle est dictée par l'instinct, et tous les animaux la suivent, excepté l'homme... Toutefois, c'est une exagération que de vouloir réduire l'alimentation humaine à la plus stricte limite du nécessaire; la nature autorise, non-seulement l'usage, mais encore le plaisir; elle ne condamne et ne punit que l'excès et l'abus... « Il faut se faire une mesure; mais cette mesure, vous ne la trouverez ni dans un poids, ni dans un nombre où vous puissiez rapporter et vérifier vos appréciations; elle réside uniquement dans la sensation du corps. » Au-delà du besoin commence l'excès; si par circonstance on mange plus qu'on ne doit, Réveillé-Parise conseille avec raison de se restreindre le lendemain. Vespasien faisait diète un jour par mois... Le choix des aliments est subordonné à la tolérance gastrique de chacun; le meilleur est celui que l'on digère le mieux... Les mets réchauffés se digèrent moins bien que lorsqu'ils sont apprêtés nouvellement, sauf les idiosyncrasies; les aliments froids sont moins digestibles que ceux qui se mangent chauds; l'usage des aliments d'une température très-élevée est nuisible; ceux qui sont à la glace ne doivent pas être précipitamment introduits dans l'estomac. Une mastication complète prépare une bonne digestion. Comme les liquides jouent un rôle important dans le phénomène de la digestion, c'est une mauvaise pratique que de ne point boire ou de boire trop peu en mangeant... Mais encore ici les évaluations numériques n'ont guère de valeur. La boisson doit être plus ou moins abondante, suivant que la déperdition en liquide a été plus considérable, tant par les urines que par les deux transpirations pulmonaire et cutanée; que l'absorption par ces deux surfaces est plus ou moins active; que l'atmosphère est plus ou moins hygrométrique; que la constitution de l'individu tend plus ou moins à la sécheresse ou à l'humidité; que les aliments renferment plus ou moins d'eau.

« Après le repas, il est avantageux de rester assis quelques moments, ou de se promener à pas lents, et ensuite de faire un exercice modéré. Que l'on se garde, en sortant de table, de se livrer à des travaux pénibles, à des courses précipitées, à des contentions d'esprit, à de vives sensations; il faut éviter encore l'exercice de la voiture, qui provoque souvent le vomissement, celui de l'escarpolette, les éclats de rire, les bains, l'impression subite des changements de température. Le sommeil après le repas, ou la sieste, est sans danger pour les personnes affaiblies par les maladies, épuisées par les fatigues ou par l'influence d'une température très-élevée, pour les petits enfants, pour les vieillards parvenus à l'âge de caducité;

mais l'habitude de la sieste est nuisible aux sanguins, à ceux qui font bonne chère ou qui mangent beaucoup. Le besoin de dormir après le repas indique le plus souvent une digestion laborieuse, et l'on se trouve bien alors de le satisfaire; mais à la longue, il en résulterait une disposition aux congestions cérébrales, à l'apoplexie, etc. On peut le prévenir en diminuant la quantité des aliments, en les choisissant très-digestibles et moins nutritifs, et en favorisant la digestion par un peu d'exercice au sortir de table. C'est à cause des inconvénients du sommeil, pris aussitôt après le repas, que l'on doit souper légèrement et attendre ensuite une heure avant de se mettre au lit. » (*M. Lévy.*)

Conseils hygiéniques sur la conduite avant, pendant et après le repas.

I. — En résumé, « la meilleure nourriture résulte du choix d'un petit nombre d'aliments simples, préparés simplement, et dont il faut cependant avoir soin de varier l'usage.

« Le pain, la viande et le vin en forment la base essentielle.

« Le poisson, les œufs, les légumes, le fromage, quelques fruits en sont tour à tour les auxiliaires plus ou moins indispensables.

« Préparés et assaisonnés convenablement, pris avec modération, ils suffisent au parfait entretien et à l'entière réparation des forces. » (*Fonteret.*)

II. — Il ne faut jamais commencer un repas sans appétit, et avant que la digestion du précédent ne soit complétement terminée.

« L'appétit est le meilleur des assaisonnements.

« Veux-tu conserver toujours de l'appétit? ne le satisfais jamais complétement.

« Le meilleur moyen de se donner de l'appétit, c'est le travail ou un exercice quelconque.

« Il n'y a pas plus de plaisir à manger quand on n'a pas faim, qu'il n'y en a à boire quand on n'a pas soif. L'appétit, au contraire, donne de la saveur à ce qu'on mange; on trouve tout bon quand on a faim.

« Je ne vous recommande point de refuser à la nature ce qu'elle réclame; mais apprenez que ce qui va au delà de ses besoins n'est pas nécessaire, et que ce qui n'est pas nécessaire est toujours nuisible (1).

« Que de gens seraient heureux, s'ils se contentaient du nécessaire (2)!

« Que de gens ne sont malheureux uniquement que par le superflu (3) dont ils usent et abusent à leur détriment, et seraient heureux s'ils avaient l'âme assez humaine pour penser à ceux qui manquent du nécessaire (4)!

« Riches, prétendus heureux de la terre, voulez-vous

(1) « Celui qui mange plus qu'il ne faut, se nourrit en réalité moins qu'il ne faut, » a dit Sanctorius dans ses *Aphorismes*, n° 54. Ailleurs il dit encore : « Si tu sais quelle est la nourriture qui te convient pour chaque jour, tu possèdes le principal secret de la conservation de la vie. » (*Aph.* 33.)

(2) Le nécessaire est le terme de nos vrais plaisirs, et l'homme ne jouit plus dès qu'il l'a passé. *(Young.)*

(3) Ce qu'on appelle *superflu* est précisément ce qu'on possède au delà de ce qui est nécessaire pour satisfaire d'une manière raisonnable aux besoins de la nature, c'est-à-dire pour se loger, se vêtir et se nourrir sans luxe, sans faste, sans folles dépenses, sans jamais chercher à contenter la sensualité, sans jamais s'écarter en aucune manière de ce que la raison prescrit à cet égard. *(Larcher.)*

(4) On doit toujours se refuser le superflu pour procurer aux autres le nécessaire. (*Weiss.*)— Le superflu des riches est le patrimoine des pauvres. (*S. Augustin.*)

toujours conserver de l'appétit? Pensez à ceux qui n'ont pas de pain; allez les secourir; voyez-les dévorer ce que vous leur porterez; consolez-les; calmez leurs craintes du lendemain; puis rentrez chez vous, et remerciez Dieu du bien que vous avez pu faire. » (*D. Caron.*)

III. — Enfin, comme disait un grand homme de lettre : « Manger non point pour conserver la vie, mais simplement pour contenter l'appétit, c'est chose supportable, mais non pas pourtant louable.

« Manger, non plus par simple appétit, mais par excès et déréglement, c'est chose plus ou moins vitupérable, selon que l'excès est grand ou petit. Or, l'excès du manger ne consiste pas seulement en la trop grande quantité, mais aussi en la façon et manière de manger.

« C'est une vraie marque d'un esprit truand, vilain, abject, infâme, de penser aux viandes et à la mangeaille avant le temps du repas, et encore plus, quand après icelui on s'amuse au plaisir que l'on a pris à manger, s'y entretenant par paroles et pensées, et vautrant son esprit dedans le souvenir de la volupté que l'on a eue en avalant les morceaux, comme font ceux qui, devant dîner, tiennent leur esprit en broche, et, après dîner, dans les plats; gens dignes d'être souillards de cuisine, qui font un dieu de leur ventre.

« Les gens d'honneur ne pensent à la table qu'en s'asseyant, et, après le repas, se lavent les mains et la bouche, pour n'avoir plus ni le goût ni l'odeur de ce qu'ils ont mangé. » (*Saint François de Sales.*)

CHAPITRE V.

DE LA PROPRETÉ.

La propreté, véritable vertu domestique, est une des plus indispensables conditions pour l'entretien de la santé; sans propreté, les maladies de tout genre assiégent l'espèce humaine. ROSTAN.

SOMMAIRE :

I. — Propreté du corps. — Pourquoi elle est nécessaire. — La propreté du corps favorise les fonctions de la peau. — Comment on la maintient.

II. — Des bains. — Actions des bains sur l'homme. — Bains froids ou de rivière. Leurs propriétés toniques et fortifiantes. — Peut-on se baigner pendant la canicule ? — Bain tempéré ou de propreté. — Bains de mer. — Préceptes hygiéniques sur la conduite avant, pendant et après les bains chauds, tièdes et froids. — Ablutions et bains partiels. — Les ablutions partielles quotidiennes sont indispensables à la propreté et au maintien de la santé. — Ablution générale froide au sortir du lit. Ses bons effets.

III. — Des soins à donner à la bouche, à la chevelure et à la barbe. — Dents et gencives. Soins qu'elles réclament. C'est avec réserve qu'il faut user des préparations dentifrices soit liquides, soit solides, en ayant soin de les choisir avec sévérité. — Soins que réclament les cheveux et la barbe. — La barbe doit être tenue très-proprement. — Propreté de la tête des jeunes enfants. — Des cosmétiques.

IV. — Des vêtements. — Leurs propriétés différentes suivant la nature du tissu : appréciation de ces propriétés dans les tissus de laine, de soie, de coton, de chanvre, de lin. — Rapports entre la forme des vêtements et les diverses parties du corps : coiffure, cravate, chemise, gilet de flanelle, habit et blouse, culotte et caleçon, bas et chaussure. — Quelles modifications doivent subir les vêtements, suivant les saisons? — Résumé pratique et conseils hygiéniques.

I. — PROPRETÉ. — SON BUT, SON UTILITÉ.

La propreté a pour but de purifier la surface du corps de toutes les émanations sécrétées de l'intérieur, — de la préserver de toute souillure extérieure — et de la garantir de tout contact nuisible.

Nous allons, pour faire mieux comprendre l'utilité de la propreté, passer en revue les différentes fonctions de de la peau et étudier les effets des bains et des vêtements.

La fonction de la peau, — cette vaste enveloppe du corps humain, — ne consiste pas seulement à protéger et défendre les organes qui sont placés au-dessous d'elle. Percée d'un nombre considérable de petites ouvertures (pores), elle donne passage à des liquides ou humeurs dont la sortie est utile à la santé. Le corps de l'homme est enveloppé d'une transpiration, ordinairement invisible, parce qu'elle est à l'état de vapeur; cette transpiration, emportée par l'air ou absorbée par les vêtements, devient visible lorsqu'elle est assez abondante pour constituer la sueur.

La transpiration de tous les instants dépure le sang en entraînant au dehors des humeurs qui le vicient et l'altèrent; par elle, la nature se débarrasse de substances qui troubleraient les fonctions. Il s'échappe encore continuellement des pores de la peau une sorte d'huile qui vient constamment graisser cette membrane et la rendre plus souple. (*Tessereau.*)

La quantité de matière qui se dégage incessamment de la surface de la peau est au moins égale, sinon supérieure, à celle que dégage le poumon (1). Cette sécrétion,

(1) La quantité de l'exhalation cutanée peut être évaluée en moyenne à 1,447 grammes par vingt-quatre heures.

se déposant à la surface de la peau, s'évapore et laisse sur cette membrane un résidu solide, formé par les sels et par une matière animale. Ce sont ces produits que le linge de corps absorbe en partie, mais dont il reste toujours une petite quantité, que les ablutions et les bains sont destinés à enlever. — Les poussières qui se répandent dans l'air, surtout dans les ateliers, venant s'appliquer sur la peau, — après avoir traversé les vêtements, se mêlent avec cette espèce d'huile qui se trouve à la surface du corps, forment un enduit, une couche plus ou moins épaisse. Or, que fait cette couche qui adhèrera de plus en plus à la peau? — Elle bouche cette multitude de petites ouvertures dont la peau est percée, et apporte nécessairement un obstacle au passage de la transpiration.

Des expériences précises ont démontré que les animaux dont la transpiration est brusquement supprimée ne tardent pas à périr. — C'est ainsi que des lapins, des chiens et des poules, dont l'enveloppe cutanée ou la plume avaient été revêtues d'une couche imperméable, n'ont pas tardé à présenter les symptômes de la pléthore et de l'asphyxie, et ont succombé en quelques jours.

Il importe donc que la sortie de la transpiration, indispensable à l'organisme, s'effectue sans être contrariée ni gênée, — et c'est à ce point de vue que la propreté est une des conditions indispensables de la santé.

La peau, — dit Hufeland, — sert à maintenir l'équilibre organique. Plus elle est active et perméable, et plus l'homme est à l'abri des congestions et des diverses maladies des poumons, du canal intestinal et du foie, moins il est exposé aux fièvres bilieuses et muqueuses, et aux affections rhumatismales et catarrhales; et l'une des causes qui ont contribué à rendre ces affections fréquentes, c'est que nous avons perdu l'habitude d'entretenir la peau dans un état de propreté et de vigueur par l'usage des bains et des frictions. On a très-justement appelé la propreté la santé visible, et l'on peut, avec la propreté, lutter contre les plus mauvaises conditions hygiéniques.

De même que la peau possède la faculté de transpirer, — de même elle jouit de la faculté d'absorber : eh bien, si on laisse séjourner sur le corps des poussières dangereuses, elles seront absorbées par les pores — et porteront sur le sang leurs funestes effets; de plus, en irritant la peau par leur présence, ces poussières amèneront des maladies cutanées toujours très-difficiles à guérir. On lit, en effet, dans les ouvrages de médecine, que les maladies de la peau sont surtout occasionnées par la malpropreté.

Chose remarquable, pendant que l'homme, quand il s'agit de lui, semble ignorer ces notions élémentaires, qui naissent de l'observation la plus superficielle de soi-même, il les applique judicieusement quand il s'agit des animaux qui le secondent dans ses pénibles travaux. Le palefrenier, — dit encore Hufeland, — néglige tout pour étriller, bouchonner, laver son cheval; si l'animal tombe malade, à l'instant même il soupçonne qu'on a bien pu négliger les soins de propreté.

En résumé, l'hygiène est une science de bon sens. Or, faites-vous à vous-même le raisonnement suivant : Je connais les fonctions de la peau, je sais qu'il faut que la transpiration s'échappe continuellement au dehors; je ferai donc tout ce que je pourrai pour éviter la formation d'une couche quelconque qui empêcherait cette fonction. Et pour vous qui travaillez dans le plomb, dans le mercure ou dans le cuivre, dites-vous aussi : J'éviterai l'application trop prolongée des poussières métalliques sur le corps, parce que je sais que par leur séjour à la surface de la peau elles y seraient pour ainsi dire pompées, puis portées dans le sang, où elles détermineraient de graves maladies. (*Tessereau.*)

Maintenant y a-t-il un moyen, à la portée de tous, qui permette d'atteindre un but si important? Oui, certainement, et ce moyen, c'est l'eau. L'eau répond à une foule de nécessités de la vie; c'est pour cela que la main de Dieu l'a répandue avec une si grande profusion sur la surface du globe. La propreté du corps est une de ces nécessités; et l'eau est là sous la main de tous, pour que l'homme puisse obéir partout et toujours à cette exigence de la nature. (*M. Simon.*)

Les lotions, les lavages, les bains, ont donc pour premier effet de rendre à la peau la propreté qui lui est nécessaire pour l'accomplissement de ses différentes fonctions.

II. — DES BAINS.

Un bain aqueux agit de trois manières, par le liquide qui le constitue, — par la température de ce liquide, — et par la durée du bain.

Sous le premier rapport, l'eau est absorbée ainsi que les éléments qu'elle tient en dissolution. — L'absorption est démontrée par ce fait, que quelques personnes urinent six, sept ou huit fois dans un bain d'une heure à une heure et demie, quoiqu'elles aient vidé la vessie avant d'y entrer. — Toutefois ce phénomène est très-variable suivant les sujets, parce qu'il est telle organisation de la peau dans laquelle l'absorption est très-rapide, — tandis qu'il est des peaux sèches qui n'absorbent que peu, comme elles ne transpirent presque jamais.

L'absorption des substances mises en dissolution dans l'eau est évidente dans les bains médicamenteux, — à l'aide desquels on peut faire faire un traitement très-complet et guérir une maladie grave, toutaussi bien qu'en administrant le médicament à l'intérieur.

Mais un bain aqueux n'agit pas seulement en raison de la composition de l'eau, il agit en raison de la température, — et celle-ci a une influence très-puissante sur le sujet qui en fait usage.

Tout bain d'eau qui a une chaleur *agréable* pour celui qui en fait usage, — c'est-à-dire une température de 32 à 35 degrés (26 à 28 degrés Réaumur), est un bain émollient, *sédatif* et *débilitant* ; — plus chaud, il active la circulation, il est *débilitant* et *excitant;* plus chaud encore, il donne une grande impulsion aux battements du cœur et amène une certaine congestion à la tête et aux poumons, de sorte que l'individu qui meurt dans un bain trop chaud succombe à une congestion pulmonaire et cérébrale.

Le bain plus froid que la température moyenne indiquée ci-dessus est un bain sédatif pour les sujets chez lesquels il existe une grande activité de la circulation; aussi ces personnes réchauffent leur bain, — ainsi qu'elles le disent communément et avec beaucoup de sens.

Le bain plus froid encore, c'est-à-dire à une température de 20 à 25 degrés centigrades, devient tonique, excitant, à la condition qu'on y reste peu de temps ; — à une plus basse température, il amène, — comme le bain chaud, — des congestions pulmonaires et cérébrales, mais par un autre mode d'action, c'est en supprimant la circulation capillaire excentrique et en refoulant pour ainsi dire le sang au dedans.

La durée du bain, a une grande influence sur celui qui en fait usage; cette influence est tout à fait relative. — En fait de bains ordinaires ou *tempérés*, il est des personnes pour lesquelles un bain ordinaire prolongé pendant plus d'une demi-heure devient un bain débilitant. Dans ce cas, le bain d'une demi-heure de durée équivaut à un bain d'une heure pour la généralité des individus. Les personnes d'un tempérament bilieux ou bilioso-sanguin prennent fréquemment des bains de deux et de trois heures sans en être le moins du monde affaiblies. — A durée égale, un bain chaud est beaucoup plus débilitant qu'un bain tempéré. — Un bain froid de rivière, par exemple, de quinze à vingt minutes de durée, est un bain tonique, à la condition que l'individu sait nager ; car il suffit d'un séjour de huit à dix minutes dans l'eau de rivière pour obtenir le même résultat dans le cas contraire.

Les bains froids de rivière prolongés pendant deux et trois heures, — même avec natation, — sont essentiellement débilitants, et chez les personnes d'un tempérament lymphatico-sanguin ils prédisposent aux rhumatismes, si même ils ne les procurent.

Les bains à eau courante permettent toujours un séjour plus long que les bains à eau dormante ; les bains à eau courante ont une action toute spéciale sur la peau que n'ont pas les bains à eau dormante. Quelle est cette action ? Nous ne saurions la préciser d'une manière positive, s'exerce-t-elle par le fait du frottement de l'eau sur la peau ou par la soustraction plus rapide de calorique, en multipliant les points de contact du liquide ? C'est ce que nous ne saurions dire ; mais toujours est-il que cette action est beaucoup plus énergique. Ainsi il n'y a pas de comparaison à établir entre les bains en baignoire et les bains en rivière. (*A. Devergie.*)

§ 1. — *De l'emploi des bains froids et des bains tempérés ou de propreté.*

Les *bains froids*, pris quotidiennement pendant toute l'année, conviennent particulièrement aux individus lymphatiques, obèses, très-sensibles aux vicissitudes atmosphériques, atteints fréquemment de coryza, d'angine, de bronchite, de diarrhée, de rhumatisme musculaire, de névralgie, etc.; à ceux qui ont habituellement les pieds froids et la tête congestionnée ; à ceux qui, par leur constitution et par leur tempérament, peuvent être considérés comme prédisposés à l'obésité, à la chlorose, aux névroses, à la scrofule, aux affections tuberculeuses, aux maladies des os, aux tumeurs blanches, etc. « Il n'est peut-être pas de sujet, quelque débile qu'il soit, auquel le bain froid ne puisse être avantageux, dit avec raison M. Bégin. Ce qui est fondamental, c'est la réaction sanguine, et il faudrait qu'après l'application d'un excitant aussi énergique, le sujet touchât au dernier terme de la débilité vitale pour que cette réaction n'eût pas lieu. Ce qu'il y a d'important, c'est de graduer la durée de l'immersion d'après la force du sujet. »

Plusieurs épidémiographes considèrent les bains froids comme l'un des meilleurs prophylactiques auxquels on puisse avoir recours pour se préserver du typhus, de la dyssenterie, de la peste ; nous ajouterons : de la grippe et du choléra. (*L. Fleury.*)

§ 2. — *Peut-on prendre des bains froids pendant la canicule ?*

Nous dirons d'abord que nous n'avons vu indiquée ou signalée nulle part, — dans les nombreux écrits que l'hygiène des bains a fait naître, aucune influence fâcheuse de l'usage des bains de rivière pris avec précaution et dans certaines circonstances — pendant la canicule.

Qu'est-ce en effet que la canicule? — Rien autre chose qu'une période de jours très-chauds, les plus chauds de tout l'été.

Plus la température atmosphérique est élevée, — dit M. Tessereau, — plus les bains froids sont agréables et salutaires, *même pendant la canicule.* Ceci demande une petite explication, car un vieux préjugé les interdit à cette époque. Lorsque le soleil, dans l'équinoxe d'été, échauffe le plus la terre, les sources se tarissent, l'eau baisse dans le lit des fleuves, des rivières, des étangs; les limons du bord, les plantes et les débris d'animaux laissés à sec, fermentent, se putréfient et exhalent des miasmes délétères qui peuvent déterminer des maladies et des fièvres intermittentes chez les personnes qui se baignent dans ces eaux. Mais quand les rivières, les fleuves ou les réservoirs ont un fond de sable ou de cailloux, quand il ne se fait, ni sur les bords, ni dans le voisinage, aucun amas de vases putréfiables, quand l'eau s'y trouve suffisamment renouvelée, elle reste saine et son action n'a rien de pernicieux. Cependant elle peut le devenir momentanément à la suite des orages ou des crues subites qui ont troublé la limpidité du courant. — Vous comprenez déjà l'importance de choisir pour le bain l'eau la plus pure et la mieux renouvelée. A cet égard, celle des rivières à fond plat et sablonneux mérite la préférence. Celle des fontaines, des sources ou des torrents est en général trop froide.

§ 3. — *Bain tempéré ou de propreté.*

Lorsque le bain tempéré est réellement neutre ou indifférent, c'est-à-dire lorsqu'il ne fait éprouver au sujet ni la sensation du froid, ni celle de la chaleur, lorsqu'il reste sans influence appréciable sur la circulation et la température du corps, il peut être considéré comme *un bain de propreté* dans la rigoureuse acception du mot. « Il n'est ni tonique, ni débilitant, dit M. Rostan ; il se borne à l'action de l'eau sur la peau, action totalement indépendante de celle du chaud ou du froid ; il nettoie la surface du corps et enlève la concrétion que la poussière et la sueur y accumulent. »

Dans ces conditions, le bain tempéré est éminemment utile, et on peut le rendre plus agréable ou plus actif en y versant de l'eau de cologne, du vinaigre de toilette, en lui associant des frictions savonneuses, etc.; et plus adoucissant, en y ajoutant de l'eau de son, une infusion de tilleul, une décoction légère de graine de lin, etc.

Le bain de propreté maintient la peau blanche, douce, unie, souple, et lui conserve sa sensibilité; en la débarrassant des corpuscules étrangers qui s'y incrustent, il prévient ou fait disparaître le prurit, l'irritation, les éruptions qui souvent n'ont pas d'autre cause que la malpropreté.

En favorisant l'exercice des fonctions d'absorption et d'exhalation cutanées, le bain rend moins fréquentes les irritations, les phlegmasies des membranes muqueuses, et prévient les congestions viscérales et spécialement celles des poumons, du foie et des reins; enfin son action s'étend au delà de l'enveloppe cutanée. Il assouplit les muscles, rend les mouvements faciles, repose le corps fatigué par un violent exercice, par un travail intellectuel prolongé, par une émotion morale vive. Il est fort utile aux sujets nerveux, irritables, violents. (*L. Fleury.*)

§ 4. — *Bain de mer.*

Les bains de mer réunissent au plus haut degré tous les avantages des bains froids. — Le mouvement des vagues, les sels dissous dans l'eau, l'air qu'on respire, tout concourt à donner à ces bains des propriétés fortifiantes. — Malheureusement les bains de mer ne sont pas à la portée de tous; ils exigent un déplacement, du temps disponible et de l'argent, et ces trois conditions ne se rencontrent que chez un petit nombre de privilégiés.

M. Thouvenel pense que beaucoup de personnes pourraient éviter les frais d'un déplacement et trouver dans les eaux de la rivière qui coule près de leurs foyers une grande partie des avantages du bain de mer.

§ 5. — *Préceptes hygiéniques sur la conduite avant pendant et après les bains chauds, tièdes et froids.*

On se trompe généralement lorsqu'on suppose qu'il est mieux d'entrer dans l'eau quand le corps est refroidi que lorsqu'il est échauffé par un peu d'exercice.

Avant de se baigner, il faut se donner assez de mouvement pour accélérer l'action du système sanguin et amener un peu de chaleur à la surface; par ce moyen on acquiert une force de réaction contre le choc que l'on éprouve d'abord au contact de l'eau. — Mais si ce mouvement a produit une forte transpiration, accompagnée de langueur et de lassitude, il faut bien se garder de se baigner.

Une règle qui ne souffre pas d'exception, c'est qu'il

faut qu'un exercice modéré précède toujours un bain froid.

Tout bain aqueux et froid exigeant une certaine réaction, il n'est pas convenable de le prendre à jeun, mais il y a danger à le prendre immédiatement après un repas. — Le mieux, dans les bains de rivière, consiste à favoriser la réaction par une petite quantité de vin généreux prise pendant sa durée, si l'on est à jeun surtout.

Le bain froid, — dit M. Fleury, — ne doit être pris, ni en état d'ivresse, ni lorsque l'estomac est distendu par une grande quantité d'aliments ; des indigestions graves, des congestions mortelles pourraient en être le résultat. Tous les ans, les recueils périodiques enregistrent des cas de mort, survenus chez des hommes qui, pris de vin ou tout au moins excités par les libations qui accompagnent un repas copieux, s'étaient jetés à l'eau en sortant de table, par bravade ou pour gagner un pari.

Il faut se plonger tout d'un coup dans l'eau, au lieu de pratiquer des immersions partielles dont le résultat est de faire affluer le sang vers la tête.

On ne doit jamais rester immobile dans le bain froid ; les personnes qui ne savent point nager exécuteront avec les bras et les jambes divers mouvements, frapperont l'eau, s'avanceront, reculeront, etc., de manière à mettre le système musculaire en action. — Il est prudent de s'abriter la tête contre le soleil et de mouiller le front et le visage de temps en temps.

La durée d'un bain froid doit être courte et déterminée d'après la constitution et les sensations qu'éprouve l'individu. — Cette durée sera d'autant *moins* longue que la température de l'eau sera plus froide.

Règle générale, on doit sortir du bain aussitôt qu'on éprouve un frisson. — Il est d'une imprudence extrême de rester dans l'eau jusqu'à nouvelle impression de froid.

Après la sortie du bain, il est dangereux de rester exposé nu au soleil, parce que la volatilisation de l'eau à la surface de la peau se fait au détriment de la chaleur intérieure du corps; et lorsque la peau est tout à fait sèche, si l'on s'obstine à rester au soleil, alors une insolation est à craindre.

Or, après la sortie du bain, l'hygiène conseille de s'essuyer très-rapidement en se frictionnant avec un linge — et de s'habiller très-vite. — A moins que la température atmosphérique ne soit très-élevée, il est toujours bon de marcher après un bain froid, et la marche doit être d'autant plus rapide et plus prolongée que la température extérieure est plus basse.

L'exercice musculaire, — dit M. Fleury, — est le seul bon moyen de faire naître la réaction provoquée; et ici rien ne saurait en tenir lieu. Après des immersions très-prolongées, j'ai vu grelotter pendant plusieurs heures, dans la chambre la plus chaud eet devant le feu le plus ardent, des baigneurs qu'une demi-heure de marche accélérée eut parfaitement réchauffés.

Tout bain chaud ou tiède doit être pris à jeun — ou au moins après un temps suffisant pour que la digestion stomacale soit accomplie, — c'est-à-dire trois ou quatre heures après le dernier repas.

Une fois en baignoire, on peut faire usage d'aliments légers sans aucun inconvénient.

Tous les bains en baignoire exigent le repos immédiat pendant une ou deux heures. Rien n'est plus favorable aux bains de ce genre que le repos et le séjour convenable au lit, amenant une certaine moiteur qui provient ou de ce que le bain était émollient, ou de ce qu'il était excitant de la peau. — Quoiqu'il en soit, les personnes qui en font usage doivent, en les quittant, éviter le refroidissement à l'air libre. — Dans la saison froide, ces bains doivent, autant que possible, être pris à domicile; on doit se recoucher au moins un instant, après s'être essuyé dans des linges chauds, afin de sécher plus complétement la surface du corps et de la rendre moins impressionnable au froid extérieur.

Il est, en général, sans inconvénient de manger immédiatement après le bain, excepté pour ceux qui amènent une transpiration abondante; l'estomac ne supporte alors que des aliments légers.

§ 6. — *Ablutions et bains partiels.*

Les ablutions sont la condition de la propreté et par conséquent de la santé. Les législateurs anciens n'ont pas dédaigné de s'en occuper; Mahomet comme Moïse les ont placées au nombre des devoirs les plus rigoureux de leur religion, alors que l'hygiène publique n'avait, pour ainsi dire, d'autres propagateurs que les ministres du culte.

Les ablutions sont *partielles* ou *générales*. — Les premières sont pratiquées sur le visage, le cou, les mains, les pieds, etc.

Le visage, le cou et les mains doivent être lavés à l'eau froide pendant l'été et à l'eau fraîche — ou simplement dégourdie — pendant l'hiver. L'eau pure est le meilleur cosmétique dont on puisse faire usage. — Les ablutions ont ici pour objet principal de nettoyer la peau, de la débarrasser de la poussière, des corps étrangers qui se déposent à sa surface, s'y incrustent et entravent ses fonctions d'absorption et d'exhalation. — Dans un grand nombre de professions, les ablutions deviennent un moyen prophylactique puissant destiné à préserver les ouvriers des accidents que produit le maniement de substances toxiques.

On ne saurait trop recommander de se laver régulièrement les mains après avoir travaillé ou touché divers objets qui ont pu laisser sur la peau des molécules nuisibles, irritantes, contagieuses. — Il est reconnu que beaucoup de rougeurs, de boutons, de démangeaisons, de dartres et autres maladies, — se développant tout à coup au visage, sans cause connue, — proviennent de ce qu'on y a porté les mains après avoir touché des corps impurs.

Les pieds doivent toujours être lavés à l'eau froide; c'est le meilleur moyen de protéger les extrémités contre les influences atmosphériques, la compression de la chaussure, et de se préserver du froid de pieds habituel, de la goutte, des engelures, des cors, durillons, etc. Il est des personnes dont les pieds sont le siége d'une sécrétion très-abondante et souvent très-fétide à la suppression de laquelle on a attribué le développement de toutes sortes d'accidents plus ou moins graves; on en a conclu que, pour la respecter, il fallait s'abstenir de toutes ablutions des pieds. Nous ne saurions assez nous élever contre une pareille malpropreté; les ablutions n'en doivent être ici que plus fréquentes. (*L. Fleury.*)

Les pédiluves quotidiens, — dit M. Lévy, — devraient entrer dans les usages de l'hygiène familière : pris froids matin et soir pendant une à deux minutes, ils préviennent les engelures, s'ils sont suivis de frictions faites avec un linge rude... Les lotions ou ablutions sont une nécessité hygiénique de tout âge, de toute constitution; elles exigent seulement quelques ménagements. Nous avons dit que le nouveau-né doit être lavé avec de l'eau tiède. Malgré le conseil de Hufeland, il nous paraît dangereux de soumettre journellement les enfants dès le plus bas-âge à des ablutions froides de la tête aux pieds, d'abord parce que beaucoup de ces petits êtres ne sont pas assez forts pour réagir, ensuite parce que ces lotions exigent des soins dont on ne peut espérer l'exacte et journalière observance. Ainsi elles doivent être faites très-rapidement, et le corps de l'enfant soustrait lestement au contact de l'air, pour éviter l'effet glacial de l'évaporation de l'eau à sa surface; il faut encore que l'enfant soit levé depuis quelque temps pour que la moiteur du lit ait pu se dissiper. Jusqu'à l'âge de cinq ans, on doit s'abstenir en hiver de laver les enfants avec de l'eau sortant de la pompe; mais à partir de cet âge, on peut renoncer à ces précautions. Les ablutions de tous les jours sont indispensables au maintien de la santé : les négliger, c'est compromettre, entraver les fonctions si importantes de la peau, c'est s'exposer aux maladies qu'entraîne tôt ou tard la dépuration imparfaite du sang, à celles qui résultent de sa viciation par les matières qui se déposent incessamment à a surface du corps, et que l'absorption fait passer par les voies circulatoires. L'aspect sordide des classes les plus nombreuses et les plus misérables, leur malpropreté entretenue par l'insuffisance du linge, des vêtements, et par l'encombrement de leurs habitations, font comprendre que les premiers instituteurs des nations aient fait de la pratique des ablutions un précepte de la religion. Le christianisme, en exaltant la spiritualité, a perdu de vue les grands besoins de l'existence matérielle : plût au ciel que l'hygiène eut encore la foi pour auxiliaire dans ses efforts d'amélioration physique des masses! C'est à tort que l. Londe reproche aux lotions froides réitérées de ternir la fraîcheur de la peau; elles ne la rendent pas non plus âpre et rude au toucher, si l'eau avec laquelle on les fait ne contient pas un excès de sels calcaires. Elles doivent être dirigées surtout vers les parties où les sécrétions cutanées abondent : tête, pieds, anus, etc., et être répétées dans la mesure des causes qui tendent à souiller la peau de matières étrangères. Mais les ablutions ne sont pas seulement un moyen de propreté et de purification; pratiquées avec méthode, elles peuvent améliorer la santé habituelle. Les sujets à constitution faible, rhumatismale, lymphatique, fatigués par d'excessives sueurs, exposés aux coryzas, aux supersécrétions catarrhales des bronches, etc., ne sauraient recourir à un correctif plus sûr de ces dispositions organiques; ils abaisseront graduellement la température de l'eau qu'ils emploieront, de 15 à 12, à 9, à 8, à 6 degrés centigrades; une serviette, pliée en plusieurs doubles et trempée dans un baquet d'eau, servira d'abord à frotter une seule jambe et le pied; dès que le linge est échauffé par les frictions, on essuie le membre avec une serviette sèche. On fait ainsi de l'autre jambe, des cuisses, et de toutes les parties du corps, avec la précaution de ne laisser aucune humidité sur le corps. La peau, sous l'influence de ces frictions humides, ne tarde pas à se nettoyer, à devenir plus lisse, plus polie, plus vasculaire. Une fois habitué à ces frictions, on peut se laver à grande eau; un pied dans un petit cuveau contenant trois à quatre litres d'eau, on arrose tout le membre à partir de la hanche, et quand le pied commence à s'engourdir, on essuie exactement la peau avec une serviette sèche : ces ablutions sont répétées sur toutes les parties du corps. La réaction survient promptement; on la hâte en s'habillant vite et en marchant à l'air libre. L'exercice à l'air libre est utile tous les matins après ces ablutions qui, en été, peuvent être remplacées par les bains de rivière.

« Beaucoup de personnes, — dit avec raison M. Fleury, — ont contracté l'habitude de se soumettre tous les matins, au sortir du lit, à une *ablution générale* faite avec de l'eau *froide* (8 à 12 degrés centigrades), et nous ne saurions trop recommander cette pratique balnéatoire que nous préférons à l'immersion dans une baignoire, parce qu'elle est suivie d'une réaction plus certaine et plus énergique. Le meilleur procédé consiste à se placer, nu et debout, dans un large baquet vide en bois ou en zinc, et de se faire frictionner tout le corps avec des éponges volumineuses et rudes, qu'on trempe dans un seau contenant l'eau destinée à l'ablution, laquelle devient ainsi une espèce de *friction humide* d'un effet tonique et excitant.

« Ces ablutions, en agissant sur la circulation capillaire générale, régularisent les phénomènes d'absorption et d'exhalation cutanées, activent toutes les grandes fonctions de l'économie, et spécialement la digestion et la nutrition, rendent le sujet moins impressionnable aux vicissitudes atmosphériques, et opèrent une rapide et remarquable transformation sur les enfants débiles et lymphatiques. »

II. — DES SOINS A DONNER A LA BOUCHE, — A LA CHEVELURE ET A LA BARBE.

§ 1. — *Dents et gencives.*

Les causes qui déterminent l'usure prématurée des dents sont leurs frottements trop rudes contre des corps durs, tels que poudres trop compactes, aliments trop solides, tuyaux de pipe, grincement spasmodique habituel des dents... Certains abus de régime contribuent puissamment à l'altération des dents : tels sont le verre de vin obligé après un potage chaud, les liqueurs fermentées, les assaisonnements caustiques ou salés, les boissons à la glace alternant avec des mets brûlants, etc. (*M. Lévy.*)

Les soins ordinaires qu'exige le bon entretien des dents et des gencives se rapportent autant au régime qu'à certaines pratiques locales. Un régime doux et régulier, l'absence de tous les excès, l'exécution libre et normale des principales fonctions, surtout de la digestion, tels sont les meilleurs moyens de conserver la fraîcheur de la bouche, la fermeté des gencives, la solidité ainsi que l'intégrité des dents. On y joindra l'attention de promener tous les matins sur les dents une brosse douce et trempée dans l'eau dégourdie... Après chaque repas, et le soir avant de se coucher, on doit se laver la bouche avec de l'eau dégourdie et enlever, à l'aide d'un cure-dents en plume, les parcelles d'aliments qui se sont insinuées dans les intervalles dentaires. Les frictions avec la brosse ne doivent pas être rudes ni offenser le bord libre des gencives. Si elles ne suffisent pas pour détacher le tartre trop adhérent, on peut charger la brosse de poudres inertes, parfaitement porphyrisées, telles que celles du charbon... et de magnésie calcinée, que l'on colore par du carmin, de la cochenille, et que l'on aromatise avec quelques gouttes d'huile essentielle de menthe... Que l'on s'abstienne des opiats, des poudres dentifrices dont on ignore la composition ; que l'on rejette les acides qui ne blanchissent les dents qu'en attaquant leur émail et en ramollissant leur tissu. Le quinquina... et d'autres substances toniques que l'on prodigue dans les préparations dont l'usage est jourıalier, ne doivent pas être appliquées sur les gencives aines; c'est une ressource qu'il faut réserver pour les tats morbides ou elle convient. On les emploie avec vantage lorsque les gencives sont molles, blafardes, engorgées, saignantes, on peut leur substituer de l'eau aiguisée par quelques gouttes de teinture alcoolique de ochléaria... de cannelle, etc. Mais il ne faut pas abuser le ces préparations qui finissent par échauffer la bouche; outes les fois que le tissu des gencives sera chaud, dououreux, tendu, les décoctions émollientes devront les emplacer. En résumé, les dentifrices agissent d'une maière mécanique, chimique ou médicinale; les premiers, oudres dures et inertes, nettoient les surfaces par frotement, et l'on doit veiller à ce que leur action ne soit pas ortée jusqu'à rayer et user l'émail; les dentifrices qui ttaquent le tartre chimiquement, finissent toujours par ntamer l'émail; quant aux substances dont on attend un ffet thérapeutique, elles doivent nécessairement varier uivant l'état des parties; le charlatanisme le plus aburde peut seul proposer un dentifrice unique pour l'uage de tout le monde. Les cure-dents servent à enlever es corps étrangers et les débris alimentaires qui se logent ntre les dents; il faut proscrire ceux qui ne sont pas faits e plume, de bois tendre, d'écaille ou de corne; leur emloi trop fréquent finit par irriter les gencives et les ıembranes alvéolaires. (*M. Lévy.*)

§ 2. — *Poils et cheveux.*

1° Protecteurs naturels de la tête contre les impresions extrêmes de l'atmosphère, contre les percutions u'ils amortissent, les cheveux sont en même temps l'orement le plus noble et le plus gracieux de la figure huıaine. (*M. Lévy.*)

L'homme obéit aux convenances de l'état social où il vit en réprimant par des coupes périodiques l'exubérance de sa chevelure. Quelle est l'influence de cette pratique? Elle excite légèrement le cuir chevelu, et donne un nouvel élan à la croissance des cheveux : on doit couper les cheveux très-loin de leur racine, et seulement pour les ramener à des dimensions qui n'incommodent point... La chevelure primitive est la plus belle ; la sacrifier quand elle est déjà belle, par routine ou par crainte d'une calvitie éventuelle, est une extravagance parfois irréparable, et dont les exemples ne manquent point; il ne faut même pas la raser dans l'espoir d'une chevelure plus épaisse, plus fournie : cet espoir pourrait être déçu. La *rafraîchir*, c'est-à-dire en couper une portion minime, est une pratique plus utile, sinon pour en prévenir la chute, au moins pour en régulariser la croissance... Toutefois, il ne faut pas la renouveler avec une fréquence mal calculée; en coupant les cheveux trop souvent ou trop près du bulbe chez les enfants, on les expose à des congestions cérébrales, à des exsudations morbides du derme chevelu, à des engorgements ganglionnaires au voisinage du crâne, à des maux d'yeux, à des otorrhées, à des douleurs d'oreilles, à des fluxions dentaires, à des angines, à des coryzas. La plupart de ces accidents menacent aussi les adultes dont les cheveux sont coupés de trop près, et qui ne font pas usage de coiffures chaudes : rares dans la saison tempérée et chez des personnes saines, bien vêtues et à peau très-active, ils surviennent plus fréquemment dans les circonstances inverses, et frappent de préférence ceux qui s'étaient fait des longs cheveux coutume et parure... On aura garde de dépouiller d'une partie de leurs cheveux le malade et le convalescent; ce serait appeler sur eux des accidents graves et même la mort... Les autres soins qui conviennent aux cheveux ne doivent avoir pour objet que l'entretien des fonctions de la peau qu'ils recouvrent : la débarrasser des débris furfuracés, des squames épidermiques qui s'attachent à la racine des cheveux, des produits de sécrétions anormales, entretenir la transpiration et la sécrétion sébacée dont elle est le siége; tel est le but que l'on remplit par l'action journalière et modérée du peigne et de la brosse, par des lotions d'eau pure ou savonneuse à une température qui n'affecte point la tête par une impression excessive de chaud et de froid. Des onctions faites de temps en temps avec des corps gras corrigent la rudesse et l'aridité des cheveux... et leur donnent du lustre et du brillant; les cheveux secs appartiennent aux peaux les plus irritables, et le cosmétique le plus simple est celui qui leur convient le mieux... En général, les personnes à cheveux gras et humides doivent se passer de cosmétiques sous peine de suractiver la sécrétion déjà trop abondante de leur cuir chevelu, d'altérer la racine du poil, d'en provoquer la chute, parfois de faire naître une éruption qui contribue à leur calvitie. Hors le cas des cheveux secs, les topiques gras ne peuvent avoir que des inconvénients; ils ajoutent une cause de malpropreté à celle qui résulte des sécrétions normales et pathologiques du cuir chevelu : quand ils rancissent, quand ils contiennent des ingrédiens actifs, quinquina, cannelle, etc., ils peuvent irriter la peau... Dans les trois à quatre premiers mois de son existence, le nouveau-né ne doit être ni peigné ni brossé : la brosse en chiendent, généralement employée pour la toilette des nouveau-nés, agit comme un corps dur, titille, irrite leur tête et y attire le sang; il suffit de l'effleurer d'une éponge imbibée d'eau tiède pour entraîner l'excédant de matière grasse qui y adhère; quant aux croûtes qui viennent à s'y former, si elles ne tombent pas par cette légère friction, il ne faut recourir à aucune autre pratique pour les détacher. L'apparition des poux sur la tête des enfants passe encore, dans l'opinion de certaines gens, pour une sorte de crise dépuratrice des humeurs. Leur pullulation prodigieuse réclame de prompts moyens dont le plus simple et le plus sûr consiste à couvrir la tête de l'enfant d'une feuille de papier enduite d'onguent napolitain (1)... Il n'est pas inutile de rappeler ici que chez les enfants en proie depuis longtemps au tourment de la pullulation pédiculaire, la suppression brusque du mal peut entraîner un danger... Les cheveux doivent être coupés court, les poux écrasés au doigt; une propreté extrême et une surveillance prolongée en préviendront le retour. (*M. Lévy.*)

« La contagion,— dit M. Fleury, en parlant du pou de la tête et du corps, — peut être opérée immédiatement par l'intermédiaire d'un peigne, d'une coiffure quelconque, d'un vêtement, d'un lit, etc.

« Les poux se multiplient avec une extrême rapidité; on a calculé que deux femelles peuvent produire en deux mois 18,000 petits. Les lentes éclosent au bout de six jours, et les petits, après avoir changé plusieurs fois de peau, deviennent aptes à se reproduire au bout de dix-huit jours.

« Les poux de la tête se montrent très-fréquemment chez les enfants, surtout lorsque ceux-ci ont le cuir chevelu couvert de gourmes, et un préjugé très-répandu veut

(1) On détruit facilement les poux en frottant les cheveux avec une pincée de poudre de propreté (staphysaigre ou cèvadille) délayée dans une cuillerée de vinaigre; le lendemain, après un coup de peigne, il ne restera plus ni poux ni lentes. Plus les cheveux seront courts plus la destruction sera complète.

que l'on respecte et les poux et la maladie cutanée. On ne saurait assez combattre cet absurde, sale et dangereux usage, en se rappelant toutefois que si l'enfant porte *depuis longtemps une quantité très-considérable* de poux, ces parasites peuvent avoir déterminé, par leur présence, une irritation habituelle du cuir chevelu qu'il pourrait y avoir de l'inconvénient à supprimer brusquement. »

La perte des cheveux affecte peu la santé des personnes habituées à recevoir sur la tête nue les impressions variables de l'atmosphère et chez qui toutes les fonctions s'exécutent avec régularité ; d'autres, plus sensibles ou valétudinaires, deviennent sujettes à des rhumes, à des névralgies faciales et dentaires, à des opthalmies, à des otites, etc. Pour échapper à ces maux elles devront s'habituer avant que leur calvitie se complète, à des lotions de plus en plus froides, pratiquées plusieurs fois par jour sur la tête. Il en est du cuir chevelu comme de toute autre partie de la surface tégumentaire externe : plus on le couvre, plus il devient impressionnable à l'air. Si elles redoutent le contact de l'eau froide et souffrent de celui de l'air, il ne leur reste qu'à se couvrir d'une perruque : c'est la ressource obligée de ceux dont la tête s'est dégarnie brusquement par larges endroits ou en totalité, comme après une maladie aiguë. Les préparations que le charlatanisme préconise pour la pousse des cheveux et qu'il décore de noms magnifiques sont drogues et fraudes. (*M. Lévy.*)

2° La barbe a subi comme les cheveux, l'empire de la mode et des traditions. On n'a pas étudié l'influence qui résulte de la présence ou de l'absence d'une abondante production de poils sur une partie de la face ; peut-être est-elle neutralisée dans les deux cas par l'habitude ; ceux qui se rasent ont la peau du visage moins impressionnable et plus réagissante ; ceux qui laissent croître leur barbe y trouvent pour leur peau plus délicate une protection contre les vicissitudes de température. C'est la question du gilet de flanelle : nécessité pour les uns, superfluité dangereuse pour les autres. L'inconvénient ne peut être que dans les brusques mutations. L'homme qui se rase ne peut laisser pousser sa barbe sans changer les conditions d'activité d'une partie de la peau, il est vrai circonscrite, mais voisine des orifices muqueux et des appareils sensoriels ; il y concentre une chaleur inaccoutumée, il soustrait au contact de l'air en mouvement une surface qui exhale et qui sécrète. Le porteur de barbe se place en se rasant dans des conditions inverses, et presque inévitablement des maux de gorge, d'yeux, d'oreille, des névralgies dentaires, ou faciales, etc., lui révèleront la solidarité de la peau qu'il a dénudée avec les organes qu'elle avoisine ou recouvre. (*M. Lévy.*)

Quand on laisse croître sa barbe, il faut avoir soin de la tenir très-propre, de la laver, de la brosser plusieurs fois par jour, afin de n'y laisser séjourner aucun corps étranger. Si on néglige ces soins de propreté, la barbe prend, au bout de très-peu de temps, une odeur désagréable, la peau s'irrite, s'enflamme et il en résulte des maladies de la peau fort longues à guérir.

Quand on se rase, on doit le faire de manière à ne pas déchirer la peau, et tâcher autant que possible, de se raser le matin en sortant du lit, la peau est alors humide, chaude, souple.

C'est une mauvaise économie de se servir de savon à bon marché : ces savons sont très-alcalins et par conséquent ils irritent la peau. Avec quelques sous de plus on se procure un bon savon très-onctueux, très-doux, qui atteindra mieux le but qu'on se propose.

Après s'être rasé, il faut se lotionner la figure avec de l'eau fraîche, en y ajoutant, si l'on veut, quelques gouttes d'eau-de-vie, d'eau de cologne ou de lavande; et si l'on éprouve une chaleur désagréable à la peau, il est bon de faire emploi de corps gras tels que l'huile d'amande douce, ou le cold cream, la pommade de concombres, etc. — Il vaux mieux se raser soi-même, quand on le peut, que de se faire raser. Chez le barbier, la même savonnette et le même rasoir servent à tout le monde, ce qui n'est pas quelquefois sans inconvénient.

— En résumé, l'hygiène du système pileux est liée étroitement aux conditions d'organisation et de santé générales; elle se borne à des soins de propreté locale et d'entretien incessant. En fait de cosmétiques, elle n'admet que les plus simples et les plus inoffensifs; elle proscrit les préparations énergiques à l'aide desquelles on se flatte de reproduire les cheveux. Les moyens de teinture sont plus ou moins nuisibles, les coiffures artificielles susceptibles d'entraver les fonctions du cuir chevelu, etc.; en un mot, c'est une hygiène presque négative dont le peigne et la brosse font à peu près tous les frais. (*M. Lévy.*)

§ 3. — *Des cosmétiques.*

Nous avons souvent prononcé le mot de *cosmétique* dans le paragraphe précédent; disons donc ce qu'on doit entendre par ce mot.

Nous donnons le nom de *cosmétique*, aux substances et aux préparations destinées à agir sur certaines parties du corps, dans le but de leur conserver leurs qualités, de dissimuler leurs défauts et de remédier aux altérations qui surviennent par les progrès de l'âge. (*L. Fleury.*)

Dans les villes on en fait une grande consommation; mais, dans les campagnes, ou la simplicité naturelle est encore en honneur, où la vérité ne cherche pas à se cacher derrière un masque de fard, les cosmétiques sont généralement négligés.

1° *Cosmétiques destinés à modifier la couleur des cheveux ou des poils.* — « Il est des personnes faibles, — dit M. Lévy, — qui ne savent se passer du masque de la jeunesse quand elles en ont perdu les attributs intrinsèques, et qui opposent aux ravages du temps, quoi? la teinture artificielle de leurs cheveux.

« La teinture des cheveux est une pitoyable ressource de rajeunissement à faux, car elle jure avec les rides, avec la flétrissure sénile du derme, avec l'affaissement général de la démarche si caractéristique de l'homme à chaque époque de sa vie. L'âge est une harmonie physiologique: en diminuer quelques effets partiels, c'est produire des oppositions choquantes, des contrastes grotesques: le vieillard gagne-t-il à perdre la sérénité placide du front, la majesté des cheveux blancs, sans atteindre à l'illusion d'un autre âge. »

2° *Cosmétiques de la peau.* — « Ce sont assurément les plus utiles et les mieux justifiés par l'hygiène, car s'il y a folie à demander aux arcanes de l'industrie des parfumeurs la disparition des rides et des taches de rousseur, il convient toujours d'entretenir la finesse et l'élasticité de la peau, de la fortifier, de la préserver de gerçures, d'éruptions, de la déterger des débris épidermiques, d'amortir le feu du rasoir, le prurit de l'intertrigo, de dissiper l'odeur désagréable de certaines sueurs locales, etc. On préconise journellement pour ces usages, une foule d'eaux de senteur, de laits cosmétiques, de vinaigres composés, des alcoolats, des acides... Etendus de beaucoup d'eau, ces liquides exercent sur la peau une action astringente et tonique. Il faut se défier des préparations contenant des huiles essentielles ; mêlées à l'eau, elles lui cèdent leur alcool, et les huiles essentielles, mises à nu, peuvent irriter vivement la peau. Les acides, non assez délayés, produisent le même effet et gercent la peau.

« Le cosmétique par excellence, l'instrument de la propreté, c'est le savon, ce cosmétique du peuple... Les savons détergent la surface cutanée des matières grasses, ils en détachent par friction les corps étrangers qui la salissent et pénètrent dans les inégalités de l'épiderme, les aspérités que présente cette enveloppe chez les travailleurs ; ils rendent à la peau sa souplesse et sa perméabilité, ils facilitent l'action du rasoir en ramollissant le poil; ils concourent au blanchissage du linge, des lainages, des couvertures de lit, etc... Tel est le rôle vraiment considérable de ces agents cosmétiques dans l'hygiène publique et privée, dans la propreté des diverses classes de la société, dans la salubrité de la vie domestique.

« En résumé, beaucoup de prétendus cosmétiques; outre le danger qui peut résulter de particules toxiques, altèrent la peau, la cautérisent, l'irritent chroniquement ou lui communiquent une teinte blafarde et un aspect ridé qui tient à la perte de sa rétractilité, à la diminution de la circulation capillaire ; et, dans quelques cas, l'eau aiguisée d'un principe stimulant (huiles essentielles, acides végétaux) a pour effet d'entretenir la fermeté des tissus cutanés, de corriger leur atonie, leur vascularité passive, leur disposition variqueuse. Les frictions savonneuses facilitent le nettoiement des résidus de la transpiration ; l'emploi de matières grasses ou mucilagineuses entretient la souplesse de l'épiderme, prévient les gerçures ou hâte leur guérison, défend la surface du corps contre la poussière et le froid, etc. Mais l'agent le plus efficace et le plus simple pour l'entretien de la propreté, c'est l'eau et quant à la fraîcheur et à l'incarnat du teint, quant aux attributs flatteurs de l'extériorité, ils sont au prix de la santé générale ; un régime bien ordonné, la sobriété et la modération en toutes choses sont les cosmétiques les plus sûrs ; ils agissent du dedans au dehors et font que les avantages de l'extériorité, loin d'être une mensongère apparence, dénotent la salubre élaboration du fluide nourricier et la régularité des fonctions. » (*M. Lévy.*)

IV. — DES VÊTEMENTS.

Le vêtement résume l'ensemble des substances que l'homme interpose immédiatement entre sa surface et le monde extérieur; il est, comme l'habitation, comme le régime alimentaire, l'un de ses moyens d'équilibration avec les influences qui l'investissent du dehors; c'est assez dire que le vêtement est dans la nature... Les oscillations de la caloricité suivant l'âge, la constitution, l'état de santé ou de maladie, et surtout suivant les saisons et les climats, suffisent pour mettre en évidence la nécessité physiologique du vêtement .. Le vêtement est comme un tégument de plus que l'homme rend à volonté général ou partiel, imperméable ou poreux, épais ou mince, moelleux ou rude, de manière à régulariser le jeu des organes profonds par le degré de stimulation de la peau, et à lutter par la mobilité des moyens protecteurs avec la mobilité des états thermométrique, hygrométrique, électrique, etc., de l'atmosphère. (*M. Lévy.*)

M. Fleury, dans son excellent traité d'hygiène, a tracé avec soin l'histoire des vêtements. — Nous le suivrons dans une partie de cette étude où nous essayerons de résumer son travail.

§ 1. — *Propriétés des vêtements suivant la nature du tissu.*

Les vêtements agissent sur l'organisme par les propriétés inhérentes à la matière dont ils sont faits, par leur texture, par leur couleur et leur forme.

Les différentes matières avec lesquelles on confectionne les vêtements sont fournies, presque en totalité, par le règne végétal (*chanvre*, *lin*, *coton*, etc.) et par le règne animal (*laine, poils, soie*, etc.); ces matières doivent être étudiées dans leurs rapports avec le calorique et l'humidité.

1° *Calorique.* — Lorsque la température extérieure est inférieure à la température du corps, on comprendra facilement que le vêtement le plus chaud sera celui qui sera le plus mauvais conducteur du calorique, et qui emprisonnera le mieux, pour ainsi dire, la chaleur animale. Or, les matières vestimentaires ne sont pas toutes également conductibles, et voici l'ordre dans lequel on peut les placer en procédant du *moins* au *plus :* 1° les fourrures et le duvet; 2° la laine; 3° la soie; 4° le coton; 5° le lin et le chanvre. — Tout ce qui est de laine tient donc plus chaudement que ce qui est de soie; les vêtements de soie, plus que les calicots et les indiennes, qui sont de coton; et ceux de coton, plus que les toiles et les batistes, qui sont de lin. — Cette classification donnée par la science, n'est autre que celle qu'avaient déjà établie l'instinct et l'observation.

La *texture* de la matière vestimentaire exerce également une influence très-remarquable sur la conductibilité. — Il résulte des expériences de Rumfort, qu'un tissu est d'autant plus mauvais conducteur qu'il est plus lâche, plus poreux et plus épais. Ainsi, les vêtements en laine lâchement tricotée, sont plus chauds que ceux de la même matière tissée et serrée. De là aussi, le pouvoir protecteur des couvertures en laine, des oreillers, des édredons, etc.

Mais les vêtements, qui font l'office d'un écran placé entre deux corps d'inégale température, agissent non-seulement par leur conductibilité et en s'opposant au rayonnement du corps vers l'espace plus froid, comme le font une tente, un manteau, un simple parapluie, mais encore par leur propre capacité de rayonnement. On conçoit, en effet, que moins les vêtements rayonnent vers l'espace le calorique qui leur est communiqué par le corps, plus ils sont protecteurs. Or, les expériences de Starck démontrent que la *couleur* exerce une très-grande influence, tant sur le pouvoir absorbant que sur le pouvoir émissif des matières vestimentaires. — Il résulte de ces expériences que la laine colorée est bien plus perméable au calorique que la laine blanche.

Lorsque la température de l'air ambiant est plus élevée que celle du corps, on comprend que c'est encore le vêtement qui aura le moins de pouvoir absorbant et de pouvoir émissif, qui sera le meilleur protecteur, — et c'est ainsi que l'on s'explique comment un vêtement de laine blanche, tomenteuse, épaisse et lâche, est en même temps le moyen le plus sûr de se garantir contre le froid et contre l'ardeur du soleil. — Ce qui est bon contre le froid, est bon contre la chaleur dit le proverbe espagnol.

La conclusion générale à tirer de tout ce qui précède, touchant la nature du pouvoir conducteur, du tissage et de la couleur des substances employées dans la confection des vêtements, c'est que les vêtements de laine blanche, faits avec une étoffe souple, moelleuse, légère et en même temps épaisse, et contenant beaucoup d'air dans ses mailles, sont les plus mauvais conducteurs du calorique, ceux qui isolent le mieux le corps de l'influence des agents extérieurs, et enfin qui conservent le mieux la caloricité du corps.

En somme, les vêtements blancs ou de couleur claire ont certainement quelque avantage sur les noirs ou de couleur foncée, — sous le rapport de la quantité de chaleur qu'ils retiennent ou qu'ils transmettent à la surface du corps; mais cette supériorité peut être négligée en comparaison de celle qui tient à la nature du tissu, et les inconvénients qu'offrent les vêtements de couleur claire *sous le rapport de la propreté* feront toujours, — dans nos pays, — donner la préférence à ceux de couleur foncée.

2° *Humidité.* — M. Lévy établit, avec raison, que les qualités hygrométriques des vêtements se manifestent de deux manières, suivant que ceux-ci transmettent au corps l'humidité de l'atmosphère, ou qu'ils s'imprégnent des fluides respiratoires. Dans les deux cas, leur conductibilité pour le calorique est augmentée, et, plus ils sont hygrométriques, moins ils sont chauds. L'eau, qui les imbibe, se substitue à l'air emprisonné dans leurs mailles, et devient une double cause de refroidissement, par sa capacité plus grande pour le calorique et par son évaporation ultérieure, laquelle enlève à la peau de grandes quantités de chaleur.

Relativement à l'absorption de l'humidité, les matières vestimentaires peuvent être rangées dans l'ordre suivant, en procédant du *plus* au *moins* : 1° Le lin et le chanvre ;

2° le coton; 3° la soie; 4° la laine. — D'un autre côté, Percy, ayant imbibé d'eau distillée plusieurs morceaux d'étoffe, et les ayant ensuite suspendus à la même hauteur et exposés à la même température, a vu que la toile séchait en peu d'instants, le coton un peu moins promptement, la futaine moins vite encore; la flanelle exigeait trois fois plus de temps, et le molleton plusieurs heures.

§ 2. — *Rapport entre la forme des vêtements et les diverses parties du corps.*

1° *Tête.* — Le chapeau rond ordinaire, de feutre ou de soie, est une détestable coiffure; elle comprime le front, elle ne préserve ni du froid, ni de la chaleur, ni de la lumière, ni de la pluie, ni du vent; aussi voit-on les habitants des régions tempérées le porter indifféremment pendant toutes les saisons de l'année, en substituant, tout au plus, — pendant l'été, — un chapeau gris à un chapeau noir.

Dans les pays tempérés, les chapeaux de paille, les chapeaux à larges bords, les casquettes d'étoffe légère ne sont guère portés qu'à la campagne, — les absurdes exigences de la mode et du *comme il faut* ne permettent pas leur usage dans les grandes villes.

Les *casquettes*, les *calottes* que portent les hommes du peuple ont tous les inconvénients des coiffures déprimées; ils ont en outre celui de s'encrasser en raison de leur contact immédiat avec les cheveux, et de devenir très-promptement sales et fétides.

La coiffure des vieillards mérite une attention toute particulière; c'est elle surtout, qui ne doit pas être trop étroite, trop chaude pendant l'été, trop froide pendant l'hiver; qui doit porter de larges bords afin de préserver suffisamment du soleil, de la lumière, de la pluie.

A moins d'indications particulières, il est bon d'avoir la tête découverte, — pendant le jour, — dans l'intérieur des appartements; on ne saurait trop blâmer l'habitude contractée par beaucoup d'hommes de cabinet qui, — en l'absence de tout courant d'air et dans une pièce souvent déjà trop chaude, — se couvrent d'une *calotte*, d'un *bonnet grec*, etc. — Ces coiffures congestionnent la tête, la maintiennent dans un état continuel de transpiration et font tomber les cheveux prématurément.

L'habitude de se couvrir la tête pendant la nuit est généralement répandue: elle a cependant d'assez sérieux inconvénients. — Les *serre-têtes*, les *foulards*, *madras*, etc., ne se maintiennent en place qu'à la condition d'exercer sur la tête une constriction fâcheuse; les *bonnets de coton*, ont le même inconvénient et, en outre, celui d'être trop chauds et horriblement disgrâcieux. — Quoiqu'il en soit, si l'habitude de coucher la tête nue n'a pas été prise dès l'enfance, — une calotte de soie, ample et légère, est la meilleure coiffure de nuit dont on puisse faire usage. — Les bonnets légers et noués sous le menton que portent les femmes et les enfants sont également exempts d'inconvénients.

En résumé, — il est utile, dit M. Lévy, — d'accoutumer les enfants des deux sexes à rester la tête découverte: quand il y a lieu de la protéger, les serre-têtes de toile conviennent mieux que les fichus adoptés par le luxe ou par la mode, et surtout que les bonnets épais qui accumulent la calorique sur la tête, la congestionnent et favorisent les sécrétions morbides du cuir chevelu. Pour l'adulte, les chapeaux en natte de paille, ou d'autres tissus végétaux fins, ceux de coton et de soie tissés, les casquettes modernes à visière méritent la préférence sur le feutre de poil de lapin ou de castor : *minima de malis*, car toutes ces coiffures laissent à désirer, et détestables sont les chapeaux en usage, non-seulement par les matières non conductrices du calorique, tels que la peluche, les feutres, mais encore par la manière dont ils sont montés. Le chapeau de peluche, collé sur un cylindre de carton, comme le chapeau de feutre, sont pesants, étreignent la tête, concentrent une masse d'air qui s'échauffe rapidement ; ne préservent ni du chaud ni du froid, ni de la pluie, ni de l'irradiation solaire, accumulent les fluides circulatoires dans les téguments du crâne, produisent la macération des bulbes pilifères par la sueur. La fréquence plus grande de la calvitie chez les hommes que chez les femmes témoigne assurément de l'action fâcheuse de la coiffure de notre sexe ; je n'en excepte pas les casquettes, les calottes qui s'encrassent au contact immédiat des cheveux et empêchent presque entièrement leur aération... Une coiffure souple, légère, poreuse, si la mode une fois bien inspirée l'adopte et la vulgarise, fera plus contre la calvitie que tous les arcanes d'une médecine ambigüe. On fabrique aujourd'hui des chapeaux de feutre, moelleux et flexibles, aussi commodes en voyage que légers à la ville : c'est un progrès digne de recommandation.

2° *Cou.* — Les anciens portaient le cou nu, et cette habitude est encore conservée par les Orientaux, les Polonais, les Écossais et beaucoup d'autres nations qui doivent à cette coutume d'ignorer presque entièrement les angines si communes dans notre pays. Dans toute l'Europe, la plupart des hommes du peuple portent le cou nu et sont beaucoup moins sujets aux maux de gorge que les individus appartenant aux classes élevées de la société, parmi lesquels, d'ailleurs, l'usage de la *cravate* ne remonte pas au delà de deux siècles.

Il en est des *cravates, tours de cou, cache-nez,* etc., comme de la plupart des vêtements ; ils sont utiles dans de certaines limites, et deviennent nuisibles lorsque l'usage se transforme en abus, ou que la mode substitue ses caprices et ses extravagances aux prescriptions de l'hygiène. Or, à cet égard, la folie des hommes n'a pas de bornes.

Il est bon de protéger le cou contre l'humidité, le froid, et surtout contre les brusques transitions dans lesquelles on passe d'un air très-chaud dans une atmosphère froide ; mais il ne faut pas l'entretenir dans un état habituel de chaleur et de moiteur, sous peine de le rendre tellement impressionnable aux influences atmosphériques que celles-ci, malgré toutes les précautions possibles, deviennent des causes fréquentes de laryngite et de pharyngite.

Je n'ai pas besoin de dire que dans tous les cas il faut, pendant l'été, substituer des cravates légères de batiste ou de mousseline aux épaisses cravates de soie ou de laine dont on fait usage pendant l'hiver.

La constriction, la compression qu'exerce sur les vaisseaux du cou une cravate trop serrée, peut devenir la cause d'accidents très-graves, surtout chez les vieillards et chez les individus sanguins, pléthoriques, ayant le cou très-court.

Les *cols-cravates* qui se fixent en arrière par une boucle et qui sont durs et rigides en raison du corps en cuir, en carton, en crin, en baleine, en soies de sanglier, etc., qu'ils renferment, sont particulièrement dangereux à ce point de vue. La congestion et l'hémorrhagie cérébrales peuvent être le résultat d'une constriction trop énergique exercée sur le cou.

Les hommes adonnés aux travaux de cabinet; les personnes qui, par leur profession, sont souvent obligées de se courber en avant, de baisser la tête; celles qui sont prédisposées aux tintements d'oreille, aux ophthalmies, aux hémorrhagies nasales, aux angines, aux migraines, aux névralgies faciales, ne doivent porter que des cravates légères et peu serrées.

En résumé, — dit M. Lévy, — l'habitude de laisser le cou à découvert..., procure l'immunité des angines et d'autres affections morbides; il faut donc la faire prendre aux enfants. Le double ou triple enveloppement du cou à l'aide de cravates, fait que cette partie ne peut être exposée à l'air sans risque de maladie. Les autres inconvénients des cols, cravates, etc., proviennent de leur rigidité, de leurs aspérités, de la pression circulaire qu'ils exercent, de la chaleur qu'ils concentrent autour du cou.,. La funeste mode des cravates serrées détermine des symptômes d'apoplexie chez les individus les plus blêmes; les vieillards surtout et les gens replets, à cou volumineux et court, doivent les redouter... Il faut choisir la cravate, d'un tissu souple, élastique et doux, qui s'adapte aux saillies du cou et se prête à ses mouvements; l'appliquer sans interposition de crin, de carton, de fil de laiton, etc., de manière à permettre aisément l'introduction du doigt entre ses plis et la partie qu'ils recouvrent; qu'elle ne forme pas une double ou triple enveloppe dont la chaude épaisseur provoque la transpiration et accoutume le cou à une température trop élevée; qu'on ne s'en débarrasse point dans un lieu froid, quand le corps est en sueur; pendant le chant, la déclamation, le travail de cabinet, il faut lui donner plus de laxité, et, pendant le sommeil, s'en affranchir entièrement.

3° *Tronc, membres.*—*Chemise.* — Fort utile pour maintenir la propreté du corps et des vêtements, la chemise a encore l'avantage de préserver la peau des frottements qu'exerceraient sur elles les étoffes plus rudes dont se composent les autres vêtements.

La chemise, surtout lorsqu'elle est en toile fine, est un très-bon conducteur du calorique, et elle a l'inconvénient d'amener un refroidissement rapide, quand elle a été imbibée par la sueur ou par l'humidité atmosphérique.

Il faut changer souvent de chemise : deux ou trois fois par semaine au moins ; mais tandis que les gens riches se donnent tous les jours cette satisfaction, les hommes du peuple ne mettent guère de chemise propre que le dimanche, — et portent pendant une semaine entière une chemise imbibée de sueur, chargée de poussière, de malpropretés et souvent de molécules nuisibles et toxiques. Et ici, la misère ne doit pas être mise seule en cause ; une large part doit être faite à une profonde et déplorable incurie, qui se perpétuera dans les classes ouvrières tant que, parmi elles, l'on n'aura point déraciné le goût du cabaret, pour lui substituer celui de l'ordre, de l'économie, de la propreté.

Il est bon de ne point conserver pendant la nuit la chemise que l'on a portée tout le jour ; les produits de sécrétion dont la chemise s'imbibe dans la période de jour et de nuit ont le temps de se dessécher complétement pendant qu'elle n'est pas en contact avec la peau, et lorsqu'on fait de nouveau usage de la chemise, elle a repris toutes ses qualités premières. — Dans beaucoup de pays chauds, — ajoute M. Becquerel, — les individus peu aisés ont l'habitude de se dépouiller le soir de leur chemise, de l'étendre pour la sécher, et de se coucher nus. Le lendemain, ils la remettent sèche et fraîche Cette habitude est saine relativement à l'impossibilité où ils sont d'en changer matin et soir, et elle est bien certainement préférable à l'usage de la conserver d'une manière continuelle.

Il importe beaucoup que les chemises soient bien blanchies, et il ne faut jamais en revêtir une propre sans s'assurer qu'elle est parfaitement sèche et qu'elle n'a conservé aucune trace d'humidité. — Le préjugé qui considère comme malsain de faire chauffer sa chemise avant de la mettre, est absurde. Bien des fois nous avons dû attribuer à l'absence de cette précaution et à l'usage de chemises humides le développement de douleurs névralgiques et rhumatismales.

Les chemises sont faites avec des tissus de fil ou de coton. Les chemises de calicot ou de percale sont plus chaudes, absorbent plus facilement la sueur et se refroidissent moins vite que les chemises de toile; — mais le contact de celles-ci est plus agréable et même plus sain.— Le tissu ne doit pas être trop grossier, sous peine d'irriter la peau par le frottement qu'il exerce sur elle; s'il est trop fin, il se charge trop promptement des sécrétions cutanées, se sèche trop rapidement — et expose l'individu qui le porte à des refroidissements subits et dangereux.

Flanelle. — L'usage de la laine,—et en particulier de la flanelle, — mise en contact avec la surface cutanée, doit attirer notre attention; car elle joue un grand rôle dans nos habitudes hygiéniques actuelles.

La flanelle a pour principal effet de composer autour de celui qui la porte une sorte d'atmosphère particulière, de manière à l'isoler du monde ambiant; c'est comme une seconde enveloppe que l'art ajoute à l'enveloppe naturelle pour la protéger et la tenir toujours dans cette douce chaleur qui favorise l'insensible transpiration, si utile, si nécessaire à la conservation de la santé. — Le gilet de flanelle tient chaud en hiver, et absorbant la sueur pendant l'été, il l'empêche de se refroidir sur la peau.

« L'application de la laine sur la peau, — dit M. Becquerel, — excite la sensibilité de cette membrane, active ses sécrétions et détermine un mouvement analogue dans toutes les parties de l'organisme qui sont en rapport sympathique avec elle.

« C'est pour porter au maximum l'activité sécrétoire de la peau et réduire en proportion l'exhalation pulmonaire, que l'usage des gilets, des camisoles, des caleçons de laine, et en particulier de flanelle, s'est généralisé, et on doit avouer qu'ils atteignent parfaitement ce but. On ne saurait donc trop conseiller leur emploi. L'usage des frictions de laine vient souvent en aide aux tissus de même substance, appliquée sur la surface cutanée... Les vêtements de laine sur la peau ne doivent pas être conseillés aux sujets pléthoriques et sanguins, car ils diminuent l'activité de l'appareil respiratoire en augmentant celle de la peau. »

Enfin, — dit M. Fournet, — l'usage de la flanelle, immédiatement appliquée sur la peau, est fort avantageux à tous les âges de la vie ; mais il faut avoir le soin de renouveler souvent son gilet ou sa chemise de flanelle, car, pour peu qu'ils soient imprégnés d'humidité, ils deviennent bientôt plus nuisibles qu'utiles. Il est des personnes qui conservent longtemps le même vêtement de flanelle ; c'est une fort mauvaise pratique ; ces personnes perdent ainsi tout le fruit des précautions qu'elles prennent. L'hygiène prescrit de changer un vêtement de flanelle tous les deux jours au plus tard, et tous les matins, s'il est possible. Il est surtout important de changer son gilet de flanelle toutes les fois qu'on éprouve un sentiment d'humidité froide entre les deux épaules ou aux aisselles. A ce propos, il est un avis sur lequel j'insisterai, parce que l'expérience que j'en ai faite m'a prouvé son utilité : c'est de quitter pendant la nuit le vêtement de flanelle que l'on porte pendant le jour, et de n'en point prendre du tout, ou de le remplacer par un vêtement d'une nature différente.

Gilet. — Le gilet, destiné à protéger la poitrine, est indispensable à tous ceux qui portent des habits habituellement ouverts, tels que *frac*, *redingote*, etc.; il n'est pas en usage, au contraire, parmi les Russes, les Orientaux, les peuples dont les vêtements sont fermés en avant (*kaftan*, *robe*, *veste*, etc.). — La forme du gilet, et surtout la nature de l'étoffe dont il est fait, varient à l'infini, suivant le climat, la saison, l'âge, la mode ; l'hygiène n'a point à intervenir ici, pourvu que le gilet satisfasse aux deux conditions suivantes : n'exercer aucune compression capable de gêner les fonctions respiratoires et digestives; garantir suffisamment le thorax du froid et de l'humidité.

Habit, redingote, veste, blouse, etc. — Les mœurs, les coutumes, la mode, ont fait varier à l'infini les caractères des vêtements destinés à couvrir le tronc, et nous n'avons ni la possibilité ni le désir de présenter ici une énumération complète, — l'hygiène n'y étant d'ailleurs, que médiocrement intéressée.

L'habit et la veste ont l'inconvénient de laisser à découvert l'abdomen, les cuisses et souvent même la partie antérieure de la poitrine ; mais ils ont l'avantage de favoriser la facilité, la liberté et l'étendue des mouvements. — La redingote, lorsqu'elle ne descend pas au-dessous des genoux, est un vêtement très-commode et très-convenable, — on peut ajouter qu'il est plus décent que l'habit et qu'il protége bien plus efficacement la moitié supérieure des membres abdominaux.

La *blouse*, — d'origine grecque, romaine, gauloise, — qui n'est guère connue qu'en France, est le vêtement par excellence, le vêtement populaire de notre pays, celui qui convient le mieux aux classes ouvrières, au triple point de vue de la salubrité, de la commodité et de l'économie. — Pouvant facilement être maintenue propre par le blanchissage, portée seule ou par dessus d'autres vêtements, elle garantit également bien, suivant les circonstances, de la chaleur, du froid, de la pluie; elle est le vêtement préféré des charretiers, des rouliers, des conducteurs, des agriculteurs, de tous ceux que leur profession expose aux vicissitudes de l'atmosphère; elle est la compagne de l'artiste, du touriste, et elle n'est point dédaignée par le plus élégant dandy, lorsqu'il se met en chasse.

Culotte, pantalon, caleçon. — Arrêtons-nous à la distinction établie de nos jours entre la *culotte* et le *pantalon*: celle-là ne dépassant point le genou, — celui-ci descendant jusque sur le pied.

Nous pouvons admettre, jusqu'à preuve du contraire, que la culotte et le pantalon sont des vêtements utiles, dont l'usage doit être conservé aux conditions suivantes.

Le vêtement ne doit point s'élever de plus de deux ou trois travers de doigt au-dessus de la crête iliaque.

Les culottes qui embrassent le ventre tout entier et même une partie de la poitrine ont de nombreux inconvénients : compression des organes abdominaux et thoraciques, — gène dans l'exercice des fonctions digestives, respiratoires et circulatoires ; — action favorisant le développement de congestions cérébrales et de hernies.

Le vêtement ne doit être ni trop large ni trop étroit. — Dans le premier cas, il protége beaucoup moins contre le froid, ne soutient et ne protége pas les organes, et peut être la cause prédisposante et déterminante de plusieurs maladies (varicocèles, etc.). — Les pantalons que portent les Turcs, les Orientaux, ceux que la mode a introduits parmi nous sous les noms de *pantalons à plis*, à la *cosaque*, à la *mameluck*, etc., présentent les inconvénients que nous signalons, — et l'on ne comprend pas qu'ils aient pu être adoptés par les hommes de cheval, qui, plus que tous les autres, ont besoin d'un *pantalon juste*, maintenant les muscles et les organes, et ne faisant aucun pli capable d'irriter la peau ou même de l'écorcher.

Les culottes et les pantalons trop étroits, *collants*, sont plus dangereux encore par la compression qu'ils exercent sur les muscles et sur les vaisseaux, par les obstacles qu'ils opposent aux mouvements et à la circulation.

La *culotte* laisse les jambes à découvert. Jadis elle était large et flottante à sa partie inférieure; mais aujourd'hui elle est fixée au-dessous du genou par un lien qui ne doit être serré que très-modérément, sous peine de gêner la circulation veineuse des membres inférieurs et de produire des varices et des ulcères variqueux, de l'œdeme — et l'engorgement chronique des articulations tibio-tarsiennes.

Le *pantalon* actuel, qui descend jusque sur le pied est un vêtement irréprochable, surtout depuis l'abandon assez général des *sous-pieds;* ceux-ci ont, en effet, le double inconvénient d'augmenter la pression exercée sur les épaules par les bretelles, et de gêner considérablement les mouvements, — en raison de la tension plus ou moins exagérée qu'ils impriment au pantalon.

Le *caleçon*, qu'il s'arrête au-dessous du genou ou qu'il

descende jusqu'à la cheville, qu'il soit en fil, en coton ou en flanelle, est surtout un vêtement de propreté, que nous voudrions voir plus en faveur, et qui serait renouvelé aussi fréquemment que la chemise; il a cependant l'avantage de préserver les membres inférieurs du frottement des pantalons et des culottes en laine, — et de les défendre, eux et l'abdomen, contre le froid. Quant à la manière de le fixer par le haut et par le bas, nous ne pourrions que répéter ce que nous avons dit à propos de la culotte.

Les *bretelles*, d'invention moderne, remplacent avec avantage la ceinture, le cordon serré autour de la taille dont on faisait usage jadis, et que conservent encore les Orientaux. « Il est bon de porter des bretelles, dit M. Ancelon. Ces sortes de moyen de suspension soutiennent, sans gène, sans pression aucune, le pantalon, dont ils permettent de maintenir la ceinture aussi lâche qu'on le veut. On peut éviter ainsi les engorgements du ventre, les inflammations chroniques de l'estomac et des petits intestins, les gastralgies, les entéralgies et enfin les hernies, si communes dans la partie de la Lorraine-Allemande, où les culottes et les pantalons ne sont maintenus sur les hanches qu'au moyen de ceintures extrêmement serrées.

« Les ceinturons en cuir et les uniformes étroits, dans lesquels on emprisonne la taille des écoliers, méritent le reproche adressé à l'usage routinier des culottes sans bretelles.»

Cependant les *bretelles*, alors même qu'elles sont *élastiques*, ont parfois des inconvénients, en raison de la pression qu'elles exercent sur les épaules; les asthmatiques, les personnes atteintes d'une affection chronique des organes respiratoires, d'une maladie du cœur ou des gros vaisseaux, sont souvent obligés de renoncer à l'usage de ce moyen de suspendre la culotte et de la maintenir en place. — « Il vaut mieux, chez les enfants, dit Percy, attacher le pantalon au gilet, que de le suspendre avec des bretelles, tant on doit être attentif à tout ce qui peut, à cet âge, s'opposer au développement des organes respiratoires. »

Ceintures. — Dans beaucoup de pays, la ceinture fait partie de l'habillement du tronc : large, souple, élastique, elle comprime uniformément le ventre, la région lombaire;... elle soutient le poids des viscères et diminue les secousses qu'ils éprouvent dans le saut, la course, l'équitation, etc. Les ceintures de cuir dures et rigides, atrophient les muscles, altèrent la structure des parties longtemps soumises à leur action. (*M. Lévy.*)

D'après M. Fonteret, — la ceinture, dont se servent les ouvriers qui se livrent à de grands efforts musculaires, fournit aux muscles des reins un point d'appui solide et propre à doubler leurs forces. Mais, comme elle comprime en même temps la cavité du ventre, elle a l'inconvénient grave de favoriser la formation des hernies.

4° *Manteau*, *pardessus*, *paletots*, etc.; *vêtements de caoutchouc*, de *fourrure*, etc. — Lorsque l'homme quitte son habitation, il s'expose à l'action des agents extérieurs. Les vêtements habituels deviennent souvent insuffisants à le protéger contre le froid, l'humidité, le brouillard, la pluie, le vent, et il est obligé de faire usage de vêtements supplémentaires.

Le *manteau* est le plus défectueux des vêtements supplémentaires. Sous peine de laisser pénétrer la pluie et le froid, il condamne les membres supérieurs à une immobilité absolue; il faut les maintenir croisés sur la poitrine; leurs mouvements sont d'ailleurs très-gênés, et cette circonstance peut devenir fort dangereuse en cas de chute, ou s'il devient nécessaire d'éviter un choc, de surmonter un obstacle, de se défendre contre une agression brusque, etc. — Un manteau ample et long rend la marche très-difficile, très-fatigante; souvent il livre passage au vent et devient alors un ballon gonflé qu'on a beaucoup de peine à retenir.

Dans les pays chauds, on se sert du manteau pour se préserver des ardeurs du soleil, et c'est là, en définitive, le meilleur usage que l'on puisse faire de ce vêtement, qui, dans ce cas, est ordinairement blanc et d'un tissu de laine mince et souple (burnous, etc.).

Les vêtements supplémentaires, connus sous les noms de *pardessus*, de *paletots*, etc., doublés ou ouatés et pourvus de manches, méritent à tous égards la préférence sur le manteau; ils laissent une entière liberté aux mouvements et embrassent le corps sans l'étreindre trop étroitement. — Sur ce point, la mode actuelle n'a pas craint de sacrifier l'élégance à la commodité et à la salubrité, et il est à désirer qu'un nouveau caprice ne vienne pas la faire sortir de cette bonne voie. — Il serait à désirer aussi que le bas prix des étoffes de drap permit de vulgariser l'emploi de ces vêtements surnuméraires, — et de les propager dans les classes peu aisées.

Les vêtements de caoutchouc ont pris une grande extension depuis quelques années, et cependant ils sont très-diversement jugés. Beaucoup de personnes les considèrent comme fort dangereux, en raison même de leur imperméabilité qui s'oppose à l'évaporation de la transpiration cutanée. Cet inconvénient est réel, mais il ne se fait sentir que si le vêtement embrasse étroitement le corps; or, comme les vêtements de caoutchouc doivent être employés contre la pluie et l'humidité, et non contre le froid, il est facile de l'éviter en leur donnant une ampleur convenable.

Les vêtements doublés de fourrure sont fort usités dans le nord, où l'on a le bon esprit de diriger le poil vers le corps, et non vers l'extérieur, comme on le fait si sottement en France. — Ces vêtements, à l'encontre de ceux en caoutchouc, sont fort bons contre le froid, mais très-mauvais lorsqu'il pleut, car ils s'imprègnent d'eau et restent longtemps humides.

Les *gants* en fil, en coton, en soie, en laine ou en peau, sont utiles pour sauvegarder la finesse de l'organe du tact, et pour éviter, — pendant la saison froide, — les engelures, les crevasses, et autres petits accidents désagréables et parfois même fort douloureux; mais, pour que les gants rendent ces bons offices, il ne faut pas qu'ils soient trop étroits, — comme le sont les gants de peau que portent les dandys et la plupart des femmes.

Dans le nord, on porte, pendant les froids rigoureux, des gants de fourrure très-larges, dans lesquels tous les doigts, — à l'exception du pouce, — sont réunis dans une même enveloppe.

Les *bas* sont maintenus au-dessus du genou au moyen de *jarretières;* celles-ci doivent être *élastiques* et n'exercer que la contriction rigoureusement nécessaire, sous peine de produire les accidents que nous avons mentionnés à propos des culottes.

Les hommes portent habituellement des *chaussettes,* que maintient le caleçon au-dessus de la cheville.

Les bas et les chaussettes doivent être fréquemment renouvelés, surtout chez les personnes dont les pieds exhalent une transpiration abondante.

Pour préserver du *froid aux pieds* les personnes (vieillards, enfants, etc.) qui ne veulent pas employer les lotions d'eau froide, je me suis toujours bien trouvé de faire chausser d'abord un bas ou une chaussette de coton et par dessus un bas de laine.

5° *Chaussures*. — Un instinct naturel, un besoin réel, portent l'homme à défendre ses pieds contre les aspérités du sol et les atteintes des corps durs, piquants, tranchants, etc., qui le recouvrent.

Les *sabots*, surtout usités en France, où ils constituent la chaussure de presque toute la population rurale, ont l'avantage d'être imperméables, mauvais conducteurs du calorique, et, au moyen d'épais *chaussons* en laine, on peut éviter l'inconvénient des pressions exercées sur le pied par un corps aussi dur que le bois ; mais les sabots sont inflexibles, ne suivent pas les mouvements du pied, rendent impossibles la course, le saut et même la marche rapide ; ils rendent fréquentes les chutes, les entorses ; ils abandonnent souvent les pieds auxquels rien ne les fixe solidement ; enfin, la boue, la pluie, la neige pénètrent souvent dans les sabots par la partie supérieure.

Les *souliers*, dont la forme varie beaucoup, — et qui prennent le nom d'*escarpins* lorsqu'ils sont légers et peu couverts, — sont une excellente chaussure d'été, à la condition, toutefois, de ne point exercer de constriction trop forte sur la partie supérieure du pied. — Pendant la saison froide et humide, ils deviennent insuffisants ; mais, avec l'adjonction de *guêtres*, ils restent la chaussure la plus commode et la plus propre aux longues marches. Si nos soldats devaient les échanger contre des bottes, les étapes qu'ils franchiraient ne seraient ni longues ni nombreuses.

Les *bottes*, — dont les tiges sont tantôt recouvertes par le pantalon et tantôt apparentes, — exercent inévitablement une compression plus ou moins énergique au niveau du cou-de-pied, et enferment le membre inférieur dans une atmosphère chaude et humide, qui ramollit la peau et la prédispose aux ampoules et aux excoriations. — La botte ne vaut rien pour les longues marches, parce qu'elle ne tarde pas à produire un gonflement douloureux, et qu'elle nécessite de plus grands efforts des muscles extenseurs et fléchisseurs du pied. — Elle est, au contraire, la chaussure la plus commode pour l'homme de cheval. Il importe, toutefois, que les bottes à *l'écuyère* soient aussi légères que possible, afin de ne point mettre obstacle à la marche et aux mouvements, si le cavalier vient à être démonté.

Les *bottines*, les *brodequins*, lacés ou à boutons, sont de très-bonnes chaussures intermédiaires, — par leur forme, — aux souliers et aux bottes.

Quelle que soit la chaussure dont on fasse usage, il est certaines règles qui doivent être observées dans tous les cas.

La chaussure ne doit pas être trop courte; — son extrémité antérieure doit être arrondie, suivant la forme naturelle du pied, et non carrée ou en pointe. — Le talon doit être bas et droit; les talons hauts et étroits, — que portent certaines personnes pour se donner les apparences d'une taille élevée de quelques centimètres, — ont de nombreux inconvénients; ils enlèvent toute solidité à la marche et à la station debout, surtout, sur un plan incliné; ils impriment aux articulations des orteils et des os du pied des mouvements forcés et douloureux; ils affaiblissent l'articulation du cou-de-pied et deviennent une cause à la fois prédisposante et déterminante d'entorse.

La semelle doit avoir la largeur de la plante du pied, les chaussures trop étroites, trop serrées, déforment le pied, donnent naissance aux cors, durillons, oignons, œils-de-perdrix, etc., qui deviennent souvent la cause de vives et longues souffrances. — Les accès de goutte sont souvent provoqués par la compression qu'exerce la chaussure sur l'articulation du gros orteil ou sur le cou-de-pied.

La chaussure ne doit être ni trop épaisse et trop dure, ni trop légère et trop mince. — Dans le premier cas, elle a l'inconvénient d'être très-lourde, peu flexible, et de faire subir aux pieds des pressions douloureuses; — dans le second, celui de ne plus protéger suffisamment contre le froid et l'humidité, les aspérités du sol, le contact des corps extérieurs, etc. — Presque toujours, les chaussures des femmes ont une semelle trop mince, et sont faites avec des étoffes trop légères, auxquelles on devrait substituer le maroquin, les peaux de veau ou de chevreau. — Dans la saison froide et humide, il est utile d'interposer entre la semelle et le pied une lame de liége, ou de caoutchouc, — ou simplement une double semelle de paille.

— Si l'on peut dire avec raison, — poursuit M. Fleury, — que la chaussure n'est jamais trop hydrofuge, il ne serait pas exact d'ajouter qu'elle n'est jamais trop chaude. Sans doute, il faut toujours éviter et combattre le froid aux pieds; mais il faut se garder de tomber dans l'excès, sous peine d'amollir la peau, de la rendre trop sensible. Les personnes qui ont habituellement les pieds froids, et chez lesquelles cette incommodité se rattache ordinairement à une pertubation de la circulation capillaire générale, trouveront dans l'exercice, les frictions, les lotions et les douches froides, un moyen de s'en débarrasser beaucoup plus efficace que les bas de laine, les chaussures fourrées, les édredons, les chaufferettes, etc.

Des chaussures supplémentaires deviennent souvent

nécessaires pour se mettre à l'abri de l'humidité ou du froid ; les *socques*, les *galoches* en cuir ou en caoutchouc, ne laissent rien à désirer à cet égard. — Lorsqu'il fait très-froid, et que le sol est couvert de neige ou de verglas, les *chaussons* en laine, en lisières, sont fort utiles, non-seulement pour maintenir les pieds chauds, mais encore pour éviter les chutes.

§ 3. — *Quelles modifications doivent subir les vêtements, suivant les saisons ?*

Je regarde comme d'une bonne et saine hygiène de changer la nature des vêtements l'hiver et l'été, et de les adapter à la température de la saison dans laquelle on se trouve. — Ainsi, dans la saison froide et rigoureuse, les vêtements doivent beaucoup se rapprocher de ceux des habitants des climats froids. De même, dans la saison des chaleurs, ils doivent se rapprocher beaucoup de ceux qui sont en usage dans les climats chauds. (*Becquerel.*)

Cependant, — dit avec raison M. Lévy, — comme il est impossible d'opposer aux caprices de l'atmosphère une perpétuelle variété d'habillement, nous posons en règle qu'il ne faut modifier celui-ci qu'aux époques culminantes des deux moitiés de l'année, caractérisées par le maximum et la stabilité de la chaleur ou du froid. Pendant les saisons transitoires, et au début de l'hiver et de l'été, nous recommandons l'uniformité des vêtements de draps. On a retranché du costume militaire les pantalons de toile, et le soldat s'en trouve bien. En Afrique, la santé de nos troupes s'est améliorée avec l'usage permanent des habits de laine... Plus d'une personne, à notre connaissance, s'est guérie d'une excessive susceptibilité des bronches ou des intestins, en renonçant aux mutations périodiques des vêtements.

§ 4. — *Résumé pratique — et conseils hygiéniques.*

1° *Propreté.* — Les soins de propreté sont très-utiles à la santé, ils doivent s'étendre de la personne à tout ce qui l'entoure et à tout ce qui la touche. Ils doivent en conséquence comprendre le corps, les vêtements, les aliments et l'habitation. (*Tessereau.*)

La propreté est le luxe de ceux qui n'en ont pas d'autre ; et, sans propreté, un luxe même princier n'inspirerait que le dégoût.

Je ne sais, — disait Henri IV, — comment on peut se dispenser d'honnêteté et de propreté, lorsqu'il ne faut qu'un coup de chapeau pour être honnête, un verre d'eau pour être propre.

En effet, une éponge imbibée d'eau, promenée rapidement chaque jour sur toute la surface du corps, suffit pour y entretenir, sans aucun frais, un état de propreté modèle. — Faite avec de l'eau dégourdie, cette espèce d'ablution n'offre, en toute saison, pas le moindre inconvénient. — Nous voudrions qu'on en contractât l'habitude dès l'enfance : de cette matière, on n'aurait pas à regretter de voir tant de gens qui ont horreur de l'eau, au point de se laver à peine les mains et le visage une fois par semaine, et de ne laver jamais, — quand il le faudrait faire tous les jours,— les parties du corps habituellement couvertes, surtout les plus exposées à un contact compromettant.

— Lavez-vous les mains trois fois par jour ; le visage deux fois, le matin et le soir ; — les pieds une fois ; — rincez-vous la bouche après chaque repas ; — nettoyezvous les dents le matin en vous levant, et le soir avant de vous coucher. — Toutes les semaines au moins, lavez-vous le corps entièrement à l'eau tiède d'abord, puis à l'eau froide, et, pour vous réchauffer, frictionnez-vous avec une éponge ou un gros linge. Ces soins sont pénibles d'abord ; mais on ne tarde guère à en ressentir les nombreux avantages et l'on finit bientôt par les trouver fort agréables. (*D. Caron.*)

2° *Vêtement.* — Quand tu choisis tes vêtements juge par tes propres yeux, et non par ceux d'autrui. Plus ils seront unis et simples, mieux ce sera. Vise à la commodité et à la décence, et non à l'originalité et à la vanité. (*G. Penn.*)

— Habillez-vous largement, amplement, simplement : ce qui suffit abrite, ce qui est de trop fatigue ; l'ampleur multiplie la puissance, en se prêtant à la souplesse ; l'étroitesse énerve et asphyxie. (*Raspail.*)

— Le linge condense en ses fibres poreuses la vapeur du liquide transpiré par le corps.

Les tissus vestimentaires fournissent à l'absorption cutanée des matières liquides ou gazeuses qu'ils empruntent soit à l'atmosphère, soit à l'organisme lui-même ; l'air qu'ils retiennent dans leurs mailles se renouvelle très-lentement ; s'ils l'ont puisé dans un milieu miasmatique, ils seront plus ou moins longtemps, les véhicules de principes délétères. La laine est certainement l'amie de l'homme, mais parfois une amie bien perfide. On la porte sur la peau, et elle s'infecte au contact du corps de l'homme malade, malsain, en condensant dans son épaisseur la vapeur de la transpiration, en fixant sur ses fils le produit desséché des suppurations. Les couvertures des lits sont à coup sûr, dans les hôpitaux, les agents de la propagation des fièvres thphiques, puerpérales, etc.

Changez donc souvent de flanelle, de linge, et ne faites

qu'avec la plus grande réserve du linge, de la laine dans lesquels les malades sont morts.

Vêtements : point ou peu de ligatures ; point de cravate.

Action morale du vêtement :

On gouverne les hommes par la vanité. Le sauvage se pare d'un luxe de plumes splendides, ondoyantes. Un mot célèbre dit : « Le style, c'est l'homme. » Un proverbe à son tour : « L'habit, c'est l'homme. » (*Bonvalot.*)

CHAPITRE VI.

DE L'EXERCICE.

Le mouvement est la vie. Marchez, courez, nagez, et que n'avez-vous des ailes comme les oiseaux, je vous dirais aussi : Volez ! BONVALOT.

SOMMAIRE.

. — Définition de l'exercice. — L'exercice et le travail sont des puissances hygiéniques de premier ordre; ils font l'homme fort et le conservent. — *Devoir* et *nécessité* de travailler.

I. — Exercice actif : Marche. — Saut. — Course. — Danse. — Chasse. — Billard. — Natation. — Gymnastique. — Travail agricole et mécanique.— Exercice passif ou gestation : Équitation. — Voitures. — Navigation.

II. — Emploi hygiénique des diverses espèces de mouvements. — Précautions générales.— Conditions de l'individualité : tempérament, constitutions, âges. — Périodicité extérieure.

V. — Nécessité du repos pour assurer le bienfait de l'exercice et du travail : repos de la nuit et sommeil, — repos du jour et repos du dimanche. — La chambre à coucher doit être aussi vaste et aérée que possible, — le lit aussi propre que simple. — La nuit est l'heure naturelle du sommeil, et les personnes qui font du jour la nuit et de la nuit le jour manquent à une règle essentielle de l'hygiène. — Il ne peut y avoir de règle absolue à l'égard de la *durée* du sommeil : elle doit être réglée sur l'âge, le tempérament et sur les besoins généraux. — Le repos de la nuit ne suffit pas, il faut encore un repos du jour — Repos du dimanche. — Son utilité, si on s'y livre convenablement. — Ses inconvénients, si on en fait un jour de débauche.

I. — EXERCICE EN GÉNÉRAL. — MOUVEMENT. — TRAVAIL.

On peut définir l'exercice : un ensemble de mouvements résultants de la contraction de plusieurs muscles, se produisant simultanément, se mêlant, se combinant et s'associant entre eux, de manière à produire un acte qui reçoit en général le nom d'exercice.

L'exercice est donc basé sur l'accomplissement de la contraction musculaire, et c'est elle qui rend compte des principaux phénomènes physiologiques qui le caractérisent. (*Becquerel.*)

L'homme étant doué d'une force musculaire considérable et de membres robustes, il s'ensuit qu'il est, — avant toute institution sociale, — organiquement prédestiné à une vie active et laborieuse; et par conséquent une existence oisive et casanière serait un état anormal et opposé à la nature humaine; cela est évident.

Il résulte donc déjà de la seule organisation de l'homme que l'exercice vigoureux du corps ou le travail, est plutôt commandé que conseillé par la nature, — et qu'il est par conséquent une nécessité physiologique ou une loi de l'organisme humain avant d'être un précepte de l'hygiène.

Le travail, que nous considérons ici comme la dernière nuance ou le *summum* de l'exercice corporel, est une puissance hygiénique du premier ordre, qui exerce sur toute l'économie, — et particulièrement sur la vie nutritive, — la plus forte et la plus salutaire influence.

« La mise en jeu, — dit M. Fonteret, — des organes du mouvement par le travail, — en prenant ce mot dans sa plus large acception, — active la respiration, accroît la chaleur, aiguise l'appétit, rend les digestions plus parfaites et assure une meilleure répartition des matériaux destinés à nous nourrir.

« Comment douter de cette influence bienfaisante, conservatrice du bien-être, quand on a sous les yeux les maladies énervantes de tout genre qui tourmentent les oisifs; quand on voit, tous les jours, un certain nombre d'hommes, artisans privilégiés d'une fortune laborieusement acquise, perdre brusquement une santé jusque-là prospère, ou trouver une prompte mort, dans les langueurs du repos ?

« Le travail fait l'homme fort et le conserve.

« Pouvait-il en être autrement puisque le travail est la loi de l'humanité?... La nature ne nous a pas faits les enfants de l'abondance et de la mollesse... En le jetant nu et pauvre sur la terre pauvre et nue, elle a dit à l'homme :

« Tu mangeras ton pain à la sueur de ton front. »

« Mais, avec une prévoyance toute maternelle, elle a mis en lui-même une force compatible avec le travail et qui l'appelle, ennemie de l'inaction qu'elle repousse. Et c'est une preuve de plus de la sagesse du suprême Ordonnateur de toutes choses, d'avoir fait du labeur de chaque jour une des conditions de la santé. »

Celui qui croit se procurer de la santé en vivant dans l'inaction est aussi peu sensé que celui qui se condamnerait au silence pour perfectionner sa voix. (*Plutarque.*)

« L'homme, — dit Hufeland, — est né pour le travail, sa première destination est de manger son pain à la sueur de son front; quand il est jeune, s'il est actif, laborieux, son corps prendra plus de solidité et de force, sa vie se prolongera plus longtemps en santé, et s'il est économe, il trouvera plus tard, dans le passage de la gêne à l'aisance, une source intarissable de joie et de bonheur.

« Ce n'est pas parmi les gens oisifs et paresseux qu'on trouve des exemples de longévité, tous les hommes au contraire qui ont atteint un âge avancé avaient eu beaucoup de peines, de fatigues à supporter dans leur jeunesse; la plupart étaient soldats, matelots ou journaliers. »

Résumé et conclusion. — L'exercice physique est au corps ce que l'éducation morale est à l'esprit. — C'est l'exercice qui développe le système musculaire et donne à nos membres la force et la vigueur. Plus un organe est exercé, plus il devient robuste, souvent même aux dépens des autres organes. — C'est aussi l'exercice qui entretient la santé : plus un sujet s'exerce et travaille dans la mesure de ses forces, et mieux il se porte. — On peut donc considérer le travail physique et la gymnastique des muscles comme le soutien de la santé.

Pour l'homme, donc : *nécessité* physiologique et hygiénique de travailler.

Devoir de travailler pour vivre et embellir son existence, — et surtout pour perfectionner sa nature physique, morale et intellectuelle.

« L'ennui est entré dans le monde par la paresse, » dit La Bruyère. — Et Pascal avait dit avant lui : « Rien n'est si insupportable à l'homme que d'être dans un plein repos, sans passion, sans affaire, sans divertissement, sans application. Il sent alors son néant, son abandon, son insuffisance, sa dépendance, son impuissance, son vide. »

Sans le travail : misère, ennui, dégoût, tristesse,

trouble, apathie, torpeur, immobilité, langueur, faiblesse, maladie et malheur.

Avec le travail : ressources suffisantes pour l'homme dans son état individuel ou dans son état de société; sérénité, gaieté, joie, contentement, activité, force, santé, longévité, progrès, paix et bonheur.

II. — DES MOUVEMENTS COMBINÉS OU DES EXERCICES SPÉCIAUX.

On peut diviser les exercices en actifs — et passifs.

§ 1. — *Exercices actifs.*

L'exercice actif ou spontané est celui dans lequel l'homme n'a de mouvement que celui qu'il se donne à lui-même par sa propre puissance musculaire, et dans lequel, — comme dit Hallé, — il est à la fois puissance, moteur et mobile.

Les exercices actifs sont : la marche, — le saut, — la course, — la danse, — la chasse, — le billard, — la natation, — l'exercice de la voix — et la gymnastique proprement dite.

1° *De la marche.* — La marche est le mouvement le plus simple et celui qui est le plus avantageux à l'homme, car il permet l'action simultanée d'un grand nombre de muscles, et il s'exécute avec la facilité la plus grande. C'est donc un exercice des plus hygiéniques, et qui, autant que possible, doit être pratiqué chaque jour par tout individu.

Je regarde, — dit Hufeland, — comme une condition nécessaire à la durée de la vie, de se donner du mouvement en plein air, au moins une heure par jour, soit avant le dîner, soit trois à quatre heures après.

On est convenu de fixer, — en moyenne, — entre deux et quatre kilomètres, l'étendue du chemin que doit parcourir chaque jour un homme pour conserver sa santé et entretenir son appétit.

On doit établir une distinction entre la marche en plaine et celle qui a lieu sur un plan incliné : pour monter une montagne, par exemple. Cette dernière a de sérieux inconvénients pour les individus atteints de maladies chroniques du cœur ou des poumons; elle augmente quelquefois d'une telle manière leur dyspnée qu'ils sont obligés d'y renoncer. — Dans des maladies du cœur ou des anévrysmes de l'aorte, parvenus déjà à un degré avancé, on a vu la marche forcée déterminer quelquefois la rupture de ces organes. (*Becquerel.*)

2° *Du saut.* — Le saut est un bon exercice, car il met en jeu un nombre de muscles assez considérable... Il facilite ainsi beaucoup le développement du système musculaire général. Le saut, entraînant des efforts considérables, doit être toujours évité par les personnes qui sont atteintes d'affections organiques du cœur, et de maladies chroniques des poumons. Les malades qui en sont affectés supporteraient, du reste, difficilement cet exercice, ou, s'ils venaient à l'exécuter, il en résulterait de sérieux accidents. Le saut est un exercice qu'il faut laisser aux enfants. (*Becquerel.*)— Mais abandonné aux instincts de ceux-ci, il donne lieu à de graves inconvénients, surtout dans les jeux du *cheval fondu* et de la *pelotte* à cheval, qui sont cause de bien des maladies de l'épine dorsale et de bon nombre de hernies. (*Ancelon.*)

Le *saut à la corde* est loin d'être le plus favorable, quoi qu'il soit fort en usage. Il accélère vivement la circulation, cause des palpitations et gorge le cerveau de sang. On doit recommander aux enfants, et surtout aux jeunes filles, de ne s'y livrer que modérément et avec une certaine lenteur. (*Gauthey.*)

3° *Course.* — La course est un mélange de la marche et du saut. La course est surtout exécutée par des enfants; elle est excellente pour eux, fortifie leur constitution, développe leur système musculaire, aiguise leur appétit et favorise leur digestion. (*Becquerel.*) — La course doit être interdite aux enfants dont le cœur bat fortement et d'une manière douloureuse, lorsqu'ils se livrent à des mouvements violents.

Cet exercice doit être rare et court. — Son abus peut devenir la source d'un grand nombre de maladies de la tête, de la poitrine, du cœur, etc., — et l'on a vu plusieurs fois des hommes périr tout à coup après avoir franchi une grande distance par une course rapide.

Le *jeu des barres*, si aimé des jeunes gens, mérite d'être recommandé, parce que la course y est coupée par des temps de repos et que, de cette manière, les effets nuisibles sont prévenus. (*Gauthey.*)

4° *Danse.* — La danse est un exercice composé de la course, de la marche et du saut. La danse, surtout lorsqu'on l'apprend, est un bon exercice gymnastique, car alors on fait exécuter des mouvements variés à un grand nombre de muscles, et on développe ainsi le système musculaire. L'étude de la danse est, sous ce rapport, excellente pour les jeunes filles faibles, débiles et à tempérament lymphatique. La danse exécutée dans les salons est mauvaise, en raison des circonstances dont elle est accompagnée. Ces circonstances sont la chaleur, l'encombrement et l'altération de l'air, etc., etc., qui caractérisent les réunions d'hiver. La valse est une danse qui ne s'est jamais généralisée et ne se généralisera pas, attendu qu'elle cause, chez un grand nombre de personnes, de la céphalalgie, des vertiges, des nausées, des vomissements, et parfois des syncopes plus ou moins complètes. (*Becquerel.*)

5° *Chasse.* — La chasse étant un exercice varié, fatigant, distrayant et agréable, qui oblige, — comme dit Ramazzini, — de marcher beaucoup, de courir, de sauter, de se tenir debout ou bien de se courber, de pousser des cris, etc., peut convenir à un grand nombre de sujets, — surtout aux personnes lymphatiques ou aux hypochondriaques, aux mélancoliques, en un mot, à toutes les personnes atteintes d'affections nerveuses. — Cet exercice est excellent et doit être conseillé pour détourner les jeunes gens d'autres passions — et les empêcher de se livrer prématurément aux plaisirs.

6° *Billard.* — Cet exercice, aussi noble qu'attachant, doit être placé à la tête de ceux qui mettent le plus en jeu le système musculaire, — et qui en même temps charment agréablement les loisirs ou procurent à l'esprit le repos dont il a besoin et au corps l'excitation modérée qui lui est nécessaire pour l'entretien de toutes les fonctions de la vie organique ou nutritive. L'exercice que demande le billard, consistant en marches incessantes ou en allées et venues continuelles, peut tenir lieu de promenade, et, sous ce rapport, il est utile et bienfaisant à tout le monde, même aux malades.

Il est bien entendu que nous parlons ici du jeu de billard chez les particuliers, à la ville ou à la campagne, et non pas dans les estaminets enfumés où l'on respire un air vicié par l'acide carbonique, aussi bien que par les produits des exhalations pulmonaire et cutanée. Celui-là a plus d'inconvénients que d'avantages. (*Becquerel.*)

7° *Natation.* — L'exercice de la natation a pour but de

permettre à l'homme de se soutenir et de se mouvoir à la surface ou dans la région moyenne de l'eau.

Chez les Romains, la natation était spécialement regardée comme une partie essentielle de l'éducation de la jeunesse; on y attachait la même importance qu'à la connaissance des lettres: *Il ne sait ni lire ni nager* (1), disait-on d'un homme qu'on voulait désigner comme parfaitement ignorant.

Cet exercice fortifie la constitution du corps en général, et augmente surtout les forces musculaires, en même temps qu'il agit comme sédatif sur le système nerveux. C'est l'exercice le plus utile, le plus agréable auquel puissent se livrer les enfants faibles et débiles, dépourvus de puissance musculaire, — et chez lesquels un rachitisme imminent fait craindre la déviation de la colonne vertébrale.

Il est fort à désirer que l'on fasse entrer la natation dans le plan des exercices gymnastiques, — afin que tous les jeunes gens apprennent un art qui peut d'ailleurs contribuer à sauver l'homme dans un jour de danger ou lui permettre d'aller au secours de son semblable.

Les jeunes gens prédisposés aux maladies organiques du cœur ou des poumons, ne doivent se livrer à la gymnastique du bain froid qu'avec une grande modération.

— L'*exercice de la voix et des instruments à vent* ayant été traité ailleurs, nous ne reviendrons pas ici sur ce sujet.

8° *Gymnastique proprement dite.* — On appelle gymnastique un système d'exercices gradués, propres à développer le corps, à le fortifier et à l'assouplir. (*Gauthey.*)

Rien de plus utile, dans un système d'éducation

(1) Neque litteras didicit nec natare.

physique que la pratique de la gymnastique. — Les exercices gymnastiques convenablement dirigés et appropriés aux besoins, aux tempéraments et aux caractères des enfants, leur procureront une grande puissance musculaire, leur donneront de l'agilité, de la souplesse dans tous les mouvements et contribueront puissamment non-seulement à faire développer parfaitement le corps, mais encore à le rendre sain, robuste et vigoureux. De plus, ce qui est d'une très-haute importance, le système nerveux se fortifiera, la sensibilité et l'impressionnabilité diminueront à proportion, — ou du moins la sensibilité ne se faussera et ne se dépravera pas. Tout ce qui affaiblit et énerve rend sensible et impressionnable à l'excès.

La gymnastique offre de grands avantages sous le point de vue moral, en fournissant un excellent moyen de remplir utilement les heures de récréation... Après les exercices corporels, les jeunes gens sont en général dans une heureuse disposition d'esprit; l'activité à laquelle ils viennent de se livrer a éloigné les mauvaises pensées, les besoins factices, les désirs énivrans, et on les voit retourner au travail intellectuel avec joie et avec un courage nouveau; qui est le gage de solides progrès. (*Gauthey.*)

Il serait à désirer, — pour la santé publique, — que l'usage de la gymnastique se généralisât. — Il serait d'une grande importance que, dans toutes les familles, on consacrât quelques moments chaque jour à des exercices simples et calculés de manière à mettre en jeu harmoniquement tous les organes. Ces exercices peuvent se faire dans un appartement, comme en plein air, et ils n'exigent pas plus d'une demi-heure chaque jour. On devrait, en outre, établir des gymnases dans toutes les écoles, les colléges, les pensionnats, — et même dans les pensions de demoiselles.

9° Nous indiquerons parmi les mouvements actifs utiles, pour former le corps et l'entretenir en santé, le *travail agricole*, les *travaux mécaniques*, etc., etc.

Voici à l'appui de cette assertion un passage spirituel et agréable extrait de l'hygiène des hommes de lettres : « Un exercice dont on a vu d'étonnants effets pour la santé des hommes affaiblis par les travaux de la pensée, c'est l'horticulture. Un médecin a soutenu, non sans raison, que la plus saine des professions était celle d'un jardinier sobre, et tout démontre cette vérité. L'air pur, l'exercice modéré et pourtant continuel entretiennent et rétablissent les forces. C'est bien alors que la vie paraît pleine et entière, qu'on la possède, qu'on en jouit, qu'on la savoure. L'esprit participe à cet état de bien-être, car les soins et le matériel obligés de la vie d'un horticulteur lettré animent l'âme sans la troubler ; ils la rendent calme, heureuse, au contraire des inquiétudes de la vie sociale et urbaine, qui l'agitent, l'exaltent, l'asservissent en la pressant de toutes parts. Toutefois suffit-il d'avoir le goût du jardinage pour en obtenir de bons résultats ? Non, sans doute, si l'on se contente du plaisir des yeux. Il faut mettre la main à l'œuvre, il faut avoir les bras travailleurs, planter, semer, greffer, en un mot, avoir le soin de son parterre, de son petit jardin comme de sa bibliothèque. Homme d'état qui venez de méditer sur un projet d'où dépend le bonheur ou l'infortune de plusieurs millions d'individus ; vous, illustre, savant, qui avez mesuré la distance des astres, analysé jusqu'aux éléments des corps, quittez vos pénibles travaux; et vous surtout, noble enfant des muses, qu'une ardente imagination a transporté dans les sphères célestes, maintenant détendez les ressorts de votre esprit comme ceux de votre lyre ; d'autres occupations vous attendent. Revêtu de la veste et du chapeau rustiques, allons, armez votre main du râteau ou de la serpe ; il vous faut émonder un espalier, sarcler une allée, butter des céleris, etc.: voilà votre besogne, votre nouvelle tâche. Ou bien encore, hâtez-vous de cueillir ces fruits vermeils, d'arroser ces fleurs desséchées, d'abriter ces tendres plantes que l'aquilon menace, etc.; votre récompense est prête, et vous ne l'attendrez pas longtemps. L'appétit vif, la digestion facile, l'esprit gai, le cœur content, puis un sommeil franc et profond, que voulez-vous de plus pour embellir l'existence ? »

Les *travaux mécaniques*, — dit avec raison M. Gauthey, — exigent du tact, de l'adresse et de la force. Ils donnent des connaissances précieuses sur les divers métiers, sur l'emploi des outils, toutes choses bonnes à savoir, quelle que soit la position que l'on occupe dans la société. L'expérience a d'ailleurs prouvé que les travaux manuels, soit ceux qui se rapportent à l'agriculture, soit ceux qui concernent les arts mécaniques, facilitent l'étude en augmentant l'énergie corporelle; qu'ils rendent la mémoire plus ferme, le jugement plus prompt, la réflexion plus sûre, les perceptions plus claires et plus vives. Sous l'influence de telles occupations, l'homme devient plus courageux, plus indépendant; il se revêt de plus de force pour les combats de la vie, et y apporte une plus grande persévérance.

Enfin, nous n'oublierons pas parmi les mouvements propres à fortifier le corps, celui qu'on exécute en sciant du bois. Cet exercice est d'autant plus avantageux qu'on trouve plus souvent l'occasion de s'y livrer. Rabelais place cet exercice parmi ceux qui sont les plus convenables pour la jeunesse.

§ 2. — *Exercice passif ou gestation.*

Les exercices *passifs* ou *communiqués* sont ceux dans lesquels on reçoit le mouvement d'une cause étrangère. — On distingue trois espèces de gestation : la navigation, la voiture et l'équitation.

1° *Equitation.* — L'équitation est un mode de gestation particulier, et qui consiste à monter à cheval.

Les résultats de cet exercice dépendent essentiellement de l'allure du cheval. Le pas est une allure fort douce et qui réussit fort bien aux personnes valétudinaires. Le galop secoue peu, mais la rapidité de ce mouvement produit de la gêne dans la respiration et une circulation plus accélérée. Le trot est fatigant à cause des secousses qu'il communique à tout le corps. (*Gauthey.*)

En somme, les secousses et les ébranlements répétés de l'équitation communiquent au corps un mouvement tonique, — corroborent toute l'économie — et surtout fortifient singulièrement le système nerveux, dont ils diminuent ordinairement la sensibilité et la mobilité. — L'équitation exerce aussi une grande et salutaire influence sur la vie nutritive, et en favorise toutes les fonctions, comme la circulation, la digestion, l'assimilation, etc. — L'exercice du cheval est très-utile aux personnes atteintes de catarrhe chronique ou de phthisie commençante ; mais il serait nuisible aux individus sujets aux inflammations du bas-ventre, aux affections rénales et vésicales, à la gravelle, au calcul, aux hémorrhoïdes, etc. Les personnes qui, par état ou autrement, montent très-souvent à cheval, feraient bien de porter un suspensoir, — et d'user en même temps d'une large ceinture abdominale qui s'opposerait au développement des hernies, assez fréquentes chez les cavaliers.

2° *Voiture.* — La voiture procure un exercice bien différent selon qu'elle est suspendue ou pas. — Une voiture non suspendue et s'avançant sur un chemin raboteux secoue d'une manière violente, tiraille les muscles et produit une accélération très-forte dans la circulation. — Les voitures non suspendues doivent être sévèrement proscrites dans la grossesse, les maladies des organes circulatoires, les lésions de la vessie, etc.

Les voitures suspendues sur des ressorts d'une grande souplesse ne produisent qu'un mouvement d'ondulation qui n'a presque aucune influence sur les muscles — et produisent à peine une légère excitation des principaux organes. — Si le mouvement de la voiture était le seul exercice auquel on eût recours, il serait insuffisant pour l'homme adulte et bien portant.

Dans les affections organiques du cœur, les promenades en voitures sont excellentes, — et procurent aux personnes qui en sont atteintes une grande sensation de bien-être.

Les voitures favorisent, en général, la digestion. Elles réussissent parfaitement aux personnes nerveuses et impressionnables.

3° *Navigation.* — Le plus doux de tous les exercices passifs, c'est la promenade en bateau ordinaire ou le voyage sur les bateaux à vapeur (sur les rivières ou les lacs tranquilles seulement). — Comme ces sortes de gestations ne produisent ni choc ni secousse, il faut attribuer le bien-être général qu'elles procurent à la respiration d'un air frais, vif et sans cesse renouvelé.

Les voyages sur mer exercent aussi une salutaire influence sur toute l'économie humaine, et modifient et améliorent notablement une foule de maladies nerveuses. L'atmosphère maritime, — d'après de grands et célèbres observateurs, — paraît également fort salutaire aux personnes atteintes d'affections de poitrine chroniques, de catarrhes, de phthisie, etc. — On sait que, chez la plupart des individus qui n'y sont pas habitués, la navigation maritime détermine et provoque même irrésistiblement une sorte de révolution générale, connue sous le nom de *mal de mer*.

III. — DE L'EMPLOI HYGIÉNIQUE DES DIVERSES ESPÈCES DE MOUVEMENTS.

I. — *Précautions générales.* — « L'exercice, — dit M. Lévy, — se doit prendre, autant que possible, à l'air libre, à l'ombre pendant l'été, en hiver à l'abri des intempéries. Quelques exercices (escrime, danse) ont lieu dans des espaces clos ; il y faut réunir toutes les conditions de salubrité et prévenir l'encombrement : même recommandation pour les gymnases... Des vêtements légers, amples, extensibles, se prêtent à la variété des mouvements, sans surcharger le corps d'un excès de calorique ; point de liens, point de compressions qui puissent gêner le jeu des muscles, le cours du sang, l'expansion des cavités splanchniques ; une ceinture large et souple est le seul contentif qui convienne ; l'excrétion des féces, des urines, du mucus nasal, etc., précédera l'action musculaire. On ne fera point succéder sans transition aux exercices violents le repos absolu, et avant de le prendre, on se couvrira un peu plus chaudement, afin de ne pas supprimer brusquement la fluxion sudorale qui s'opère vers la peau par l'élimination d'un excédant de chaleur, et dont l'interruption donnerait lieu à une congestion ou à une phlegmasie interne. On ne mangera pas immédiatement après s'être livré à un exercice violent. Après le repas, point d'exercices; cette règle ne souffre d'exception qu'en faveur des personnes sédentaires ou adonnées aux travaux de l'esprit : chez celles-là, un peu de mouvement facilite l'action des organes digestifs ; on leur prescrira la promenade à pied ou en voiture, ou à cheval au petit pas, une lecture recréative à haute voix, le jeu du volant, etc. Pris sans ménagement après le repas, l'exercice réduit l'estomac à l'impuissance, en rappelant la force sur d'autres organes, et par les secousses réitérées du diaphragme, il le provoque à se vider de son contenu. Le régime sera proportionné à la quantité du mouvement; la ration de liquide, plus forte qu'aux jours de repos, ne doit pas cependant fournir trop à la sueur; l'eau pure convient moins après l'exercice qu'une boisson alcoolisée, et pendant l'action musculaire, on ne doit user que d'un breuvage légèrement fortifiant.

II. — *Conditions de l'individualité.* — 1° *Tempérament, constitution.* — « Les exercices les plus actifs conviennent aux individus lymphatiques, pâles, faibles, bouffis, disposés aux scrofules ; la chasse, la lutte, la course, l'escrime, la gymnastique sous toutes les formes, produiront chez eux l'absorption des fluides blancs qui surabondent dans leurs tissus, prononceront le système musculaire et sanguin, redonneront à leur teint la fraîcheur et la vivacité, à leur fibre la force et la résistance, corrigeront l'inertie et la langueur habituelles de leurs fonctions. Les personnes chez qui l'hématose est très-énergique, doivent s'abstenir des gestations plus ou moins passives, et des efforts violents qui leur font risque d'anévrysmes, d'hémorrhagies, de congestions cérébrales; mais les marches prolongées, la course modérée, la danse, les professions qui nécessitent l'activité de tous les muscles en plein air, les préserveront de la phléthore sanguine qui les menace et fixeront sur les organes du mouvement l'exubérance les fluides plastiques, toujours prêts à se déverser en congestion sur les organes internes. Tous les exercices, sans exception, sont utiles aux sujets nerveux, et l'on peut assurer que ce tempérament poussé même au degré pathologique, retire de la gymnastique les plus précieux avantages de prophylaxie et de curation : développer les muscles et les fortifier, activer la circulation générale jusque dans les capillaires les plus tenus, amplifier le champ de la respiration, détruire les concentrations viscérales, l'excès d'irritabilité du système nerveux, telles sont les indications du tempérament nerveux et de la névropathie; la gymnastique les remplit à elle seule; pour les hystériques, pour les névropathiques, pour les hypochondriaques, etc., elle est le meilleur calmant, l'antispasmodique le plus certain; pour les jeunes choréiques, un remède certain. Aux bilieux secs et maigres, les gestations, la promenade à pied et en bateau, en un mot, les exercices modérés qui n'ajoutent point au type accéléré de leurs fonctions; la gymnastique, employée avec mesure, augmentera leur force de résistance, développera leurs muscles; l'équitation facilitera chez eux la circulation abdominale et contribuera à les préserver des stases splanchniques, si fréquentes chez leurs pareils.

« La combinaison du régime et des exercices peut amener un changement dans les formes de la constitution. Depuis longtemps la gymnastique est considérée comme le correctif de cet état de santé équivoque, caractérisé par la prépondérance viscérale et l'accumulation de la graisse : Galien fit disparaître l'énorme embonpoint d'un client en lui prescrivant de courir tous les matins jusqu'à ce qu'il fut baigné de sueur... Les constitutions primitivement débiles acquièrent par la gymnastique une vigueur et une force remarquables : Thémistocle, Alcibiade, Socrate, Pélopidas, les deux Caton, César, Adrien, Marc-Aurèle, etc., lui durent leur puissance de résistance aux fatigues ; Démosthène, frêle et maladif, se livra pendant son enfance à des exercices continuels qui préparèrent son corps aux luttes et aux travaux de l'homme d'État ; Agésilas, né boiteux et si faible qu'on l'eût noyé sans la pitié de sa mère, devint, grâce à la gymnastique, l'un des plus vigoureux et des plus illustres capitaines de son siècle... Un régime spécial, les bains froids, certaines pratiques de saine hydrothérapie, la gymnastique, voilà les instruments les plus sûrs, si on sait les manier, pour la transformation des tempéraments et des tendances vicieuses de l'organisme.

2° *Ages*. — « Vers la fin de la première année, l'enfant essaie de se tenir debout... Au commencement de la troisième année... l'enfant réussit à marcher. Jusqu'à ce moment, on se contentera de le laisser s'agiter à l'aise sur une natte ou sur un tapis étendu à terre ; qu'il s'y roule, qu'il s'y tourne et retourne à son gré : les efforts qu'il fait pour se soulever et se redresser, exercent tous ses muscles ; qu'il lui soit permis de se traîner sur ses mains, sur ses pieds, tant que ce mode de progression est le seul possible pour lui... Que l'on s'abstienne d'exciter à la marche les enfants encore inhabiles à la simple station verticale... Qu'on ne les suspende point par les bras à l'aide de lisières ou dans l'intérieur d'un chariot roulant, pour leur faire raboter le sol avec leurs pieds ; ces appareils étreignent la poitrine, haussent les épaules, compriment les vaisseaux et les nerfs axillaires, diminuent le diamètre antero-postérieur du thorax. L'enfant qui a appris spontanément à marcher, étudie mieux ses pas, les terrains, il sait tomber avec souplesse sur les nains ou sur les fesses, tandis que l'enfant dressé à la ocomotion se laisse choir lourdement comme une masse nerte, et compte ses chutes par autant de contusions. Une fois qu'ils marchent et courent, n'abusez pas de leurs aibles jambes... A quel âge peut-on appliquer les enfants la gymnastique? Nous pensons qu'il ne faut pas commencer ces exercices avant l'âge de cinq ans, tant à cause le la difficulté d'en proportionner la mesure et l'intenité, que pour ne pas fatiguer le cerveau de préceptes et le l'attention qu'on exige; même à cette époque on ne loit permettre qu'une gymnastique générale, propre à olliciter dans une égale mesure toutes les parties du quelette et tous les muscles... Il est très-important, pour e développement régulier et la santé ultérieure des eunes gens des deux sexes, de bien distribuer leurs exercices physiques et intellectuels. Le premier inconvénient des maisons d'éducation, c'est l'unité de règlement; es travaux qui conviennent aux constitutions fortes fatiguent beaucoup des organisations frêles et impressionnables : l'intelligence ne peut fonctionner impunément lans un corps mal affermi ; attendez qu'il soit en bonne voie de développement, et toujours faites coïncider avec es exercices de l'esprit ceux du corps. Nous ne prétenlons pas élever des spartiates; mais que peut espérer la patrie, l'humanité, la science elle-même de ces êtres étiolés et rabougris que dévore une fièvre d'émulation, qui torturent leurs poumons dans les attitudes vicieuses de la méditation et du travail, qui surexcitent leur système nerveux par les veilles et l'ambition? Quand l'accroissement s'opère avec une sorte d'acuité et s'accompagne de débilité, les exercices violents sont de trop. Dans l'âge adulte, l'action musculaire prévient les concentrations viscérales. Il est difficile de préciser l'époque où les exercices gymnastiques ne sont plus de saison. Chez les Grecs, jeunes et vieux allaient au gymnase... Ceux qui arrivent à la vieillesse, après une vie de labeur et de mouvement, ne sauraient s'en départir sans danger ; la gymnastique professionnelle, continuée jusque-là, ne doit plus être interrompue, à moins qu'elle ne soit suppléée par une autre série d'exercices, tels que la marche, l'équitation, le billard, les voyages, le jardinage. Sinon, obésité, goutte, congestions splanchniques, apoplexie, etc. La plupart des exemples de longévité surprenante, appartiennent à la classe des hommes dont une gymnastique active a entretenu la vigueur : tels sont les soldats, les matelots, les agriculteurs.

§ III. — *Périodicité extérieure.* — « Évitez les exercices très-violents dans les deux saisons extrêmes ; ils épuisent rapidement l'organisme déjà énervé par les chaleurs de l'été ; la transpiration qu'ils provoquent en hiver, expose à des accidents de rétrocession subite. Dans les localités infestées par des foyers miasmatiques, l'inertie et l'excès de mouvements sont également nuisibles : le repos livre l'organisme désarmé à l'atteinte des effluves ; la fatigue, comme toutes les causes débilitantes, dispose à l'infection... Dans les climats humides, une gymnastique rationnelle peut rendre de grands services en fortifiant la fibre pâle et flasque, et en développant la puissance de réaction. Les régions méridionales ne permettent point à leurs habitants des efforts prolongés, des exercices d'une grande énergie : néanmoins une gymnastique modérée, et à laquelle ils se livreraient soir et matin dans des lieux frais, corrigerait peut-être l'énervation de leur corps et la mollesse de leurs organes de locomotion. La saison d'hiver de ces contrées a cela de précieux, qu'elle permet l'exercice presque journalier à l'air libre, grâce à la tiér de l'atmosphère, à la sécheresse du sol, à la pureté ciel et à la fugacité des météores qui en troublent pect. »

— NÉCESSITÉ DU REPOS POUR ASSURER LE BIENFAIT E L'EXERCICE ET DU TRAVAIL : REPOS DE LA NUIT ET OMMEIL, REPOS DU JOUR ET REPOS DU DIMANCHE.

§ 1. — *Du repos de la nuit et du sommeil.*

.e sommeil normal et physiologique, —renfermé dans justes limites, — est sans contredit le plus puissant yen de restauration et de conservation de la vie de omme.

S'il est vrai que le sommeil est une sorte de mort in- mittente pour les facultés de l'intelligence, il s'en faut n qu'il en soit ainsi pour les fonctions intérieures. Loin ressembler à la mort, il donne au contraire à la vie e impulsion nouvelle. Que de fonctions s'exécutent ıdant ce repos vivifiant. La réparation nerveuse, la ·fection de la digestion, le complément des nutritions, ctivité des absorptions, l'égale répartition du sang, baissement de la température de ce fluide et de conomie, abaissement si propre à calmer cet état gitation de la journée qu'on appelle la *fièvre du soir*, etc. mptez, pesez ces avantages du sommeil, et vous appré- rez sa bienfaisante influence sur l'économie. *Somnus, or visceribus*, dit Hippocrate; vérité physiologique contestable. (*Réveillé-Parise.*)

Le sommeil, trop prolongé, produit l'obésité, la bouf- sure, l'atonie, la pesanteur de tête, l'émoussement des cultés sensorielles et morales, la paresse, la morosité. *I. Lévy.*)

L'hygiène du repos de la nuit se déduit des circonstances qui modifient le sommeil.

1° *Du lit.* — Le lit, dans lequel nous passons plus de la moitié de notre vie, est le vêtement de l'homme qui dort ou qui souffre ; l'influence qu'il exerce sur le sommeil et sur la plupart des fonctions, lui donne une importance qu'on ne saurait méconnaître sans de graves inconvénients.

Pendant l'été, on voit souvent des hommes du peuple, surtout lorsqu'ils sont en état d'ivresse, passer la nuit en plein air, couchés sur le sol. Le rhumatisme, la bronchite, la pleurésie, la pneumonie, l'anasarque, l'albuminurie, etc., sont les suites trop fréquentes de cette imprudence. Parmi les populations rurales, il est un grand nombre d'hommes qui couchent, étendus sur de la paille, dans des granges, des greniers, des celliers, des écuries, etc. ; vous connaissez les dangers qui, dans ce cas, peuvent résulter de la fermentation des substances végétales, de la confination, de la viciation de l'air par un miasme contagifère, etc. La paille, d'ailleurs, si elle n'est pas fréquemment renouvelée, s'imprègne facilement de l'humidité et des émanations organiques. Parmi les populations industrielles, on voit beaucoup d'ouvriers, réunis par chambrées, coucher sur le plancher, étendus sur de la paille ou un même matelas, sans protection contre l'action des courants d'air, auxquels les fissures inférieures des portes et des fenêtres livrent surtout passage.

Le lit est donc un meuble dont l'utilité ne peut être contestée, et dont l'usage doit être rendu aussi général que possible. (*L. Fleury.*)

2° *Alcôves, rideaux du lit.* — « Un usage à peu près général, — dit M. Becquerel, — existe en France, même dans les habitations les moins aisées, c'est celui de renfermer le lit dans une alcôve, ou de l'entourer de rideaux épais, capables d'en faire le tour, et de créer ainsi une atmosphère artificielle d'air confiné. — Cet usage est mauvais et funeste à la santé ; il s'oppose au renouvellement facile de l'air : il concentre dans un espace resserré le produit des exhalations pulmonaire et cutanée, et vicie l'air qui est respiré immédiatement par la personne couchée dans le lit.

« L'hygiène doit donner le conseil de rejeter toute alcôve qui ne serait pas largement ouverte ; elle doit également engager à ne faire usage que de rideaux légers et incomplets, destinés plutôt à servir d'ornement qu'à s'opposer au facile renouvellement de l'air.

« Quant aux malades, on ne saurait trop engager les personnes qui les entourent à débarrasser leur lit des rideaux, à moins que ces derniers n'aient pour destination spéciale d'empêcher l'action directe d'un courant d'air sur le malade.

« Les soupentes, les cabinets obscurs, étroits et sans croisées, dans lesquels on place bien souvent des lits, ont tous les inconvénients des chambres petites et non ventilées. On doit en rejeter l'usage, en raison de l'influence fâcheuse qu'ils ne manqueraient pas d'exercer sur la santé. »

En somme, l'hygiène conseille de — choisir la partie de l'habitation la plus saine pour y établir le lit, — et de ne rien négliger pour que les différents objets qui constituent la couche soient entretenus dans un grand état de propreté.

3° L'examen des éléments divers qui composent le lit ne manque pas d'importance. — Et d'abord, le *lit* ou couchette, peut être en bois ou en fer. — Cette dernière substance offre de grands avantages au point de vue de la propreté, de l'absence de punaises, etc.

Il arrivera un temps, — dit non sans quelque raison, M. Raspail, — où l'hygiène bien entendue remplacera ces montagnes de paillasses et de matelas, encaissés dans une grande barque incrustée d'acajou, par le hamac des matelots, qui est la couchette réduite à sa plus grande simplicité et à sa plus grande aisance... Le hamac réalise, pour le pauvre et le riche, l'égalité devant le sommeil. Le voyageur l'emporte dans son sac de nuit, et ne redoute plus ni les lits d'auberge, ni les nuits passées à la belle étoile. Economie hygiénique ; innovation qui ne sera qu'un retour vers la nature ; sacrifice d'une sotte et ruineuse vanité au bon goût et à la santé.

Quoiqu'il en soit, voici, — d'après M. Fleury, — les conditions que l'hygiène indique pour les diverses parties de la literie.

Le *sommier élastique* étant d'un prix très-élevé, on peut lui substituer sans inconvénient, une *paillasse* remplie de paille ordinaire, — ou ce qui vaut mieux, de spathes de maïs.

Le *lit de plume*, dont l'usage est encore très-répandu, se place souvent entre le sommier ou la paillasse et un matelas ; mais, souvent aussi, il remplace ce dernier et reçoit directement le corps du dormeur ou du malade. Dans certains pays, on se couche nu et sans draps entre deux lits de plume ; ce sont là de fâcheuses habitudes. Un coucher trop chaud et trop mou a de nombreux inconvénients ; il maintient le corps dans un état de chaleur et de moiteur qui affaiblit le système musculaire, allanguit toutes les fonctions, et spécialement la digestion, la respiration et la circulation ; provoque l'anémie, la chlorose, les névralgies, les congestions viscérales, etc. — Les lits de plume doivent être complétement proscrits.

La laine, mélangée parfois avec une petite quantité de

crin, est ordinairement employée pour la confection des *matelas*. Nous lui préférons le crin, qui s'empare moins facilement des exhalaisons organiques, et qui rend le matelas plus dur et moins chaud. Maintes fois, il nous a suffi, — continue M. Fleury, — de substituer un matelas de crin à un matelas de laine pour rendre plus efficace un traitement dirigé contre une maladie accompagnée d'anémie, d'accidents nerveux, etc. Dans tous les cas, il est bon de faire recarder les matelas au moins deux fois par an, d'en faire laver la toile et d'en faire purifier le contenu au moyen de l'aération, du lavage, de fumigations, etc. Cette opération doit toujours être faite après la mort ou une maladie grave, de longue durée, et surtout contagieuse. Cette précaution est souvent négligée, même parmi les classes les plus éclairées et les plus riches de la société.

Ceux à qui le prix élevé du crin et de la laine rend ces matières inaccessibles, peuvent leur substituer la balle d'avoine, les spathes de maïs, la fougère ou d'autres productions végétales, — mais à la condition d'un fréquent renouvellement.

Les *draps* en coton ou en fil, — on doit préférer la toile au calicot, — ont une utilité incontestable. Ainsi que la chemise, les draps ne doivent être ni trop gros et rudes, ni trop fins ; il faut qu'ils soient souvent et bien blanchis (tous les quinze jours au moins) ; enfin, on ne doit s'en servir qu'autant qu'ils sont parfaitement secs, et, à ce point de vue, l'usage de la *bassinoire* ne saurait être trop recommandé. Il vaut mieux néanmoins sécher préalablement ses draps à l'air devant un feu vif.

Les *traversins* et *oreillers* sont ordinairement remplis de plumes ; le crin est préférable. Ils ne doivent être ni très-mous, ni très-élevés, à moins d'indications spéciales (*congestion cérébrale, maladies du cœur, des poumons*, etc.). Pendant l'été surtout, l'usage d'oreillers recouverts de maroquin, est aussi sain qu'agréable.

Les *couvertures* sont en laine, en coton, en soie, ouatées et piquées, etc., suivant la saison et la température ambiante. On y ajoute, à l'occasion, un *couvre-pied* ou un *édredon*. Nous ne pourrions que répéter ici ce que nous avons dit, à propos des lits de plume, touchant les dangers d'un coucher trop chaud.

§ 2. — *Règles hygiéniques.*

1° Périodicité extérieure. — « La nuit doit être dévolue au sommeil, — dit M. Lévy. — Dormir le jour et veiller la nuit, c'est déterminer une inversion violente, dans la marche naturelle des phénomènes organiques ; c'est les exalter au moment où ils tendent à leur minimum d'intensité, et les déprimer à l'époque ordinaire de leur ascension ; c'est remplacer les stimulations légitimes du jour par les excitations factices de la nuit. Il n'est point d'agression plus directe, plus hostile contre les lois conservatrices de l'organisme, que la subversion de l'ordre fixé pour le repos et l'activité ; la décoloration, l'étiolement, l'affaiblissement ou les troubles de la nutrition, l'exagération morbide de la sensibilité nerveuse, telles en sont les conséquences. La saison des chaleurs et les climats ardents autorisent seuls quelques infractions à cette règle ; la sieste ou sommeil diurne est parfois une nécessité, là où l'élévation excessive de la température épuise rapidement la force de réaction et rend tout travail impossible, tandis que la fraîcheur et la sérénité des nuits font des veilles une jouissance et restaurent la vitalité de tous les organes.

2° *Conditions individuelles.* — « Les gens faibles, de constitution molle et maladive, dorment plus que les sujets robustes ; les personnes pléthoriques, obèses, à col court, à tête volumineuse, à épaules larges, ont une grande propension au sommeil et doivent s'en défendre comme d'une cause prédisposante aux congestions cérébrales, aux apoplexies. Les femmes dorment en général plus que les hommes...

« En général, l'homme mûr dort moins que l'adulte, le vieillard moins que l'un et l'autre ; l'enfant nouveau-né ne fait que dormir et téter ; à mesure qu'il se développe et multiplie ses rapports avec le monde extérieur, il exige moins de sommeil. Il est indispensable de coucher les enfants de bonne heure, car ils font pendant le jour une énorme dépense de forces ; que l'on se garde de les agiter avant le coucher, soit par des jeux excessifs, soit par une prolongation de veille au milieu d'une réunion bruyante; c'est une habitude nuisible que de les endormir sur les genoux ou dans les bras de leur nourrice, de leur mère : la chaleur du contact les échauffe ; l'attitude vicieuse qu'ils reçoivent peut gêner leur développement régulier, et dès qu'ils se sentent placés au berceau, ils s'éveillent avec des cris. Jusque vers l'âge de dix-huit mois à deux ans, les enfants dorment quelques heures le jour ; beaucoup conservent cette habitude au-delà de ce terme ; et comme ils la satisfont au milieu du jour, ils sont privés des heures les plus bénignes de promenade et d'exposition à l'air libre, au soleil : delà vient qu'ils s'étiolent, s'amollissent, restent chétifs, passent de mauvaises nuits, ou deviennent sujets, dans leur vie de réclusion, à des incommodités qu'un régime mieux ordonné éloignerait d'eux. Le bercement est nuisible, si les secousses sont violentes, rapides et longtemps continuées ; dans le cas contraire, il agit par le rhythme des oscillations : mieux vaux n'y point accoutumer les enfants, et l'on y renonce généralement... Les sujets qui ne reçoivent point une alimentation suffisante dorment moins.

« L'habitude règle la durée et l'époque du sommeil... Il faut consulter pour cette fixation l'âge, la constitution, etc. En général, le besoin du sommeil est en rapport avec le degré d'exaltation du système nerveux... L'habitude étend son empire sur les époques du retour du sommeil ; on ne peut prendre pour guide le lever et le coucher du soleil ; la meilleure distribution de la journée est celle qui fixe le lever et le coucher à des heures également distantes du minuit ; on ne doit pas s'endormir plus tard en été qu'en hiver.

« Quant aux moyens propres à amener le sommeil, ceux qui n'émanent pas de l'hygiène sont dénués de toute efficacité, mais non de péril... Les vrais moyens de maintenir et de rappeler le sommeil, c'est la régularité des heures qu'on lui consacre, c'est la tempérance, la proportion entre l'exercice et l'alimentation, l'absence de travaux intellectuels, de lectures ou d'entretiens émouvants quelque temps avant de se mettre au lit, l'éloignement des stimulants sensoriels, l'habitude de se lever matin.

« La position dans le lit dépend encore de l'habitude; la meilleure est celle que chacun se fait à son insu après quelques mouvements instinctifs qui ont pour but de procurer au corps la plus grande somme de repos ; c'est dans la situation horizontale qu'il la trouve ; elle n'exige aucun effort pour le maintien de l'équilibre et elle permet au corps de toucher par le plus grand nombre possible de points la surface sur laquelle il est étendu ; moins cette double condition est remplie, plus le sommeil est difficile. Les personnes à épaules effacées et à clavicules longues se couchent plus commodément sur le dos : attitude moins supportable à ceux qui ont les épaules rondes et les clavicules courtes. La position la plus commune est le décubitus latéral, particulièrement sur le côté droit, les membres portés en avant et à demi-fléchis : on a dit que l'homme imite en cela les animaux qui se pelotonnent pour ne point disperser leur chaleur sur une grande surface ; mais il se place de cette manière même en été, sans doute parce que la demi-flexion met tous les muscles dans un état de relâchement moyen qui les repose tous, tandis que l'extension complète relâche seulement les muscles correspondant au sens de l'extension des articulations et distend les autres autant que possible... Les individus pléthoriques, disposés aux congestions cérébrales, doivent avoir la tête plus élevée. »

En résumé, le besoin et la durée du sommeil varient suivant une foule de circonstances, — et sont toujours en raison de la dépense ou de la perte des forces ; depuis le sommeil de 3 à 4 heures de durée jusqu'à celui de 12 à 15 heures, on peut observer tous les intermédiaires.

Aux différents âges, — et en mettant de côté les circonstances spéciales, — la durée du sommeil doit être la suivante : chez les jeunes enfants qui viennent de naître, le temps se partage entre la nourriture et le sommeil ; — chez les adolescents, de 8 à 10 heures de sommeil ; — chez les adultes, 6 à 8 ; — la plupart des vieillards ont assez de 6 heures.

L'école de salerne accorde 6 heures seulement de sommeil à l'homme jeune ou vieux, — 7 aux paresseux, — jamais 8 (1). — Les campagnards ne dor-

(1) Septem vix pigro, nulli concedimus octo,

ment que 5 à 6 heures, tandis que les habitants des villes consacrent au sommeil une dizaine d'heures; il en résulte que les premiers vivent 4 heures de plus par jour, ou 120 heures de plus par mois. C'est une économie de 10 jours par mois ou de 4 mois par année.

Quant aux heures du coucher et du lever: se coucher régulièrement de bonne heure — et en tout temps se lever de grand matin est une des plus importantes lois de l'hygiène; c'est une des principales conditions de santé et de longévité, non-seulement sous le rapport purement physique et matériel, mais encore sous le rapport intellectuel et moral. C'est avec raison que Hufeland dit : « L'homme ne jouit jamais du sentiment de son existence avec autant de pureté et de perfection que par une belle matinée ; celui qui ne profite pas de ce beau moment perd la jeunesse de sa vie. » Enfin, un autre auteur Westley, s'exprime ainsi : « Se coucher de bonne heure, se lever de bonne heure, donne à l'homme *santé, richesse* et *sagesse.* »

§ 3. *Du repos du jour et du dimanche.*

Le repos naturel, le sommeil ne suffit pas pour conserver la santé, il faut encore un repos du jour.

« Les excès de travail, — dit avec beaucoup de raison M. Fonteret, — sont lentement mais sûrement funestes.

« Tout travail qui dépasse les forces produit la lassitude, le malaise, la souffrance, et, à la longue, l'épuisement.

« Le bœuf surmené, c'est-à-dire excédé par la marche, par des fatigues sans cesse ni relâche, meurt de maladies charbonneuses ou putrides.

« Vous croyez-vous plus fort que le bœuf?

« Un travail modéré et régulier, outre qu'il est ordinairement salutaire, conduit d'ailleurs, à de plus grands résultats qu'un travail forcé.

« Sa durée habituelle ne devrait pas dépasser 12 ou 14 heures pour les hommes, et 10 ou 12 heures pour les femmes. L'on conçoit sans peine qu'elle doit être moindre pour les enfants (1).

« Pour retirer du travail les avantages hygiéniques qui y sont attachés, il ne suffit pas de le proportionner aux forces et d'en circonscrire la durée selon l'âge de l'ouvrier ; il faut encore qu'il soit coupé par des temps d'arrêt, divisé par des repos.

« A ce point de vue, la succession des trois repas amène une heureuse diversion, et il est vrai de dire qu'elle reconforte doublement le travailleur.

« Ces interruptions quotidiennes du travailleur ne sont pas les seules qui nous soient commandées par le soin de notre propre conservation.

« La magistrature et le barreau, la bureaucratie, le commerce et la finance, les arts, l'enseignement, les académies ont leurs jours fériés et leurs vacances.

« N'en doutez pas, le repos du septième jour de la semaine, particulièrement institué en vue de ceux qui vivent du travail de leurs mains est, religion à part, ad-

(1) La durée habituelle du travail pour les enfants est réglée par une loi (*la loi du 24 mars 1841*), qui, après avoir limité à 8 ans l'âge d'admission dans les manufactures, usines ou ateliers, fixe à 8 heures jusqu'à la douzième année et à 10 heures jusqu'à la seizième, la durée du travail effectif.

D'après M. Becquerel, — on peut faire quelques observations sur cette loi. D'abord l'âge de huit ans est trop bas ; il faudrait au moins dix ans, et mieux encore douze, comme minimum. — Le reproche le plus grave que l'on puisse adresser à cette loi, — qui importe tant à l'avenir et à la prospérité des populations industrielles, — c'est son inexécution.

mirablement en harmonie avec les besoins de l'homme et tout à fait conforme aux plus saines prescriptions de l'hygiène.

« La preuve, c'est que, si l'on voit quelques esprits forts se révolter à la pensée de chômer le dimanche, on remarque qu'ils ne manquent guère, pour la plupart, de fêter le lundi.

« Et d'ailleurs, si, dans les conditions ordinaires d'un travail modéré, l'organisme éprouve les effets salutaires du mouvement, il est hors de doute cependant que ces effets seront insuffisants et incomplets, toutes les fois que, selon les exigences de la profession, on sera astreint à rester, durant de longues heures, debout ou assis, penché ou courbé, dans une attitude vicieuse ou incommode, invariablement assujetti à l'exercice exclusif de certaines parties du corps.

« Dans toutes les circonstances, où l'on sent instinctivement le besoin de donner aux muscles condamnés à l'inaction le mouvement qui leur manque, est-ce trop d'un jour, je vous le demande, pour satisfaire à ces pressantes sollicitations de la nature? Est-ce trop d'un jour pour s'évertuer à rétablir, par le libre fonctionnement de tous, un juste équilibre entre les nombreux ressorts de la mécanique humaine?

« Donc, le dimanche devrait être *en partie* consacré à quelque exercice actif, hors du logis, loin de la ville, s'il se peut, sous le ciel embaumé des campagnes.

« Cette espèce de gymnastique, pour être sans art, n'en serait pas moins d'un grand profit; et elle mériterait d'occuper une place importante parmi les délassements de ce jour.

« Comprendrait-on un être raisonnable, enfermé à vie dans un atelier souvent mal aéré, contraint à la répétition monotone d'une série invariable de mouvements très-limités, et qui, un jour sur sept, rendu à la liberté, maître de ses actions, au lieu de se secouer au grand air, au lieu de se ragaillardir au soleil, irait se claquemurer de rechef, s'immobiliser, s'accroupir dans des lieux pires que ceux qu'il vient de quitter?

« Et n'est-ce pas à cette pratique injustifiable que s'abandonnent les tristes habitués du cabaret?

« Je n'insisterai pas sur ce point.

« Sans parler de la bourse qui s'épuise en folles dépenses, et des liens de famille qui insensiblement se relâchent; sans parler de la nocuité flagrante des boissons alcooliques prises à vide, j'en ai dit assez pour montrer aux sages que le cabaret prépare sûrement la ruine de ses hôtes inconsidérés. »

CHAPITRE VII.

DES PROFESSIONS.

> La loi du travail est la grande loi de l'éducation humaine. Nul n'est mis ici-bas pour ne rien faire. Toute créature intelligente et libre est essentiellement destinée à l'action. L'activité nourrit, exerce, fait la force et la vie. L'oisiveté, le *far niente*, c'est l'anéantissement, c'est la mort.
>
> DUPANLOUP.

SOMMAIRE.

I. — Nécessité d'une profession.

I. — Choix d'une profession. — L'agriculture est pour l'homme qui entre dans la vie active, une carrière qui lui promet santé, bonheur.

II.— On doit choisir la profession qui est la plus convenable à la santé d'un enfant.

V. — Hygiène des diverses professions.

I.— NÉCESSITÉ D'UNE PROFESSION.

On entend par *profession* le genre d'occupation auquel s'adonnent les individus composant la société.

Chacun doit se livrer au *travail,* c'est la garantie du bien-être des individus et de la tranquillité de toute nation.

Le travail est le père de toutes les vertus, comme l'oisiveté est la mère de tous les vices. Le travail fortifie le corps, maintient la santé, prolonge la vie et fait paraître le temps court; parce que le travail est dans l'ordre de la nature. L'oisiveté, au contraire, porte les marques visibles de la réprobation divine : elle engendre la mollesse et l'ennui, les maladies et la misère; elle induit le riche à tous les vices, et le pauvre à tous les crimes. (*Franklin.*)

Ainsi donc, dans l'intérêt de soi-même, si ce n'est dans l'intérêt de tous, chacun doit choisir une profession suivant ses goûts, ses aptitudes, ses capacités et sa possibilité pécuniaire. L'homme qui vit dans l'oisiveté est un être à charge à la société, puisqu'il consomme sans produire.

L'ouvrier laborieux est honnête et ami de l'ordre.

Le mauvais ouvrier est querelleur, ivrogne, paresseux.

Aussi ne saurait-on trop engager les pères de famille à habituer de bonne heure leurs enfants au travail et surtout à un *travail régulier.* — Pauvres ou riches, donnez à vos enfants des habitudes de travail, qu'ils s'y livrent avec gaieté, plaisir et attachement, et que l'on n'oublie pas que si, chez les malheureux, les fainéants sont ivrognes et dépravés, — les riches oisifs deviennent le fléau des hautes classes de la société. — Et d'ailleurs, qui peut prévoir les vicissitudes de l'avenir? Dans nos époques fécondes en agitations, en révolutions, qui sait ce que les années leur réservent? Avec le travail qui a fortifié le corps, qui a étendu l'intelligence, l'enfant né dans la plus modeste condition est maître de son sort; et le fils d'un père opulent n'a point à redouter les caprices de la fortune. — Le travail seul nous donne la véritable indépendance, c'est le seul bien que l'adversité ne puisse nous ravir.

Un somme, — « Un père prudent fera marcher ensemble l'éducation intellectuelle et l'éducation professionnelle. Ses enfants prendront ainsi l'habitude du travail, et jamais il ne sera pour eux une peine; ils ne comprendront même pas que l'on puisse v vre sans travailler. Tandis qu'au contraire, si, comme on agit communément, l'on ne s'occupe que du développement intellectuel des enfants, lorsque le jour du travail arrive, ils n'y sont nullement préparés et le prennent bien vîte en dégoût; ils veulent un emploi bien doux, ils soupirent même après des rentes, afin de pouvoir ne rien faire du tout, et bientôt ils deviennent à charge à eux-mêmes et à la société. » (*D. Caron.*)

II. — DU CHOIX D'UNE PROFESSION.

Une chose fort importante, et qui se rattache à l'hygiène de l'enfance, c'est le choix d'un métier : j'en dirai un mot. « Ce choix, dit Pascal, est ce qui importe le plus à la vie. » Que les pères se pénètrent bien de cette pensée. Quand on est parvenu par son travail, sa bonne conduite, à s'assurer quelque aisance, on trouve trop étroite ou trop basse pour son fils la carrière dans laquelle on a soi-même vécu. Il y a du vrai et du faux dans ce jugement;

ce qu'il y a de vrai, c'est le sentiment où il prend sa source, et qu'on n'a pas le droit de louer, tant il est naturel au cœur de l'homme; ce qu'il y a de faux, c'est qu'il fait le malheur, et du père qu'il ruine et du fils que souvent il pousse aveuglément dans une carrière pour laquelle il n'a pas de vocation. « Combien y a-t-il de gens, dit Nicole, qui, n'ayant que des bras et point de tête, choisissent un emploi qui aurait besoin de tête et non de bras; combien y en a-t-il qui s'engagent dans des fonctions qui sont au-dessus de leurs forces, de leurs lumières, de leur vertu? » Ce sont surtout les hommes qui sont nés et ont toujours vécu à la campagne, qui tombent dans cette erreur. C'est que les grandes cités n'apparaissent à leur imagination naïve, que comme le séjour enchanté des plaisirs, des belles manières, du travail facile. S'ils savaient combien de soucis, combien de douleurs, combien de misères, combien de désespoir se cachent sous ces apparences trompeuses, ah! qu'ils s'estimeraient bien plus heureux, et que la vie simple qu'ils ont eux-mêmes menée, au milieu des champs, leur semblerait bien plus devoir faire le bonheur de leur fils, que les rêves dont se berce, dans leur inexpérience, leur ambition paternelle. (*Max. Simon.*)

L'agriculture est, pour l'homme qui entre dans la vie active, une carrière qui lui promet santé et bonheur. « L'agriculture et l'art de la perfectionner est le premier de tous les métiers, en quelque sens qu'on le prenne, et l'homme ne peut en avoir de meilleur. » (*G. Penn.*) — Là, en effet, sont toutes les ressources morales et physiques que peut exiger l'avenir d'un jeune homme. Il y trouvera non-seulement les éléments propres à satisfaire son esprit, — mais il pourra s'y enrichir. On peut s'enrichir dans l'industrie agricole si on en possède bien la connaissance, comme on le fait dans l'industrie manufacturière.

Linné, le grand naturaliste suédois qui vivait du temps de Buffon, disait que *l'agriculture n'était que la connaissance des trois règnes de la nature appliquée au grand art de rendre la vie de l'homme plus heureuse et plus douce à passer.*

« Je doute qu'il puisse y avoir, — avait dit Cicéron, — une existence plus heureuse que celle des hommes qui se livrent aux travaux de l'agriculture; non-seulement parce qu'elle est utile au genre humain tout entier, mais aussi parce qu'elle est une source de plaisirs, et qu'elle fournit en abondance tout ce qui a rapport à la vie. »

« L'agriculture est le premier élément de la prospérité d'un pays, parce qu'elle repose sur des intérêts immuables et qu'elle forme la population saine, vigoureuse, morale des campagnes, » a dit L.-N. Bonaparte, aujourd'hui empereur des Français.

Enfin, voici ce qu'écrivait, sur ce sujet, dans un livre récent, un illustre savant dont la philanthropie égale la science : « C'est l'agriculture qui crée, qui multiplie sur notre sol ces précieuses matières premières qu'il appartient ensuite à l'industrie de mettre en œuvre, et au commerce de distribuer parmi les populations; à la science qu'on a justement appelée de nos jours la *première des philosophies*, se rattache ainsi ce qu'on a appelé de tous les temps *le premier des arts*. Le premier, en effet, car il est, de tous, celui dont l'action sur nous est la plus immédiate et la plus intime, comme la plus continue et la plus souvent répétée; ses bienfaits sont de tous les jours, de toutes les heures, de tous les instants. Les progrès des autres arts entretiennent le mouvement social, et, pour ainsi dire, la vie des peuples; mais avant tout, de ceux de l'agriculture, de la production et du bon emploi des substances qu'elle crée dépendent la santé et la vie des hommes.

« Nous voyons dans la *Genèse*, Abel et Caïn, pères de l'agriculture, *Abel pastor ovium et Caïn agricola*, antérieurs de six générations à Tubal-Caïn, père des arts mécaniques, *malleator et faber in cuncta opera æri et ferri*. Dans l'olympe mythologique, nous voyons de même Cérès, déesse des moissons, précéder Vulcain et Mercure, dieux des arts et du commerce. L'agriculture est, en effet, le plus ancien des arts, le premier dans l'ordre des temps, comme le premier par sa prééminence sur tous les autres. » (*Lettres sur les substances alimentaires*, par M. Is. Geoffroi Saint-Hilaire.)

Et pourtant, — dit M. Fonteret : « Attirés par la trompeuse amorce d'un salaire en apparence plus élevé, et par le prestige séducteur des vains plaisirs de la ville, des hommes robustes, de tendres jeunes filles accourent en foule, désertant de plus rudes travaux. Désertion doublement déplorable et funeste!... car elle dépeuple les campagnes au détriment de l'agriculture, cette mamelle nourricière de l'État, et produit le trop plein qui exagère si malheureusement la somme des bras inoccupés, et qui centuple, aux jours de crise, les chances défavorables à l'ouvrier valide et laborieux.

« Ah! ne vous laissez pas prendre plus longtemps à cette fièvre de l'industrie qui vous dévore, paisibles habitants des campagnes! On l'a dit avant moi : combien plus heureux est le sort que vous a fait la nature!

« La santé vous échoit sans peine en partage, parce qu'elle est à peu près tout entière dans l'air que vous respirez. Rude est votre labeur, oui; mais vous n'avez pas à rougir de vos tranquilles plaisirs, et vous ignorez, dans vos chaumières, les poignantes angoisses de la misère, les tortures de la faim.

« Comparez froidement au vôtre le sort de l'ouvrier des villes.

« Sa santé est moins florissante, sa vie plus courte, ses maladies plus multipliées, son enrichissement exceptionnel. Viennent le chômage, la concurrence, l'invention d'une simple machine ou une secousse politique, et voilà ce beau salaire qui vous tente amoindri, réduit à néant, tari jusque dans sa source !

« Puissent ces quelques lignes ouvrir les yeux sur leurs véritables intérêts à ceux pour qui il en est temps encore ! »

« Est-ce à dire cependant, — ajoute M. Max. Simon, — que l'homme, né dans une position humble, ne puisse en sortir, et que, quelles que soient ses facultés, il faut qu'il meure là où il est né, là où il a vécu ? Dieu me garde de reculer aussi loin dans un passé, qui ne peut pas plus être la loi du présent qu'il ne sera celle de l'avenir. Ce que je veux établir seulement ici, c'est que les parents ne doivent pas se faire illusion sur les aptitudes de leurs enfants, ni leur souffler une vocation qu'ils n'ont pas. C'est s'abuser soi-même et préparer, par une vanité ridicule, le malheur de ceux-là même dont on désire le plus le bonheur. Cette prudence que je recommande dans le choix d'un état, ne croyez pas qu'elle empêche de se produire l'homme que Dieu a marqué au front du sceau du génie ; cette homme saura trouver sa voie, et ne mourra ni inconnu, ni incompris.

« La morale de tout ceci, c'est qu'en général, dans la classe ouvrière, les enfants doivent exercer le même métier que leurs pères dont ils deviendront ainsi naturellement les apprentis. Il y a en cela un très-grand avantage, c'est que dans les professions qui exigent surtout l'habileté de la main, la pratique en révèle tous les secrets. Or, qui mieux qu'un père les enseignera à son fils. Si, d'un autre côté, des dangers sont attachés à cette profession, qui mieux que lui encore lui apprendra à les éviter. »

III. — ON DOIT CHOISIR LA PROFESSION QUI EST LA PLUS CONVENABLE A LA SANTÉ D'UN ENFANT.

Je ne terminerai pas sans vous transmettre les sages conseils que donne M. Tessereau, sur le choix de l'état que l'on doit faire prendre aux enfants dont la santé est délicate.

« Que fait,— dit-il, — le père d'un enfant qui va entrer dans sa douzième ou quatorzième année? s'occupe-t-il de savoir quel est l'état qui sera le plus convenable à la santé de son fils? Il n'y songe malheureusement presque jamais, l'enfant non plus. Il serait cependant bien utile que le père, avant de le mettre en apprentissage, consultât son médecin, pour savoir quel genre d'état peut être plus convenable à la santé de son fils. Précisément parce qu'un enfant a quelques dispositions maladives, les parents disent : « Nous ne pouvons donner à notre fils un état pénible; il faut éviter les fatigues, les courses, etc. » Alors on en fait un tailleur, un cordonnier; on le place dans un atelier où il aura peu d'exercice à faire, où il restera assis, livré à un simple mouvement des pieds et des mains.

« Je suis convaincu, que, sans le vouloir, on agit tout à fait à l'opposé de ce qu'on aurait dû faire. Si au lieu de mettre cet enfant dans un état semblable, on lui avait donné au contraire une profession dans laquelle il ait pu exercer tout son corps, aller, venir, marcher, porter certains petits fardeaux, on verrait certainement son corps se développer peu à peu et sa santé s'améliorer. Si surtout on mettait ce jeune apprenti dans les conditions hygiéniques que je vous ai exposées, c'cst-à-dire si on lui faisait respirer un air pur, si on lui donnait une nourriture simple, mais substantielle, si on lui mettait de la flanelle sur le corps pour éviter les transitions subites du chaud au froid, si on lui faisait faire de l'exercice, un peu de gymnastique, si enfin on le conduisait aux bains froids de manière non-seulement à nettoyer le corps, mais à lui donner de la force par la natation, on pourrait, par tous ces moyens, le ramener à un bon état de santé.

« Quand vous donnez à un enfant un état qui l'oblige à rester assis, il faut au moins lui faire faire de temps en temps une course ou de la gymnastique, afin de donner satisfaction au besoin du mouvement, et afin d'empêcher les mauvais effets sur la santé de cette situation constamment agenouillée ou assise, car vous savez quels sont les inconvénients de cette position vicieuse. »

En résumé, — attachez-vous à une profession véritablement utile ; le nombre en est grand ; il n'en est pas une qui n'appelle le jeune homme laborieux, et qui ne lui offre, pour prix de son travail, une existence honnête et assurée. — Choisissez avec réflexion celle qui répond le mieux à vos forces, à votre intelligence, surtout à votre goût, parce qu'on ne fait bien que ce qu'on aime à faire; mais lorsque la résolution en est prise, persistez dans votre choix : on ne gagne rien à passer sans cesse d'un état à l'autre, et celui qui fait tous les métiers, en sait rarement un seul.

IV. — HYGIÈNE DES DIVERSES PROFESSIONS.

« Le grand art de conserver la santé en travaillant, consiste moins dans l'accomplissement, même minutieux, de quelques pratiques particulières, que dans l'observation incessante, raisonnée, consciencieuse, de l'ensemble des règles de l'hygiène.

« Cette réflexion fondamentale s'applique aux travailleurs de toute classe : il y aurait péril à l'oublier.

« Toutefois, en tenant compte des conditions dominantes dans l'exercice de chaque profession, il est possible d'en déduire certaines indications précises, en petit nombre et très-simples, qui concourront à protéger la vie contre des influences exceptionnelles. » (*Fonteret.*)

Nous passerons donc en revue toutes les professions, en les groupant par familles, d'après leur caractère le plus saillant ; et nous noterons les inconvénients attachés à leur exercice, — et les précautions à prendre pour y remédier (1).

CHAPITRE VIII.

HYGIÈNE INTELLECTUELLE ET MORALE.

> « L'homme ne vit pas seulement des choses matérielles, il vit aussi des choses de l'esprit : il sent et pense en même temps qu'il assimile et se meut, et la pensée dont il a conscience, et que révèlent son regard et ses traits, est un des éléments nécessaires de son existence physique. » CRUVEILHIER.
>
> « O la vile créature que l'homme, et abjecte s'il ne se sent pas soulever par quelque chose de céleste. » MONTAIGNE.

I. — Jusqu'à présent, nous ne nous sommes occupés, — pour ainsi dire, — que de l'homme physique et de

(1) Chaque cahier de notre *Propagateur* contiendra un article *d'hygiène professionnelle*, — et ce sujet si important y sera traité avec tout le soin et les détails qu'il réclame.

l'individu isolé. Or, tous les philosophes et les historiens, Platon, Tacite, Montesquieu, Rousseau, Cabanis, M. Guizot, nous montrent la haute influence que l'hygiène exerce sur le développement et le perfectionnement de l'homme intellectuel et moral, sur la destinée des sociétés et des empires.

« L'hygiène, s'écrie Rousseau, est moins une science qu'une vertu. » — « L'hygiène seule, dit M. Londe, peut donner les moyens, soit de fortifier nos sentiments lorsqu'ils sont trop faibles pour servir à l'entretien et au bonheur de notre existence, soit de les modérer lorsque trop ardents, ils menacent de dégénérer en passions violentes et de causer notre malheur... Elle est le guide des législateurs et la providence des nations. » — « L'hygiène, dit à son tour M. Rochoux, est une véritable philosophie naturelle qui s'occupe bien plus d'enseigner à faire un bon emploi de la vie que d'en prolonger la durée. »

II. — Enfin, dirons-nous avec M. Fonteret, — en terminant cet ouvrage : La santé, présent de la nature, se maintient par la satisfaction légitime de nos besoins physiques et moraux. La pratique de la vertu est donc une loi de l'hygiène.

Vous savez à quelles conditions s'élabore et s'entretient la plénitude de la santé. Vous avez réfléchi sur ce qui est nécessaire ou nuisible au développement parfait de ce don de la nature. Vous avez analysé, compté les besoins multiples qui surgissent, à chaque heure, de votre existence, plus ou moins apparents, plus ou moins tyranniques, mais sans cesse renaissants.

Mais lorsque vous avez prêté l'oreille à ces solliciteurs ardents, croyez-vous que tout sera dit, que tout sera fait, pour la conservation de ce trésor tant convoité.

Quand vous aurez respiré à pleins poumons un air pur, et que vous aurez bu et mangé avec sagesse ?

Quand vous aurez lavé et purifié votre corps de toutes ses souillures, et que vous l'aurez recouvert de vêtements convenables ?

Quand vous aurez accordé à vos sens la satisfaction légitime qu'ils réclameront à leur tour ?

Quand, enfin, après une journée de labeur, vous aurez goûté à propos le sommeil qui doit réparer vos forces ?

Je vous le demande, estimez-vous que ce soit là tou ce qu'exige de vous le maintien d'une santé qui vous es chère ?

Non. Vous le savez aussi bien que moi : il y a en vous *quelque chose* qui réclame impérieusement sa part des soins que vous vous devez, et qui, infailliblement, si vous n'y prenez garde, troublera l'harmonieux équilibre de la machine humaine.

Ce quelque chose qui vit en vous est le plus bel apanage de l'homme, le signe ineffaçable, distinctif, caractéristique de sa nature, le seul qui, à proprement parler, l'élève au-dessus de la brute : c'est l'*être moral.*

La notion du bien et du mal, gravée en traits indélébiles dans tous les cœurs, est sa plus éclatante manifestation, en même temps que sa preuve la plus irrécusable

Et cet être a sa soif et sa faim, qu'il vous faut apaise sous peine de décadence et de ruine, comme vous apaise la faim et la soif de l'être matériel sous peine de souffrance et de mort.

Malheur à qui l'oublie ! car, si la paix, le calme, le contentement, le bien-être accompagnent la vertu ; le remords, c'est-à-dire le trouble, l'agitation, le malaise suivent de près la faute.

Rien n'est donc plus facile et plus simple que d

conserver la santé, puisqu'elle est le prix de la satisfaction légitime de nos besoins physiques et moraux.

Oui, rien ne serait plus simple et plus facile, si l'homme n'abusait pas de sa liberté.

Mais, hélas ! l'expérience des siècles est là pour nous l'apprendre : « L'homme voit le bien, il l'approuve ; et, pourtant, le mal le séduit et l'entraîne. » C'est un poète païen qui l'a dit. (Ovide. *Mét.* VII.)

« Je vois, écrivait saint Paul aux Romains, la loi de mes membres entrer en combat avec la loi de mon esprit. » (*Epit. aux Romains*, ch. VII.)

Moralistes, philosophes, naturalistes, médecins, savants qui ont étudié l'homme, tous ont reconnu et constaté le même fait, signalé le même écueil.

Comment y échapper ? C'est mon devoir de vous le dire : par la religion. Elle seule fait aimer et accomplir sans réserve ce que la morale commande.

Et, vous le voyez, en vous conviant à la pratique de la vertu sous l'égide protectrice de la religion, je fais encore de l'hygiène. (*Fonteret.*)

III. — Encore un mot qui marque bien la pensée que j'ai voulu exprimer dans ce dernier chapitre, et je finis :

Quand un désir mauvais, quand une idée malsaine, vous traverseront l'esprit ou le cœur, relevez la tête, et souvenez-vous de votre caractère d'homme :

Mais souvenez-vous en même temps qu'il n'y a pas d'homme sans dignité morale ; pas de dignité morale sans morale ; pas de morale sans religion ; et pas de religion sans la croix de bois qui sauva le monde.

Souvenez-vous de cela, obéissez aux nobles instincts de votre âme ; soyez des hommes de bonne volonté, et Dieu fera le reste. (*Max. Simon.*)

CONCLUSIONS.

1° L'hygiène privée repose sur le principe de la perfectibilité physique et morale de l'homme, et elle en fournit la démonstration.

2° Depuis 25 ans, la moyenne annuelle de l'accroissement de la population en France est de 161,788 ; la durée moyenne de la vie, en France, qui, avant la Révolution, était de 28 3/4 (Duvillard), s'élève aujourd'hui à 36, 7 ans. Le rapprochement de ces deux faits équivaut à une démonstration de la loi du progrès. L'hygiène publique, qui est l'auxiliaire du progrès, en est aussi la vérification.

3° L'hygiène ; ou plutôt la civilisation dont elle est une face, se résume en deux mots : moralité, aisance. (*M. Lévy.*)

FIN.

TABLE DES MATIÈRES.

CHAPITRE IV. — ALIMENTATION.

CHAPITRE V. — PROPRETÉ.

Le Mans. — Imprimerie Étiembre et Beauvais, place des Halles, 19.

www.ingramcontent.com/pod-product-compliance
Ingram Content Group UK Ltd.
Pitfield, Milton Keynes, MK11 3LW, UK
UKHW022323190726
13856UKWH00001B/169